RHUMATOLOGIE

LES DOSSIERS DE l'iecn

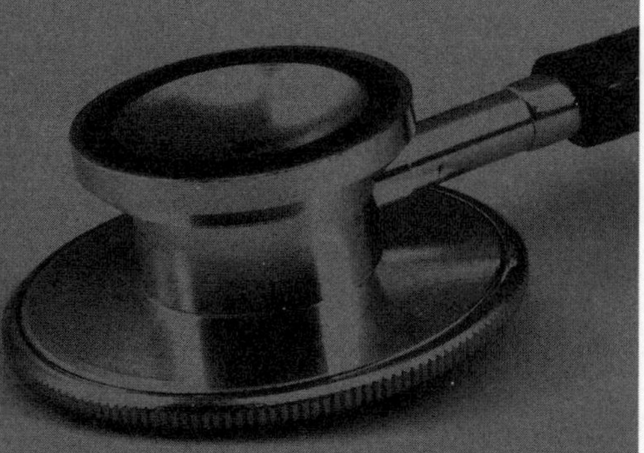

Collection dirigée par le Dr Joe-Elie Salem

RHUMATOLOGIE

- Dossiers format iECN (QRM, QRU)
- Tous les items du nouveau programme de la spécialité
- Commentaires et rappels de cours de spécialistes
- En accord avec les recommandations et conférences de consensus

Images en couleur à télécharger

Marine FORIEN

Chef de clinique-assistant en rhumatologie, hôpital Bichat, Paris 18e, université de Paris 7, ancienne interne des hôpitaux de Paris, membre de l'association des jeunes rhumatologues en formation, conférencière de rhumatologie pour les DFASM2 et DFASM3

Jean-Guillaume LETAROUILLY

Interne en DES de rhumatologie – Lille II (Promotion 2013), membre de l'association Rhumatologues En Formation, conférencier de rhumatologie pour les MED-6

Camille SOUFFIR

Chef de clinique en Rhumatologie à l'hôpital Cochin, Paris, membre du bureau de la Section « Rhumatologues en formation » de la Société Française de Rhumatologie, membre actif d'EMEUNET (Association européenne des jeunes rhumatologues), conférencière de rhumatologie pour les DFSAM2 et DFSAM3 depuis 2012

ellipses

ISBN : 9782340-014657
©Ellipses Édition Marketing S.A., 2016
32, rue Bargue 75740 Paris cedex 15

www.editions-ellipses.fr

AVANT-PROPOS/MODE D'EMPLOI

Ces ouvrages ont été conçus pour aider les étudiants de DFGSM à préparer le nouvel iECN qui sera mis en application à partir de 2016. La majorité des cas cliniques traités dans ces ouvrages et les examens paracliniques s'y attachant, représentent des cas réels. Ces dossiers cliniques ont été rédigés par des spécialistes de la discipline, informés précisément des détails de la réforme de l'iECN et préparant le plus souvent des cas pour leur banque locale SIDES. Une attention particulière a été attribuée à l'iconographie.

Les questions sont indépendantes les unes des autres pour permettre à l'étudiant d'y répondre sans avoir à relire ce qui précède ou lire ce qui suit. Faites bien attention à faire les questions les unes après les autres en cachant la question suivante. Éventuellement, prenez quelques notes des données de l'énoncé initial, pour ne pas avoir besoin de revenir dessus. Afin de ne pas vous livrer le diagnostic d'emblée lors de la lecture de l'énoncé, les iconos sont dans un cahier séparé en désordre ou disponible en couleur sur le site d'Ellipses à partir de Flashcode. N'hésitez pas à la consulter au fil de l'eau, lorsque vous ferez vos cas !!

La raison d'être de cet ouvrage a été d'offrir aux étudiants préparant l'iECN, le moyen de s'entraîner à l'aide de Questions à Réponse Unique (QRU), Questions à Réponses Multiples (QRM) et marginalement de Questions à Réponse Ouverte et Courte (QROC, un seul mot autorisé, modalité de question toujours discutée pour l'iECN) au traitement de dossiers cliniques de chaque spécialité.

Les réponses aux questions s'appuient sur des conférences de consensus récentes et les recommandations d'experts issues de la Haute Autorité de Santé et des sociétés savantes françaises et européennes de chaque spécialité.

Bon courage à vous tous !

Table des matières

Remerciements

De Jean-Guillaume LETAROUILLY

Aux Docteurs Vincent SOBANSKI et Nicolas SEGAUD pour leur relecture bienveillante et très soigneuse. Je vous suis très reconnaissant d'avoir pris de votre temps pour corriger ces dossiers progressifs.

À Clémence FICHET et au Professeur Sébastien AUBERT pour les photographies des coupes anatomopathologiques qu'ils m'ont envoyées et qu'ils ont bien voulu annotées pour le novice que je suis en anatomopathologie.

Au Professeur Bernard CORTET pour son aide dans la rédaction du dossier d'ostéomalacie.

À Agathe GRANDJEAN et Chi Duc NGUYEN, mes co-internes de rhumatologie, qui m'ont aidé dans la recherche d'iconographies. La quête fut parfois périlleuse !

Glossaire

AAN : Anticorps Antinucléaires

ACE : Antigène Carcino-embryonnaire

ACFA : Arrythmie Cardiaque par Fibrillation Atriale

ACR : American College of Radiology

ADN : Acide Désoxyribonucléique

ADP : Adénopathie

AEG : Altération de l'État Général

AINS : Anti-Inflammatoires Non Stéroïdiens

ALAT : Alanine Aminotransférase

ALD : Affection Longue Durée

ANCA : Anticorps Anti-Cytoplasme des Polynucléaires Neutrophiles

ARN : Acide Ribonucléique

ARS : Agence Régionale de Santé

ASAS : Assessment of SpondyloArthritis international Society

ASAT : Aspartate Aminotransférase

AVK : Anti-Vitamine K

BASDAI : Bath Ankylosing Spondylitis Disease Activity Index

BASFI : Bath Ankylosing Spondylitis Functional Index

BAV : Bloc Auriculo-ventriculaire

BCG : Vaccin bilié de Calmette et Guérin

BGSA : Biopsie des Glandes Salivaires Accessoires

C : Cervical

CCA : Chondrocalcinose Articulaire

CCP : Peptides cycliques citrulinés

CD : Cluster de Différenciation

CMV : Cytomégalovirus

CPT : Capacité Pulmonaire Totale

CRAT : Centre de Référence sur les Agents Tératogènes

CRI : Club Rhumatisme Inflammatoire

CRP : C-Reactive Protein

CVF : Capacité Vitale Forcée

D : Droite

DAS 28 : Disease Activity Score 28

DLCO : Diffusion Libre du CO

DMO : Densité Minérale Osseuse

DTP : Diphtérie Tétanos Poliomyélite

EBV : Epstein Barr Virus

ECBU : Examen Cytobactériologique des Urines

ECG : Électrocardiogramme

ECN : Épreuves Classantes Nationales

EFR : Épreuves Fonctionnelles Respiratoires

EMG : Électromyogramme

EPP : Électrophorèse des Protéines Plasmatiques

ETT : Échocardiographie Transthoracique

FC : Fréquence cardiaque

FEVG : Fraction d'Éjection du Ventricule Gauche

FFS : Five Factor Score

FGF 23 : Fibroblast Growth Factor

FRAX : Fracture Risk Assessment

FSH : Follicle Stimulating Hormone

G : Gauche

GAD : Glutamate Acide Décarboxylase

GPA : Granulomatose avec polyangéite

GEPA : Granulomatose Eosinophilique avec Polyangéite

GP1 : Glycoprotéine 1

HAS : Haute Autorité de Santé

Hb : Hémoglobine

HCG : Human Chorionic Gonadotropin

HLA : Human Leukocyte Antigen

HTA : Hypertension Artérielle

IDR : Intradermoréaction

IEC : Inhibiteurs de l'Enzyme de Conversion

IL : Interleukine

IMC : Indice de Masse Corporelle

INR : International Normalized Ratio

IPD : Interphalangienne Distale

IPP : Interphalangienne Proximale

IPP : Inhibiteur de la Pompe à Protons

IRM : Imagerie par Résonance Magnétique

IV : Intraveineux

L : Lombaire

LDH : Lactate Déshydrogénase

LES : Lupus Erythémateux Systémique

LH : Luteinizing Hormone

M : Mois

MCP : Métacarppophalangienne

MGUS : Monoclonal Gammopathy Undertermined Significance

MIBG : Iodine-123-meta-iodobenzylguanidine

MIBI : Méthoxyisobutylisonitrile

NFS : Numeration de Formule Sanguine

ORL : Oto-Rhino-Laryngologie

PAN : Périartérite Noueuse

PAPm : Pression Artérielle Pulmonaire Moyenne

PAPs : Pression Artérielle Pulmonaire Systolique

PCR : Polymerase Chain Reaction

PET : Positron Emission Tomography

PNN : Polynuclaires Neutrophiles

PO : Per Os

PPR : Pseudopolyarthrite Rhizomélique

PR : Polyarthrite rhumatoïde

PR3 : Protéinase 3

PSA : Prostate Specific Antigen

PTH : Parathyroid Hormone

PTHrp : Parathyroid Hormone Related Peptide

Radio : Radiographie

ROT : Réflexes Ostéo-tendineux

RS3PE : Remiting Seronegative Symetrical Synovitis with Pitting Oedema

SFE : Société Française d'Endocrinologie

SFR : Société Française de Rhumatologie

SLEDAI : Systemic Lupus Erythematosus Disease Activity Index

SpA : Spondyloarthrite

STIR : Short Tau Inversion Recovery

T : Température

T : Thoracique

TA : Tension artérielle

TAP : Thoraco-Abdomino-Pelvien

TCA : Temps de Céphaline Activée

TDM : Tomodensitométrie

TNF : Tumor Necrosis Factor

TP : Taux de Prothrombine

TSH : Thyroid-Stimulating Hormone

UIV : Urographie Intraveineuse

VEMS : Volume Expiratoire Maximum Seconde

VGM : Volume Globulaire Moyen

VHA : Virus de l'Hépatite A

VHB : Virus de l'Hépatite B

VHC : Virus de l'Hépatite C

VIH : Virus de l'Immunodéficience Humaine

VS : Vitesse de Sédimentation

Dossier 1 — *Un rachis difficile...*

Énoncé

Vous recevez aux urgences Madame F., 48 ans, caissière, qui présente depuis 4 mois des dorsolombalgies d'aggravation progressive. Elle consulte aujourd'hui, car les douleurs sont devenues insupportables, et elle est épuisée. À l'examen, taille 165 cm, poids 51 kg (contre 55 kg il y a 5 mois), FC 98/min, TA 104/65 mmHg. La douleur est exquise à la palpation du rachis à hauteur des crêtes iliaques et juste en dessous des pointes des scapulas. Il n'y a pas de déficit moteur ni sensitif, les réflexes ostéotendineux sont normaux. L'abdomen est souple, sans masse palpable. L'examen cardiopulmonaire est normal. Vous palpez des adénopathies axillaires droites.

1 Quelles sont les vertèbres douloureuses d'après les repères cliniques décrits dans l'examen clinique ?

a. C6 et L1
b. T4 et L1
c. T4 et L4
d. T9 et L4
e. T9 et S1

2 Quels signes présents dans cette observation sont en faveur d'une lombalgie symptomatique ?

a. Perte de poids
b. Absence de facteur déclenchant
c. Normalité des réflexes ostéotendineux
d. Asthénie
e. Âge < 50 ans

3 Quel est le diagnostic le plus probable ?

a. Métastase osseuse
b. Spondylodiscite tuberculeuse
c. Spondyloarthrite
d. Discopathie dégénérative
e. Hernie discale

4 **Quelles sont les propositions exactes concernant l'imagerie présentée en annexe ?**

Voir photo dossier, p. XXVII

a. Il s'agit d'un scanner du rachis lombaire
b. Il s'agit d'une IRM du rachis lombaire en séquence T2 fat-sat
c. Il s'agit d'une IRM du rachis lombaire en séquence T1
d. Il existe des lésions multifocales évocatrices de métastases osseuses
e. Il existe une compression médullaire en L3-L4

5 **Parmi ces cancers primitifs, lesquels métastasent le plus souvent à l'os ?**

a. Poumon
b. Thyroïde
c. Testicule
d. Ovaire
e. Sein

6 **Quels examens faites-vous à visée étiologique ?**

a. Calcémie
b. Ca 19.9
c. EPP
d. Mammographie
e. TDM thoracoabdominopelvienne

7 **Vous recevez les résultats du bilan biologique : leucocytes 8 650/mm^3, Hb 11, 3 g/dl, VGM 78 µ, plaquettes 380 000/mm^3, Na 140 mmol/l, K 4,1 mmol/l, Ca 2,53 mmol/l, Ph 0,91 mmol/l, EPP : albumine 31 g/l, gammaglobulines 8 g/l, pas de pic, CRP 32 mg/l. Quelles sont les propositions fausses ?**

a. Il existe une hypercalcémie
b. La calcémie est normale
c. Il existe une hypogammaglobulinémie
d. Les résultats sont en faveur d'un myélome
e. Il existe une anémie microcytaire

8 **Vous finissez par réaliser une mammographie qui montre une masse suspecte calcifiée ACR4 du quadrant supéro-externe du sein droit. Quel examen faites-vous pour confirmer le diagnostic ?**

a. Une biopsie osseuse vertébrale
b. Une biopsie mammaire
c. Une biopsie ganglionnaire axillaire droite
d. Un dosage du Ca 15.3 et de l'ACE
e. Une IRM mammaire

9 **Le diagnostic d'adénocarcinome mammaire droit avec métastases osseuses et ganglionnaires est confirmé. Quels éléments vont faire partie de votre prise en charge à visée osseuse ?**

a. Antalgiques
b. Calcitonine SC
c. Bisphosphonates IV
d. Bisphosphonates PO
e. Infiltration épidurale aux corticoïdes

10 **Alors que vous la suivez régulièrement, elle est amenée en urgence dans votre service par son époux : ce matin, alors qu'elle jouait avec sa jeune nièce, elle a ressenti une aggravation brutale des douleurs du rachis, est restée alitée toute la journée et ne parvient même plus à uriner. À l'examen clinique, elle ne parvient pas à se lever, il existe un déficit moteur des 2 membres inférieurs côté à 3/5, les réflexes ostéotendineux sont vifs, polycinétiques et diffusés, il existe un Babinski bilatéral et vous constatez un globe vésical. À quoi correspond un déficit moteur côté à 3/5 ?**

a. Aucune contraction
b. Contraction visible n'entraînant aucun mouvement
c. Contraction permettant le mouvement en l'absence de pesanteur
d. Contraction permettant le mouvement contre la pesanteur
e. Contraction permettant le mouvement contre la résistance

11 **Quelle(s) est (sont) votre (vos) hypothèse(s) diagnostique(s) ?**

a. Métastase cérébrale
b. Métastase médullaire
c. Neuropathie périphérique toxique secondaire à la chimiothérapie
d. Compression médullaire
e. Syndrome de la queue de cheval

12 **Quel(s) examen(s) demandez-vous en urgence ?**

a. Radiographies du rachis
b. IRM médullaire
c. Saccoradiculographie
d. Calcémie
e. EPP

13 **Quels signes seraient en faveur d'une fracture pathologique sur métastase sur la radiographie du rachis de face ?**

a. Spondylolisthésis
b. Lyse osseuse
c. Rupture de la corticale
d. Recul du mur postérieur
e. Lyse pédiculaire

14 **L'IRM réalisée en urgence confirme la compression médullaire sur une fracture vertébrale de T9 avec recul du mur postérieur. Quels traitements peut-on proposer dans ce cas ?**

a. Chirurgie de décompression en urgence
b. Cimentoplastie
c. Corticothérapie par voie épidurale
d. Corticothérapie par voie orale
e. Radiothérapie

■ **Question 1** (5 points)
Réponse EXACTE : D

Commentaires Les crêtes iliaques sont à hauteur de L4 environ, et les pointes des scapulas à T8 environ.

■ **Question 2** (10 points)
Réponses EXACTES : A-B-D

Commentaires Les signes d'AEG sont en faveur d'une origine secondaire (=lombalgie symptomatique), soit l'asthénie et la perte de poids. L'absence de facteur déclenchant est également inquiétante (une lombalgie déclenchée après un déménagement est plus rassurante).

■ **Question 3** (10 points)
Réponse EXACTE : A

Commentaires Un tableau clinique inquiétant avec AEG doit faire évoquer les causes néoplasiques et infectieuses. Devant la localisation multifocale, le plus probable est la présence de métastases osseuses.

■ **Question 4** (5 points)
Réponses EXACTES : B-D

Commentaires Le LCR est en hypersignal et la graisse sous-cutanée en hyposignal c'est donc un T2 fat-sat. Il existe de multiples lésions en hypersignal évocatrices de métastases osseuses.

■ **Question 5** (10 points)
Réponses EXACTES : A-B-E

Commentaires Les cancers les plus pourvoyeurs de métastases osseuses sont « PPRST » poumon, prostate, rein, sein, thyroïde.

■ **Question 6** (5 points)
Réponses EXACTES : C-D-E

Commentaires Une TDM TAP est systématiquement réalisé pour recherche de primitif. Ici, chez une femme de 48 ans et avec une adénopathie axillaire, une mammographie est indispensable. La calcémie doit être faite, mais n'est pas un examen à visée étiologique. Une EPP est toujours faite pour éliminer un myélome.

■ **Question 7** (10 points)
Réponses EXACTES : B-C-D

Commentaires Attention à l'énoncé de la question, on demande les réponses fausses. La calcémie corrigée doit être calculée pour répondre : 2,71 mmol/l : il existe sont une hypercalcémie. Pas d'hypogammaglobulinémie et pas de pic : pas d'arguments pour un myélome. Anémie microcytaire, car VGM < 80µ.

■ **Question 8** (5 points)
Réponse EXACTE : B

Commentaires Le primitif doit être biopsié : la tumeur mammaire.

- **Question 9** (5 points)
Réponses EXACTES : A-C

Commentaires Les métastases osseuses sont très douloureuses : on débute évidemment par un traitement antalgique. Les bisphosphonates doivent être administrés IV. Pas d'infiltration épidurale.

- **Question 10** (5 points)
Réponse EXACTE : D

Commentaires La cotation du testing moteur est à connaître par cœur : 0 pas de contraction, 1 contraction visible sans mouvement, 2 mouvement en l'absence de pesanteur, 3 mouvement contre pesanteur, 4 mouvement contre résistance, 5 force normale.

- **Question 11** (10 points)
Réponse EXACTE : D

Commentaires Un tableau associant douleur aiguë rachidienne, déficit moteur, troubles sphinctériens et syndrome pyramidal n'évoque qu'une compression médullaire.

- **Question 12** (5 points)
Réponses EXACTES : A-B-D

Commentaires Les radiographies sont toujours réalisées (bilan structural et fractures), ici il faut faire une IRM médullaire pour rechercher la compression. En cas de suspicion de progression osseuse, il faut doser la calcémie pour chercher une hypercalcémie.

- **Question 13** (10 points)
Réponses EXACTES : B-C-E

Commentaires Attention la question ne porte que sur les clichés de face donc pas de recul du mur postérieur. Les critères de malignité sont à connaître par cœur, notamment lyse osseuse, atteinte de la corticale et lyse pédiculaire (vertèbre borgne).

- **Question 14** (5 points)
Réponses EXACTES : A-D-E

Commentaires Une compression médullaire aiguë prise en charge rapidement est une indication à une chirurgie de décompression en urgence. On complète par une corticothérapie orale et la radiothérapie est aussi possible notamment s'il y a une épidurite.

ITEMS

N° 90 Déficit moteur et/ou sensitif des membres
N° 91 Compression médullaire non traumatique et syndrome de la queue de cheval
N° 92 Rachialgie
N° 107 Troubles de la marche et de l'équilibre
N° 132 Thérapeutiques antalgiques, médicamenteuses et non médicamenteuses
N° 208 Hémogramme chez l'adulte et l'enfant : indications et interprétation
N° 266 Hypercalcémie
N° 287 Épidémiologie, facteurs de risque, prévention et dépistage des cancers
N° 304 Tumeurs des os primitives et secondaires
N° 359 Fractures fréquentes de l'adulte et du sujet âgé

RECOMMANDATIONS ET CONFÉRENCE DE CONSENSUS

Aucune

ANTÉRIORITÉ

ECN 2006, dossier 6
ECN 2008, dossier 3

Dossier 2 *Un swing douloureux…*

Énoncé

M. L., 76 ans, consulte pour des gonalgies droites. Son genou droit est douloureux, uniquement à la marche et il peine à finir ses parcours de golf avec ses amis. Il a par ailleurs une HTA bien contrôlée sous monothérapie, et une cataracte. À l'examen clinique, il existe un signe du flot à droite et des douleurs de l'interligne interne à la palpation. Les amplitudes articulaires sont normales. Le reste de l'examen est sans particularité.

1 Que signifie la présence d'un signe du flot ?

a. Une instabilité rotulienne
b. Une lésion du pivot central
c. Un épanchement intra-articulaire
d. Une bursite prérotulienne
e. Une lésion méniscale

2 Quel est l'horaire de la douleur de M. F. et pourquoi ?

a. Inflammatoire, car il est douloureux à la marche
b. Mécanique, car il est douloureux à la marche
c. Inflammatoire, car il existe un épanchement intra-articulaire
d. Mécanique, car il a > 70 ans
e. Mixte, car il est douloureux à la marche et il existe un épanchement

3 Quel est l'examen indispensable à réaliser pour orienter votre diagnostic ?

a. CRP
b. Échographie articulaire
c. Calcémie
d. Ponction intra-articulaire du liquide synovial
e. Uricémie

4 Le liquide est ponctionné et montre 220 éléments par mm³, 12 hématies, un examen direct négatif, une culture négative et l'absence de cristaux. Quel est le diagnostic le plus probable ?

a. Une gonarthrose
b. Une goutte
c. Une chondrocalcinose
d. Une polyarthrite débutante
e. Une arthrite septique

5 **Pour confirmer la gonarthrose, quelle(s) imagerie(s) demandez-vous ?**

a. Des radiographies standard des genoux face + profil
b. Des radiographies standard des genoux en schuss et défilé fémoro-patellaire
c. Une IRM du genou droit
d. Une échographie des genoux
e. Un scanner de genou droit

6 **Une imagerie du patient est présentée en annexe.**

☛ *Voir photo dossier, p. XXIV*

Que voyez-vous ?

a. Une radio normale
b. Une gonarthrose fémoro-tibiale interne droite
c. Une gonarthrose fémoro-tibiale externe gauche
d. Une gonarthrose fémoro-patellaire bilatérale
e. Une chondrocalcinose articulaire

7 **Quelle anomalie visible à l'examen clinique est classiquement associée à cette atteinte ?**

a. Un hallux valgus
b. Un genu valgum
c. Un genu varum
d. Une laxité frontale
e. Une scoliose lombaire

8 **Comment évaluez-vous le retentissement clinique ?**

a. Questionnaire BASDAI
b. Score SLEDAI
c. Score de DAS28
d. Indice de Schöber
e. Échelle de Lequesne

9 **Parmi ces propositions, lesquelles font partie du traitement médicamenteux de première intention ?**

a. Corticothérapie lors des poussées
b. Infiltrations
c. Antalgiques
d. AINS lors des poussées
e. Méthotrexate

10 **Parmi ces propositions, lesquelles font partie du traitement de première intention ?**

a. Réduction pondérale
b. Régime pauvre en purines
c. Kinésithérapie
d. Immobilisation par attelle de Zimmer lors des poussées
e. Décharge

11 **Quelle(s) est(sont) la (les) proposition(s) exacte(s) concernant les prothèses totales de genou ?**

a. Indiquées uniquement pour les gonarthroses tricompartimentales
b. Indiquées uniquement pour les stades IV radiographiques
c. Indiquées uniquement si patient symptomatique
d. Déconseillées au-delà de 65 ans
e. Déconseillées si antécédent d'entorse grave

12 **Monsieur L. se fait finalement poser une prothèse totale du genou. Quelles sont les principales complications pouvant survenir dans les suites ?**

a. Neuroalgodystrophie
b. Infection de prothèse
c. Arthrose de cheville
d. Ostéoporose
e. Thrombose veineuse profonde

13 **Les suites opératoires ont été favorables, permettant à Monsieur L. de reprendre le golf. Deux ans plus tard, il consulte à nouveau pour une douleur du genou opéré réapparue depuis environ 2 semaines. Les radiographies montrent un liseré clair périprothétique sur la pièce tibiale. Quel est le diagnostic à évoquer ?**

a. Une fracture périprothétique
b. Une infection de prothèse
c. Une hypersensibilité retardée au ciment
d. Un vieillissement prématuré de prothèse
e. Une neuroalgodystrophie tardive

■ **Question 1** (5 points)
Réponse EXACTE : C

Commentaires Le signe du flot et le choc rotulien sont 2 signes cliniques d'épanchement du genou.

■ **Question 2** (10 points)
Réponse EXACTE : B

Commentaires Seule la description de la douleur compte pour définir son horaire, pas les signes associés. Qu'il y ait épanchement ou non, une douleur mécanique apparaît à l'activité ou est aggravée par l'activité, soulagée par le repos, prédomine en fin de journée et n'entraîne pas de réveils nocturnes (sauf positionnels).

■ **Question 3** (10 points)
Réponse EXACTE : D

Commentaires Tout épanchement doit être ponctionné et tout liquide ponctionné doit être analysé. La ponction de genou est de surcroît un geste facile en pratique clinique quotidienne. Ici on attend de savoir si le liquide est mécanique ou inflammatoire pour orienter le diagnostic.

■ **Question 4** (10 points)
Réponse EXACTE : A

Commentaires Le liquide est mécanique quand il y a moins de 1 000 leucocytes par mm^3. Un liquide mécanique permet ici d'évoquer une arthrose.

■ **Question 5** (10 points)
Réponses EXACTES : A-B

Commentaires Pour rechercher une gonarthrose, on demande des clichés de face (pour rechercher une arthrose fémoro-tibiale), en schuss (dépiste l'arthrose fémoro-tibiale plus postérieure), de profil et un cliché en défilé fémoro-patellaire (pour l'arthrose fémoro-patellaire). Scanner, IRM et échographie sont inutiles pour le diagnostic positif d'arthrose si la clinique est évocatrice.

■ **Question 6** (5 points)
Réponse EXACTE : B

Commentaires À droite, on observe un pincement localisé fémoro-tibial interne, une ostéocondensation en regard, des ostéophytes et une géode. L'ensemble de ces signes sont en faveur d'une gonarthrose fémoro-tibiale interne droite.

■ **Question 7** (5 points)
Réponse EXACTE : C

Commentaires Pour des raisons mécaniques de répartition du poids, la déformation en genu varum favorise la gonarthrose fémoro-tibiale interne, le genu valgum la gonarthrose fémoro-tibiale externe.

- **Question 8** (5 points)
Réponse EXACTE : E

Commentaires Le questionnaire BASDAI évalue l'activité de la spondyloarthrite, le score SLEDAI le lupus, le DAS28 la polyarthrite rhumatoïde, l'indice de Schober la raideur lombaire et l'échelle de Lequesne l'arthrose : il existe une échelle de Lequesne pour le genou et pour la hanche.

- **Question 9** (10 points)
Réponses EXACTES : B-C-D

Commentaires Les antalgiques simples sont le traitement médicament de 1re intention, ainsi que les AINS en cas de crise (en l'absence de contre-indication). Les infiltrations (de corticoïdes en poussée, ou d'acide hyaluronique) font également partie du traitement médical de première intention.

- **Question 10** (10 points)
Réponses EXACTES : A-C

Commentaires La réduction pondérale et la kinésithérapie sont les 2 mesures non médicamenteuses clés de la prise en charge de la gonarthrose. Il n'y a pas d'indication à une décharge ni une immobilisation. Le régime pauvre en purine se retrouve dans la goutte.

- **Question 11** (5 points)
Réponse EXACTE : C

Commentaires Devant une gonarthrose avérée, seule la clinique guide l'indication à une PTG, et non la sévérité radiographique. Les prothèses sont fréquemment posées chez des patients au-delà de 65 ans.

- **Question 12** (5 points)
Réponses EXACTES : A-B-E

Commentaires L'infection de prothèse, la thrombose veineuse profonde et la neuroalgodystrophie sont 3 complications possibles de la pose d'une PTG.

- **Question 13** (10 points)
Réponse EXACTE : B

Commentaires Un liseré clair périprothétique correspond à un descellement. Tout descellement est une infection de prothèse jusqu'à preuve du contraire.

ITEMS

N° 125 Arthrose
N° 132 Thérapeutiques antalgiques, médicamenteuses et non médicamenteuses
N° 153 Infections ostéo-articulaires (IOA) de l'enfant et de l'adulte
N° 195 Syndrome douloureux régional complexe (ex-algodystrophie)
N° 196 Douleur et épanchement articulaires. Arthrite d'évolution récente
N° 318 Principe du bon usage du médicament et des thérapeutiques non médicamenteuses

RECOMMANDATIONS ET CONFÉRENCE DE CONSENSUS

Aucune

ANTÉRIORITÉ

ECN 2005, dossier 2

Dossier 3 *Des articulations bien enrhumées !*

Énoncé

Vous êtes rhumatologue libéral. Mme P., une femme âgée de 53 ans, consulte pour des douleurs évoluant depuis 4 mois, réveillant la nuit et améliorées à l'activité.

1 **Parmi les propositions suivantes, quelle(s) est (sont) celle(s) vraie(s) au sujet des douleurs de Mme P. ?**

a. Elles sont neuropathiques
b. Elles prédominent le matin au réveil
c. Elles sont non positionnelles
d. Elles sont aiguës
e. Elles ont un dérouillage matinal inférieur à 45 minutes

2 **À l'interrogatoire, la patiente est fumeuse avec une consommation évaluée à 30 paquets-années. Elle a comme antécédent, un adénocarcinome colique traité par exérèse chirurgicale il y a 2 ans. Le bilan d'extension était négatif. À l'examen clinique, vous retrouvez des synovites des poignets, des 3ᵉ et 4ᵉ articulations interphalangiennes proximales (IPP) gauches et des 2ᵉ et 5ᵉ articulations métacarpophalangiennes (MCP) droites. Le squeeze test est positif au niveau des mains et des avant-pieds. Le reste de l'examen clinique est sans particularité. Parmi les propositions suivantes, quel(s) diagnostic(s) évoquez-vous ?**

a. Lupus érythémateux systémique
b. Polyarthrite paranéoplasique
c. Spondyloarthrite axiale
d. Polyarthrite rhumatoïde
e. Pseudopolyarthrite rhizomélique

3 **Vous évoquez une polyarthrite rhumatoïde. Parmi les propositions suivantes, quelle(s) est (sont) celle(s) faisant partie du bilan biologique initial d'une polyarthrite rhumatoïde ?**

a. Bandelette urinaire
b. ANCA
c. Cryoglobuline
d. Anticorps anti-CCP
e. Anticorps antinucléaires

4 **Le bilan biologique retrouve une CRP à 15 mg/l, des anticorps antinucléaires positifs au 1/320e sans anticorps anti-ADN natifs, un facteur rhumatoïde et des anticorps anti-CCP positifs. Quelle est votre interprétation de ce bilan biologique ?**

a. Le bilan biologique est en faveur d'une polyarthrite rhumatoïde
b. Le bilan biologique est en faveur d'un lupus érythémateux systémique
c. Le facteur rhumatoïde est spécifique de la polyarthrite rhumatoïde
d. La CRP est un marqueur s'élevant lentement
e. La présence d'anticorps anti-CCP ou du facteur rhumatoïde est nécessaire pour le diagnostic de polyarthrite rhumatoïde

5 **Vous décidez de prescrire des radiographies. Parmi les propositions suivantes, quelle(s) est (sont) celle(s) faisant partie du bilan radiographique initial d'une polyarthrite rhumatoïde ?**

a. Radiographies des pieds de 3/4
b. Radiographies des pieds de profil
c. Radiographies du thorax
d. Radiographies du rachis cervical
e. Radiographies des mains et poignets de profil

6 **Vous réalisez des radiographies.**

☛ *Voir photo dossier, p. IV*

Quelle est votre interprétation ?

a. Pincement articulaire de la 4e MCP gauche
b. Érosion de la 3e IPP droite
c. Enthésiophytes de la 5e MCP droite
d. Radiographie de main-poignet de face
e. Géodes de la 2e IPD

7 **Votre patiente demande des informations sur la polyarthrite rhumatoïde. Parmi les propositions suivantes, quelle(s) est(sont) celle(s) vraie(s) au sujet de la polyarthrite rhumatoïde ?**

a. La polyarthrite rhumatoïde est plus fréquente chez l'homme
b. L'âge moyen du début est cinquante ans
c. Le tabagisme est un facteur protecteur
d. La polyarthrite rhumatoïde est favorisée par certains terrains génétiques dont HLA-B27
e. La polyarthrite rhumatoïde est le rhumatisme inflammatoire chronique le plus fréquent

8 **Parmi les propositions suivantes, quelle(s) est (sont) celle(s) faisant partie des facteurs pronostiques de sévérité de la polyarthrite rhumatoïde ?**

a. Début aigu polyarticulaire
b. Atteinte extra-articulaire
c. Sexe féminin
d. Maladie parondontale
e. Âge

9 **Vous annoncez le diagnostic de polyarthrite rhumatoïde. Parmi les propositions suivantes, quelle(s) est (sont) celle(s) faisant partie des informations à transmettre ?**

a. Mise à jour des vaccinations
b. Sevrage du tabac
c. Régime sans gluten
d. Arrêt des activités physiques
e. Respect des prescriptions

10 **Vous posez le diagnostic de polyarthrite rhumatoïde et décidez d'instaurer un traitement. Parmi les propositions suivantes, quelle(s) est (sont) celle(s) faisant partie des traitements de fond de première intention ?**

a. Plaquenil
b. Azathioprine
c. Méthotrexate
d. Corticothérapie
e. Anti-inflammatoires non stéroïdiens (AINS)

11 **Vous instaurez un traitement par méthotrexate. Parmi les propositions suivantes, quelle(s) est (sont) celle(s) faisant partie des règles de prescription ?**

a. Administration par voie sublinguale
b. Prise quotidienne
c. Prise d'acide folique en même temps
d. Arrêt du méthotrexate avant la conception
e. Pas de décubitus pendant les 30 minutes suivant la prise

12 **Vous instaurez un traitement associant du méthotrexate et une corticothérapie à faible posologie. Parmi les propositions suivantes, quelle(s) est (sont) celle(s) faisant partie des effets indésirables des corticoïdes ?**

a. Hyperkaliémie
b. Obésité faciotronculaire
c. Myopathie des ceintures
d. Alopécie
e. Hypotension artérielle

13 **6 mois plus tard, la patiente vous consulte devant la persistance des douleurs. Par ailleurs, elle a présenté un épisode de douleur oculaire pour lequel le diagnostic de sclérite a été posé. L'ophtalmologiste lui a dit qu'il était secondaire à sa polyarthrite rhumatoïde. Parmi les propositions suivantes, quelle(s) est (sont) celle(s) faisant partie des manifestations extra-articulaires de la polyarthrite rhumatoïde ?**

a. Nodules rhumatoïdes
b. Diarrhées glairo-sanglantes
c. Rhinite croûteuse
d. Bronchectasie
e. Amylose AA

14 **Devant la persistance des douleurs et l'épisode de sclérite malgré un traitement adapté, vous décidez d'introduire une biothérapie. Parmi les propositions suivantes, quelle(s) est (sont) celle(s) vraie(s) au sujet des biothérapies dans le traitement de la polyarthrite rhumatoïde ?**

a. Le traitement est souvent en monothérapie
b. Les anti-TNFa sont indiqués
c. L'adalimumab est un anticorps humanisé
d. L'abatacept est un anticorps anti-IL6
e. Les biothérapies peuvent être prescrites en *per os*

15 **Un an plus tard, la patiente est bien contrôlée sous biothérapie et méthotrexate. La patiente se plaint de sécheresse buccale et oculaire. Vous évoquez le diagnostic de syndrome de Gougerot-Sjögren secondaire. Parmi les propositions suivantes, quelle(s) est (sont) celle(s) vraie(s) au sujet du syndrome de Gougerot-Sjögren ?**

a. Les anticorps anti-SSA sont associés au syndrome de Gougero-Sjögren
b. Le sex-ratio est en faveur d'une prédominance masculine
c. La biopsie de graisse sous-ombilicale peut être utilisée pour le diagnostic
d. Le test de Schirmer objective la sécheresse buccale
e. Il est fréquemment associé à la polyarthrite rhumatoïde

■ **Question 1** (5 points)
Réponses EXACTES : B-C

Commentaires Les douleurs de cette patiente sont inflammatoires. Elles sont nociceptives, réveillent la nuit, prédominent au matin avec un dérouillage matinal supérieur à 45 minutes. Elles surviennent au repos et sont améliorées à l'activité. Elles ne sont pas positionnelles contrairement aux douleurs mécaniques qui peuvent réveiller la nuit lors d'un mouvement du patient.

■ **Question 2** (5 points)
Réponses EXACTES : A-B-D

Commentaires Le premier diagnostic à évoquer est la polyarthrite rhumatoïde devant un rhumatisme inflammatoire chronique, symétrique, distal et nu. À ce stade, on ne peut pas éliminer une connectivite, ni une polyarthrite paranéoplasique. En effet, le lupus érythémateux systémique peut mimer une polyarthrite rhumatoïde. Compte tenu de l'antécédent néoplasique, on ne peut pas écarter le diagnostic de polyarthrite paranéoplasique.

Il ne fallait pas évoquer la pseudo-polyarthrite rhizomélique devant l'absence d'atteinte des ceintures. De plus, le pic de cette pathologie se situe vers 70 ans.

La spondyloarthrite axiale ne donne pas d'atteinte périphérique.

■ **Question 3** (10 points)
Réponses EXACTES : A-D-E
Réponses INDISPENSABLES : A-D-E

Commentaires Selon les *recommandations de la prise en charge de la polyarthrite rhumatoïde en 2014*, le bilan comporte :

- *CRP et vitesse* de sédimentation pour confirmer l'inflammation ;
- *Hémogramme* à la recherche d'une inflammation ou de leuconeutropénie pour le diagnostic différentiel de lupus érythémateux systémique ;
- *Bandelette urinaire et créatininémie* pour le diagnostic différentiel (lupus érythémateux systémique) ;
- *Facteur rhumatoïde et anticorps anti-CCP* pour le diagnostic de polyarthrite rhumatoïde ;
- *Anticorps antinucléaires* pour le diagnostic différentiel de connectivite ;
- *Transaminases* en bilan préthérapeutique ;
- *Sérologies VHC et VHB* en bilan préthérapeutique.

■ **Question 4** (10 points)
Réponse EXACTE : A

Commentaires Le bilan biologique est en faveur d'une polyarthrite rhumatoïde avec la CRP augmentée, le facteur et les anticorps antinucléaires positifs. Le diagnostic de polyarthrite rhumatoïde peut être posé en l'absence de facteur rhumatoïde ou d'anticorps anti-CCP. On dit alors que la polyarthrite rhumatoïde est séronégative. Par ailleurs, le facteur rhumatoïde n'est pas spécifique de la polyarthrite rhumatoïde (ce sont les anticorps anti-CCP).

La CRP est un marqueur d'inflammation s'élevant rapidement.

Le diagnostic de lupus érythémateux systémique ne peut pas être retenu. En effet, il n'y a pas d'anticorps anti-ADN natifs. De plus, 3 % de la population a des anticorps antinucléaires positifs au 1/320e sans aucune signification clinique. Nous avons tous un peu d'auto-immunité sans que cela soit pathologique.

Question 5 (10 points)
Réponses EXACTES : A-C
Réponses INDISPENSABLES : A-C

Commentaires Selon les *recommandations de prise en charge initiale de la polyarthrite rhumatoïde* 2014, le bilan radiographique est :

- *radiographies de mains et poignets de face*. Le profil n'a aucun intérêt ;
- *radiographies des pieds face et 3/4*. Le 3/4 permet de mieux voir l'érosion de la tête du 5e métatarse ;
- *radiographies du thorax*. À la recherche d'adénopathies en faveur d'une sarcoïdose.

Il faut rechercher sur les articulations des érosions et des pincements.

Question 6 (5 points)
Réponse EXACTE : D

Commentaires Cette radiographie est normale.

Question 7 (5 points)
Réponses EXACTES : B-E

Commentaires La polyarthrite rhumatoïde est le rhumatisme inflammatoire chronique le plus fréquent, touchant plus les femmes que les hommes. Le tabagisme est un facteur de risque. Le terrain génétique associé à la polyarthrite rhumatoïde est le HLA-DR4, HLA-B27 est associé à la spondyloarthrite.

Question 8 (5 points)
Réponses EXACTES : A-B

Commentaires Le tabagisme et la maladie parodontale sont des facteurs de risque. Les autres facteurs de mauvais pronostic sont l'apparition précoce d'érosions radiologiques, l'existence d'un syndrome inflammatoire élevé, la précocité de l'apparition du facteur rhumatoïde et son titre élevé, la présence d'anticorps anti-CCP, une mauvaise réponse au traitement de fond et un statut socio-économique défavorisé.

Question 9 (5 points)
Réponses EXACTES : A-B-E

Commentaires Il faut poursuivre les activités physiques dès l'amélioration des douleurs. Il n'y a pas de régime particulier pour la polyarthrite rhumatoïde.

Question 10 (10 points)
Réponse EXACTE : C
Réponse INDISPENSABLE : C

Commentaires Le traitement de fond de première intention est le méthotrexate en l'absence de contre-indication. Une corticothérapie à faible dose et de courte durée peut être proposée en association avec le méthotrexate, compte tenu d'un délai d'action de 6 à 8 semaines pour ce dernier. Les AINS sont un traitement symptomatique. Ils agissent sur les douleurs et la raideur matinale.

■ **Question 11** (5 points)
Réponse : D

Commentaires Le méthotrexate se prend une fois par semaine sous forme orale ou sous-cutanée. L'acide folique doit être pris 48 heures après, afin de ne pas diminuer l'action du méthotrexate tout en prévenant les possibles effets indésirables. Il n'y a pas de contre-indication au décubitus pendant les 30 minutes suivant la prise. Cette règle concerne les bisphosphonates.

■ **Question 12** (5 points)
Réponses EXACTES : B-C
Réponse INADMISSIBLE : A

Commentaires Les corticoïdes peuvent entraîner une hypertrichose, une hypertension artérielle et une hypokaliémie.

■ **Question 13** (5 points)
Réponses EXACTES : A-D-E

Commentaires Les diarrhées glairo-sanglantes sont présentes dans les maladies inflammatoires chroniques de l'intestin (MICI) et la rhinite croûteuse dans la granulomatose avec polyangéite (ex-maladie de Wegener).

■ **Question 14** (10 points)
Réponses EXACTES : B-C

Commentaires Le traitement est généralement en association avec le méthotrexate. Les biothérapies se prescrivent sous forme intraveineuse ou sous-cutanée. L'abatacept est une protéine de fusion dirigée contre le CTLA-4, impliqué dans la co-activation des lymphocytes T.

■ **Question 15** (5 points)
Réponses EXACTES : A-E

Commentaires La prédominance est féminine. Le test de Schirmer objective la sécheresse oculaire. C'est la biopsie DES GLANDES SALIVAIRES ACCESSOIRES qui est utilisée pour le diagnostic.

ITEMS

N° 131 Bases neurophysiologiques, mécanismes physiopathologiques d'une douleur aiguë et d'une douleur chronique

N° 188 Pathologies auto-immunes : aspects épidémiologiques, diagnostiques et principes de traitement

N° 192 Polyarthrite rhumatoïde

N° 198 Biothérapies et thérapies ciblées

N° 326 Prescription et surveillance des classes de médicaments les plus courantes chez l'adulte et chez l'enfant. Anti-inflammatoires stéroïdiens et non stéroïdiens

RECOMMANDATIONS ET CONFÉRENCE DE CONSENSUS

Recommandations de la Société française de rhumatologie pour la prise en charge de la polyarthrite rhumatoïde 2014

ANTÉRIORITÉ

Aucun dossier aux ECN

Dossier 4 *Un orteil capricieux*

Énoncé

Vous recevez monsieur M., 63 ans, pour la première fois. Il est adressé par son médecin généraliste pour une suspicion de gonarthrose. Il présente en effet des gonalgies droites depuis des mois, d'horaire mécanique. Depuis 2 semaines, à la suite d'une marche prolongée en voyage, les douleurs se sont aggravées et le genou est gonflé. À l'examen clinique, vous confirmez la présence d'un épanchement. Vous suspectez une poussée de gonarthrose droite.

1 Quel est l'examen qui vous permettrait de confirmer qu'il s'agit bien d'une poussée de gonarthrose ?

a. Des radiographies des 2 genoux de face et de profil
b. Une IRM de genou droit
c. Une ponction du liquide articulaire
d. Le dosage de la CRP
e. Le dosage de l'uricémie

2 Vous décidez de ponctionner le genou et envoyez le liquide en analyse : 450 leucocytes/mm³, dont 65 % de PNN, 50 hématies/mm³, cultures négatives, absence de cristaux. Quel est votre diagnostic ?

a. Poussée de gonarthrose
b. Crise de goutte
c. Crise de chondrocalcinose articulaire
d. Monoarthrite d'étiologie indéterminée
e. Hémarthrose

3 Vous réalisez une infiltration qui soulage votre patient. Il revient spontanément 8 mois plus tard, car depuis 3 jours il fait « une nouvelle poussée d'arthrose sur le gros orteil gauche qui est gonflé et douloureux » et souhaite une nouvelle infiltration. Que pensez-vous de ce qu'il vous dit ?

a. Il a tout à fait raison et vous lui faites l'infiltration
b. Il a probablement raison, car l'arthrose de l'hallux est fréquemment associée à la gonarthrose
c. Il a probablement raison à condition d'avoir aussi une arthrose digitale
d. Il a probablement tort, car l'hallux n'est pas une localisation classique d'arthrose
e. Il a probablement tort parce qu'il ne peut pas refaire une poussée à moins d'un an de l'infiltration précédente

4 **Vous souhaitez éliminer l'hypothèse d'une arthrite septique. Que cherchez-vous à l'examen clinique qui orienterait vers une arthrite septique ?**

a. Une plaie cutanée à proximité
b. Un intertrigo interorteil
c. Une arthrite d'une articulation adjacente
d. Une adénopathie de la zone de drainage
e. Des tophus

5 **Il n'y a aucun argument clinique pour une arthrite septique. Vous pensez à une crise de goutte. Que demandez-vous comme bilan biologique ?**

a. Hémocultures
b. Uricémie
c. CRP
d. Créatinine
e. Bilan hépatique

6 **Le bilan montre : NFS normale, CRP 76 mg/l, ionogramme normal, créatinine 78 µmol/l (clairance 85 ml/min), uricémie 82 mg/l. Qu'instaurez-vous comme traitement ?**

a. Antibiothérapie probabiliste
b. Antibiothérapie après prélèvements
c. Colchicine
d. Colchicine + Allopurinol
e. Corticoïdes

7 **Si vous aviez ponctionné la MTP1 de monsieur M, qu'auriez-vous pu trouver à l'analyse du liquide articulaire ?**

a. 650 leucocytes/mm^3
b. 5 000 leucocytes/mm^3
c. 12 000 leucocytes/mm^3
d. Des cristaux d'urate de sodium
e. Des cristaux de pyrophosphate de calcium

8 **Quel est l'aspect des cristaux d'urate de sodium au microscope ?**

a. Carré
b. Pointus
c. Arrondis
d. Peu biréfringents en lumière polarisée
e. Fortement biréfringents en lumière polarisée

9 **Vous revoyez monsieur M. 1 mois plus tard. Votre traitement a permis la disparition de la crise en 4 jours et il va bien depuis. Il apporte une nouvelle biologie : NFS normale, CRP 2 mg/l, ionogramme normal, créatinine 75 µmol/l (clairance 87 ml/min), uricémie 88 mg/l. Qu'instaurez-vous comme traitement ?**

a. Colchicine en cas de nouvelle crise seulement
b. Colchicine quotidienne seule
c. Allopurinol quotidien seul
d. Colchicine + Allopurinol quotidiens
e. Régime pauvre en purines

10 **Quelles sont les règles hygiénodiététiques que vous donnez au patient ?**

a. Régime pauvre en viande rouge
b. Régime pauvre en viande blanche
c. Favoriser les poissons type anchois, harengs
d. Arrêt de l'alcool
e. Bière sans alcool autorisée

11 **Sur quel(s) paramètre(s) allez-vous surveiller l'efficacité du traitement ?**

a. Uricémie
b. Survenue de crises de goutte
c. Radiographies du pied
d. CRP
e. Créatinine

12 **Quelle est votre cible d'uricémie ?**

a. Uricémie < 30 mg/l
b. Uricémie < 60 mg/l
c. Uricémie < 100 mg/l
d. Aucune de ces propositions : la cible dépend de l'âge
e. Aucune de ces propositions : la cible dépend de la fonction rénale

13 **Il vous téléphone peu après le rendez-vous, car il a des lésions cutanées prurigineuses qui sont apparues. Quelle est votre hypothèse diagnostique principale ?**

a. Toxidermie à la Colchicine
b. Toxidermie à l'Allopurinol
c. Sevrage alcoolique
d. Lésions prétophacées
e. Gale

14 **Quelle est votre prise en charge ?**

a. Arrêt de la Colchicine
b. Arrêt de l'Allopurinol
c. Hyperhydratation et vitaminothérapie
d. Majoration du traitement hypo-uricémiant
e. Ivermectine

15 **Quel(s) traitement(s) hypo-uricémiant (s) pouvez-vous proposer à Monsieur M. en remplacement de l'Allopurinol ?**

a. Méthotrexate
b. Imurel
c. Febuxostat
d. Cortancyl
e. Lasilix

- **Question 1** (10 points)
Réponse EXACTE : C

Commentaires Seule la ponction et l'analyse du liquide peuvent vous renseigner sur le diagnostic de façon certaine selon la nature mécanique ou inflammatoire du liquide. Même en présence d'une gonarthrose sur des radiographies on ne peut pas exclure un diagnostic surajouté.

- **Question 2** (5 points)
Réponse EXACTE : A

Commentaires Le liquide est mécanique puisqu'il y a moins de 1 000 leucocytes par mm^3. Il n'y a pas d'hémarthrose, car le nombre d'hématies est faible. Devant ce tableau clinique avec épanchement mécanique, on peut poser le diagnostic de poussée de gonarthrose.

- **Question 3** (5 points)
Réponse EXACTE : D

Commentaires L'hallux n'est pas une localisation classique d'arthrose donc ça ne peut en aucun cas être un diagnostic probable ce tableau. L'arthrose de l'hallux est appelée hallux rigidus, elle se manifeste par des douleurs et une diminution des mobilités de la MTP1, mais très rarement par des poussées inflammatoires.

- **Question 4** (5 points)
Réponses EXACTES : A-B-D

Commentaires Devant toute monoarthrite, il faut chercher des arguments pour une cause septique en recherchant une porte d'entrée : celle-ci peut être iatrogène (infiltration récente, chirurgie, soins de pédicure, etc.) ou cutanée à proximité (plaie, intertrigo++). Une arthrite septique peut s'accompagner d'une adénopathie inflammatoire de la zone de drainage.

- **Question 5** (10 points)
Réponses EXACTES : B-C-D

Commentaires La CRP est élevée en cas de crise de goutte, l'uricémie peut aider au diagnostic si elle est élevée, mais elle peut aussi être normale (car abaissée) pendant les crises. La créatinine doit être faite systématiquement à visée préthérapeutique, car les traitements de la goutte sont néphrotoxiques et leur posologie doit donc être adaptée à la fonction rénale.

- **Question 6** (5 points)
Réponse EXACTE : C

Commentaires Le bilan biologique est en faveur d'une crise de goutte : syndrome inflammatoire biologique concordant, sans hyperleucocytose, uricémie élevée malgré la crise. Le traitement de la crise est la colchicine, puisque la fonction rénale le permet. L'allopurinol doit être introduit à distance de la crise. Il n'y a pas d'argument pour une arthrite septique donc pas d'indication à une antibiothérapie.

- **Question 7** (5 points)
Réponses EXACTES : B-C-D

Commentaires En cas de crise de goutte, le liquide articulaire est inflammatoire (>1 000 leucocytes/mm^3), stérile, avec cristaux d'urate de sodium.

- **Question 8** (5 points)
Réponses EXACTES : B-E

Commentaires Les cristaux d'urate de sodium sont fins et pointus, et fortement biréfringents en lumière polarisée. Par opposition, les cristaux de pyrophosphate de calcium (dans la chondrocalcinose) sont carrés ou rectangulaires et faiblement biréfringents en lumière polarisée.

- **Question 9** (10 points)
Réponses EXACTES : D-E

Commentaires À présent que l'on est à distance de la crise, il faut introduire un traitement de fond par hypo-uricémiant : en 1re intention l'Allopurinol, puisque la fonction rénale est correcte. Il faut toujours l'introduire sous couvert de Colchicine pour les premiers mois. Ne pas oublier les règles hygiénodiététiques associées.

- **Question 10** (10 points)
Réponses EXACTES : A-D

Commentaires L'alcool est interdit, de même que les sodas et les bières sans alcool. La consommation de viandes rouges doit être réduite, mais les viandes blanches sont autorisées. Les fruits de mers et poissons type hareng, anchois sont riches en purines et déconseillés également. Il n'y a aucune restriction sur les produits laitiers.

- **Question 11** (5 points)
Réponses EXACTES : A-B

Commentaires L'efficacité se juge sur la diminution de l'uricémie, et sur la survenue de crises de goutte. Il n'y a pas d'indication à surveiller la CRP qui ne s'élève qu'en cas de crise (et donc évaluable cliniquement). La créatinine fait partie de la surveillance de la tolérance, mais pas de l'efficacité. Les radiographies sont souvent normales dans la goutte et ne nécessitent pas d'être surveillées.

- **Question 12** (10 points)
Réponse EXACTE : B

Commentaires La cible d'uricémie est < 60 mg/l pour tout le monde (soit < 360 µmol/l).

- **Question 13** (5 points)
Réponse EXACTE : B

Commentaires L'Allopurinol est grand pourvoyeur de toxidermies, parfois sévères (syndrome de Lyell notamment). Il faut toujours prévenir le patient en prescrivant le médicament qu'il doit l'arrêter et consulter à la moindre lésion cutanée.

- **Question 14** (5 points)
Réponse EXACTE : B

Commentaires Il faut évidemment arrêter immédiatement l'Allopurinol, qui restera contre-indiqué à vie. Si l'atteinte est sévère ou ne régresse pas rapidement à l'arrêt du traitement, adresser le patient à un dermatologue en urgence.

■ **Question 15** (5 points)

Réponse EXACTE : C

Commentaires Le Febuxostat est un hypo-uricémiant et il n'y a pas d'allergie croisée.

ITEMS

N° 125 Arthrose
N° 132 Thérapeutiques antalgiques, médicamenteuses et non médicamenteuses
N° 153 Infections ostéo-articulaires (IOA) de l'enfant et de l'adulte
N° 194 Arthropathie microcristalline
N° 321 Éducation thérapeutique, observance et automédication

RECOMMANDATIONS ET CONFÉRENCE DE CONSENSUS

Recommandations sur la prise en charge de la goutte EULAR 2014, actualisation 2016

ANTÉRIORITÉ

Aucune

Dossier 5 *Une douleur inguinale*

Énoncé

Mme X., 76 ans, se présente à votre consultation pour une douleur de la cuisse droite évoluant depuis plusieurs semaines. Elle a pour antécédent une HTA traitée, une cataracte opérée il y a 3 mois. Elle a également été opérée il y a plus de 20 ans d'une hernie discale L4-L5. La patiente vous explique qu'elle a mal à la marche dans l'aine et que cela irradie dans la cuisse droite. Elle ne peut plus aller faire ses courses comme elle avait l'habitude de le faire, la douleur ne la réveille pas la nuit, mais, depuis quelques jours, impossible de mettre ses chaussettes le matin ! Son traitement actuel comporte : furosémide, tramadol et kardegic. Elle vous apporte un bilan biologique que lui a prescrit son médecin traitant. NFS normale, CRP < 5 mg/l, natrémie : 142 mmol/l, kaliémie : 4,5 mmol/l, créatinine : 140 µmol/l.

1 **Que peut faire évoquer une douleur inguinale ?**

a. Lombo-radiculalgie L4
b. Lombo-radiculalgie L5
c. Coxarthrose
d. Gonarthrose
e. Tendinite du moyen fessier

2 **D'après l'interrogatoire de la patiente vers quelle(s) étiologie(s) vous orientez-vous ?**

a. Lombo-radiculalgie L4
b. Lombo-radiculalgie L5
c. Coxarthrose
d. Gonarthrose
e. Tendinite du moyen fessier

3 **Quel(s) est (sont) le(s) signe(s) clinique(s) qui vous orienterai(en)t vers une atteinte de l'articulation coxo-fémorale ?**

a. Signe de Lasègue
b. Signe de Léri
c. Salut coxal
d. Clinostatisme
e. Douleur en abduction contrainte du membre inférieur

4 **Vous faites une radiographie de hanche. Que voyez-vous ?**

Voir photo dossier, p. XIX

a. Pincement de l'interligne de la symphyse pubienne
b. Lésion lytique des ailes iliaques
c. Coxarthrose bilatérale
d. Calcification périarticulaire coxo-fémorale droite
e. Pincement de l'interligne coxo-fémoral bilatéral

5 **Si la radiographie avait été celle-là, qu'auriez-vous évoqué ?**

Voir photo dossier, p. XX

a. Coxarthrose stade IV
b. Ostéonécrose de hanche
c. Algoneurodystrophie
d. Lésions secondaires de la tête fémorale
e. Séquelles de coxite

6 **Quel(s) est(sont) le(s) diagnostic(s) à évoquer dans le cas d'une douleur inguinale à radiographie normale ?**

a. Algoneurodystrophie
b. Ostéonécrose
c. Radiculalgie
d. Coxite
e. Coxarthrose

7 **Vous confirmez chez votre patiente la présence d'une douleur en lien avec une coxarthrose droite. Que proposez-vous en première intention ?**

a. Antalgiques
b. Kinésithérapie
c. AINS
d. Mise en place d'une prothèse totale de hanche
e. Corticothérapie par voie orale

8 **Vous revoyez votre patiente 3 mois plus tard, les douleurs inguinales ne sont atténuées, mais par contre elle se plaint de douleurs des 2 mains, douleurs qui prédominent sur les articulations interphalangiennes distales, elle vous rapporte d'ailleurs que ces articulations se déforment rapidement. Elle se plaint également de fourmillements de la main gauche qui prédominent la nuit. Que vous voyez-vous sur la photo de la main de la patiente ?**

☛ *Voir photo dossier, p. XVIII*

a. Déformation évocatrice d'une arthrose digitale
b. Nodosités de Bouchard
c. Nodosités d'Heberden
d. Synovites des IPP
e. Déformation évocatrice d'une polyarthrite rhumatoïde

9 **Les fourmillements de la patiente vous font évoquer un canal carpien. Quelle(s) est (sont) la(les) réponse(s) exacte(s) concernant le canal carpien ?**

a. Compression du nerf cubital au coude
b. Compression du nerf cubital au poignet
c. Compression du nerf médian au poignet
d. Compression du nerf médian dans la loge de Guyon
e. Compression du nerf radial

10 **Que pouvez-vous retrouver à l'examen clinique ?**

a. Déficit moteur du releveur du poignet
b. Déficit moteur de l'abducteur du pouce
c. Amyotrophie des interosseux
d. Signe de Tinel positif
e. Abolition du réflexe bicipital

11 **Vous réalisez une radiographie des poignets de la patiente, ci-joint.**

☛ *Voir photo dossier, p. XIX*

Quelle est votre interprétation ?

a. Radiographie normale
b. Pincement radio-carpien gauche
c. Érosion de la styloïde ulnaire gauche
d. Pincement scaphotrapézien gauche
e. Pincement trapézo-métacarpien gauche

12 **En fait, en réinterrogeant votre patiente, elle vous rapporte des douleurs à type de fourmillements qui descendent le long du bras à la face postérieure jusqu'au 3e doigt. Quelle(s) est(sont) la(les) racine(s) probablement atteinte(s) en fonction du trajet de la douleur ?**

a. C5
b. C6
c. C7
d. C8
e. D1

13 **Quel(s) réflexe(s) pourra(ont) être aboli(s) dans ce cas ?**

a. Bicipital
b. Tricipital
c. Stylo-radial
d. Cubito-pronateur
e. Hoffman

14 **Vous réalisez un scanner du rachis cervical qui retrouve une hernie discale C6C7. Quel(s) conflit(s) radiculaire(s) peut-on retrouver avec une telle lésion ?**

a. C5
b. C6
c. C7
d. C8
e. D1

15 **Quel(s) est (sont) le(s) principe(s) de votre prise en charge dans ce contexte ?**

a. Infiltration épidurale
b. Infiltration foraminale
c. Kinésithérapie
d. Antalgiques
e. AINS

■ **Question 1** (10 points)
Réponses EXACTES : A-B-C

Commentaires La lombo-radiculalgie L4 donne classiquement une douleur de la face antérieure de la cuisse jusqu'à parfois la crête tibiale (jamais le pied).

La lombo-radiculalgie L5 donne classiquement une douleur de la face externe de cuisse et de jambe, du dos du pied et du gros orteil (ce qui ne correspond pas à la douleur de la patiente), mais un signe également évocateur de radiculalgie L5 est la douleur inguinale appelée flèche inguinale.

La coxarthrose (et globalement l'atteinte de la coxo-fémorale) donne une douleur inguinale.

La gonarthrose ne donne pas de douleur inguinale, la douleur dite projetée dans l'arthrose est une douleur de coxarthrose qui se traduit par une douleur de cuisse et de genou (non l'inverse).

La tendinite du moyen fessier est une douleur péritrochantérienne (à l'insertion du moyen fessier sur le grand trochanter). La douleur est majorée en abduction contrainte du membre inférieur.

■ **Question 2** (5 points)
Réponse EXACTE : C

Commentaires Le signe clinique qui vous oriente vers une douleur de la hanche est la difficulté à mettre ses chaussettes (douleur majorée en flexion de hanche).

■ **Question 3** (10 points)
Réponses EXACTES : C-D

Commentaires Les signes cliniques évocateurs d'atteinte coxo-fémorale sont :

- les douleurs à la mobilisation de la hanche notamment flexion et rotation interne (et les limitations des amplitudes par rapport au côté controlatéral) ;
- le clinostatisme (impossibilité de décoller le membre inférieur du lit, jambe tendue) et le salut coxal (douleur à l'élévation contrainte de la jambe [toujours tendue]) sont des signes d'atteinte coxo-fémorale et notamment d'atteinte du cotyle.

Signe de Léri : radiculalgie L3 et L4.

Signe de Lasègue : radiculalgie L5 et S1.

La douleur péri trochantérienne déclenchée à l'abduction contrainte du membre inférieur évoque une tendinite du moyen fessier.

■ **Question 4** (5 points)
Réponses EXACTES : C-D-E

Commentaires Les images des ailes iliaques correspondent à des gaz digestifs.

■ **Question 5** (5 points)
Réponse EXACTE : B

Commentaires Stade radiographique de l'ostéonécrose de hanche :

- au stade précoce, on ne note aucune anomalie (stade 1) ;
- apparaît ensuite une zone nécrotique déminéralisée, hétérogène, bordée secondairement par une zone de condensation dont les contours sont irréguliers (stade 2) ;
- puis apparaît une image « en coquille d'œuf », très caractéristique de l'ostéonécrose : liseré clair sous-chondral réalisant un double contour dans les zones nécrosées (la tête reste cependant sphérique) (stade 3) ;

- ensuite, la zone nécrotique s'effondre et l'épiphyse perd sa sphéricité (stade irréversible de l'ostéonécrose, stade 4) ;
- puis apparaît une arthrose secondaire (stade 5, avec pincement articulaire) ;
- suivie d'une destruction complète de la tête (stade 6).

■ **Question 6** (10 points)
Réponses EXACTES : A-B-C-D-E

Commentaires L'ensemble de ces étiologies peut donner des radiographies normales :
- ostéonécrose aseptique à un stade précoce. L'IRM permettra de faire le diagnostic ;
- coxarthrose à un stage préradiographique ; on recherchera des lésions chondrales par la réalisation d'un arthroscanner ;
- algoneurodystrophie : l'IRM permettra de faire le diagnostic ;
- radiculalgie : flèche inguinale de la radiculalgie L5 ;
- coxite : la radiographie est normale avant la destruction articulaire, l'échographie permet de faire le diagnostic en mesurant la distance capsule col. À un stade évolué, on retrouve un pincement coxo-fémoral caractéristique, car global et non focal comme dans l'arthrose.

■ **Question 7** (10 points)
Réponses EXACTES : A-B

Commentaires AINS contre-indiqué, car insuffisance rénale très probable chez cette patiente.

La corticothérapie n'a pas sa place dans le traitement de la coxarthrose.

La prothèse sera proposée en échec du traitement médical en seconde intention.

■ **Question 8** (5 points)
Réponses EXACTES : A-C

Commentaires L'atteinte des IPD évoque une arthrose digitale.

La déformation des IPD : nodosités d'Heberden.

La déformation des IPP (non visible ici) : nodosités de Bouchard.

On ne voit pas sur la photo de synovites (difficile à évaluer sur les IPD) sur les IPP.

■ **Question 9** (5 points)
Réponse EXACTE : C

Commentaires Le canal carpien est dû à une compression du canal carpien au poignet.

Le nerf cubital peut être comprimé dans la loge de Guyon (au niveau du poignet) ou au coude dans la gouttière rétro-olécranienne au coude).

■ **Question 10** (5 points)
Réponses EXACTES : B-D

Commentaires Le nerf médian innerve les muscles de l'éminence thénar (on recherche systématiquement une amyotrophie de l'éminence thénar) et notamment le court abducteur du pouce.

Les interosseux sont innervés par le nerf cubital.

Les tests du canal carpien sont les tests de Phalen (douleur reproduite à la flexion forcée du poignet pendant 1 minute) et de Tinel (douleur reproduite à la percussion de la face antérieure du poignet).

On retrouve une abolition du réflexe bicipital lorsque l'on a une atteinte radiculaire C5.

■ **Question 11** (5 points)
Réponse EXACTE : A

■ **Question 12** (10 points)
Réponse EXACTE : C

Commentaires Diagnostic topographique d'une atteinte radiculaire du membre supérieur

Racine	Réflexe	Déficit moteur	Territoire sensitif
C5	Bicipital	Abduction du bras, rotateurs de l'épaule.	Moignon de l'épaule, face externe du bras.
C6	Stylo-radial	Flexion du coude (long supinateur), supination, flexion du pouce.	Face externe du membre supérieur jusqu'au pouce.
C7	Tricipital	Extension du coude, poignet, doigts, pronation.	Face postérieure du membre supérieur jusqu'aux 2e et 3e doigts.
C8/D1	Cubito-pronateur	Flexion et écartement des doigts.	Face interne du membre supérieur jusqu'aux 4e et 5e doigts.

■ **Question 13** (5 points)
Réponse EXACTE : B

Commentaires Cf. commentaire question précédente.

Le signe de Hoffman évoque un syndrome pyramidal (correspondant du Babinski aux membres supérieurs).

■ **Question 14** (5 points)
Réponses EXACTES : C-D

Commentaires Au niveau cervical la racine qui quitte le trou de conjugaison correspond à la vertèbre sous-jacente. C8 sort par le foramen entre C7 et D1 (ce qui est différent au rachis thoracique et lombaire). Une hernie cervicale C6-C7 foraminale peut provoquer une atteinte de C7, une hernie médiane peut entrer en conflit avec la racine C8.

■ **Question 15** (5 points)
Réponses EXACTES : C-D

Commentaires Pas d'infiltration dans le traitement des NCB en première intention.

Contre-indication des AINS toujours présente pour les mêmes raisons chez cette patiente.

On pourra traiter la patiente par corticothérapie forte dose pendant quelques jours (5-7 jours) en cas de gêne importante.

ITEMS

N° 93 Radiculalgie et syndrome canalaire

N° 125 Arthrose

N° 195 Syndrome douloureux régional complexe (ex-algodystrophie)

N° 326 Prescription et surveillance des classes de médicaments les plus courantes chez l'adulte et chez l'enfant. Connaître pour chacune les mécanismes d'action de classe et des produits individuels, les principes du bon usage, les critères de choix d'un médicament en première intention, les causes d'échec, les principaux effets indésirables et interactions : AINS et corticothérapie)

RECOMMANDATIONS ET CONFÉRENCES DE CONSENSUS

Syndrome du canal carpien : optimiser la pertinence du parcours patient HAS 2013

ANTÉRIORITÉS

ECN 2005, dossier 2

ECN 2006, dossier 6

ECN 2011, dossier 5

Dossier 6 — Et les hommes ?

Énoncé

Vous voyez Monsieur P. dans le service d'orthopédie, où il vient d'être opéré pour une fracture du col fémoral lors d'une chute de sa hauteur. Vos confrères vous ont demandé votre avis pour une suspicion d'ostéoporose. Monsieur P. a 48 ans, travaille comme ingénieur informatique et a 3 enfants. Il n'a pas d'antécédents particuliers.

1 **Pourquoi vos confrères suspectent-ils une ostéoporose ? (1 bonne réponse)**

a. Parce que c'est un homme
b. Parce qu'il a 48 ans
c. Parce que c'est une fracture fémorale
d. Parce que c'est une fracture sur faible traumatisme
e. Parce que l'on réalise un bilan d'ostéoporose devant toute fracture

2 **Vous prescrivez une densitométrie osseuse. Quel résultat va vous intéresser sur cette densitométrie osseuse ?**

a. Le T-score au rachis puisqu'il a fracturé le col
b. Le T-score au col puisque c'est la localisation de sa fracture
c. Le T-score au col et au rachis
d. Le T-score au poignet, car c'est un homme
e. Aucune de ces réponses puisque pour les hommes il faut prendre le Z-score

3 **Vous prescrivez un bilan biologique d'ostéopathie fragilisante. Que contient-il ?**

a. Testostérone
b. Bilan martial
c. TSH
d. EPP
e. FGF23

4 **Il vient avec un bilan biologique montrant : calcium 2,34 mmol/l, phosphore 1,03 mmol/l, albumine 40 g/l, 25 OHvitamine D 24 ng/ml, testostérone 3,5 µg/l (norme 3-8,5), ferritine 810 µg/l (norme 20-200). Que conclure ?**

a. Il s'agit d'une hémochromatose, car la ferritine est élevée
b. On suspecte une hémochromatose, car la ferritine est élevée
c. Il s'agit d'une insuffisance gonadotrope, car la testostérone est inadaptée
d. On suspecte une insuffisance gonadotrope, car la testostérone est inadaptée
e. Il s'agit d'une ostéomalacie, car la vitamine D est basse

5 **Quelles sont les autres causes d'hyperferritinémie ?**

a. Alcoolisme chronique
b. Syndrome métabolique
c. Cytolyse hépatique
d. Carence martiale
e. Syndrome inflammatoire chronique

6 **Comment complétez-vous le bilan ?**

a. FSH
b. LH
c. Recherche de mutations du gène HFE
d. Coefficient de saturation de la transferrine
e. Taux de réabsorption du phosphore

7 **Le coefficient de saturation de la transferrine est à 67 %. Comment complétez-vous le bilan ?**

a. IRM hépatique
b. Recherche de mutations du gène HFE
c. ETT
d. Biopsie ostéomédullaire
e. Aucun complément nécessaire

8 **Quelles autres atteintes rhumatologiques cherchez-vous ?**

a. Arthrose
b. Chondrocalcinose
c. Goutte
d. Ostéonécrose aseptique
e. Hallux valgus

9 **Pour traiter l'ostéoporose, vous proposez un traitement par bisphosphonate. Que doit comporter votre bilan préthérapeutique ?**

a. Créatinine
b. Calcémie
c. Quantiféron
d. Bilan dentaire
e. Bilan auditif

10 **Si vous choisissez un bisphosphonate *per os*, quelles sont les conditions de prises du médicament que vous devez inscrire sur l'ordonnance ?**

a. À jeun
b. Au milieu d'un repas
c. Avec un verre d'eau riche en calcium
d. Avec un verre d'eau du robinet
e. En restant couché pendant les 30 minutes qui suivent

11 **Quels sont les effets indésirables des bisphosphonates *per os* ?**

a. Toxidermies sévères
b. Œsophagite
c. Ostéonécrose aseptique de la mâchoire
d. Syndrome pseudo-grippal
e. Cytopénies

12 **Dans quels cas associez-vous une supplémentation calcique ?**

a. Dans tous les cas
b. Si la calcémie est basse
c. Si les apports calciques sont calculés à 450 mg/j
d. Si les apports calciques sont calculés à 650 mg/j
e. Si les apports calciques sont calculés à 1 150 mg/j

13 **Quels sont les éléments de votre surveillance d'un patient sous bisphosphonates pour une ostéoporose ?**

a. Survenue de nouvelles fractures
b. Apparition de nouveaux facteurs de risque d'ostéoporose
c. Ostéodensitométrie annuelle
d. Calcémie
e. Bilan dentaire

14 **Vos collègues hépatologues prennent en charge Monsieur P. pour le traitement étiologique. En quoi consiste-t-il ?**

a. Supplémentation martiale
b. Chélateur du fer
c. Saignées
d. Hépatectomie partielle
e. Chimiothérapie

15 **Sur quel paramètre surveillez-vous l'efficacité de ce traitement étiologique ?**

a. Bilan hépatique
b. Ferritine
c. Coefficient de saturation
d. IRM hépatique
e. Densitométrie osseuse

Corrigés

■ **Question 1** (5 points)
Réponse EXACTE : D

Commentaires La fragilité osseuse se suspecte avant tout sur le mécanisme de la fracture : une fracture à faible traumatisme est une fracture par fragilité osseuse.

■ **Question 2** (5 points)
Réponse EXACTE : C

Commentaires Comme pour tout adulte, on regarde les Tscores rachis et col. S'il existe une fracture du col fémoral, on regarde le col controlatéral.

■ **Question 3** (10 points)
Réponses EXACTES : A-C-D

Commentaires Il n'y a pas de recommandations sur le bilan d'ostéopathie fragilisante. En plus du bilan minimal exigible pour tout sujet (NFS, VS, EPP, créatinine, calcémie, phosphorémie, albumine, PTH, TSH, 25 OHvitamineD), on ajoute le coefficient de saturation de la transferrine, la ferritine et la testostérone chez l'homme.

■ **Question 4** (5 points)
Réponse EXACTE : B

Commentaires Il existe de nombreuses causes d'hyperferritinémie, et en l'absence de coefficient de saturation de la transferrine on ne peut rien affirmer. On ne peut que suspecter l'hémochromatose.

■ **Question 5** (5 points)
Réponses EXACTES : A-B-C-E

Commentaires Les causes d'hyperferritinémie sont nombreuses : alcoolisme chronique, syndrome métabolique, lyse cellulaire (cytolyse ou rhabdomyolyse), inflammation chronique.

■ **Question 6** (5 points)
Réponse EXACTE : D

Commentaires Il faut tout d'abord regarder le coefficient de saturation de la transferrine. Il est forcément élevé s'il s'agit d'une hémochromatose.

■ **Question 7** (5 points)
Réponses EXACTES : A-B-C

Commentaires Le coefficient de saturation de la transferrine est > 45 %. Il s'agit d'une hémochromatose très probable. On réalise donc d'une part une analyse génétique pour rechercher l'origine génétique, et d'autre part une recherche des atteintes d'organes : IRM hépatique et ETT.

■ **Question 8** (10 points)
Réponses EXACTES : A-B

Commentaires Les atteintes ostéo-articulaires de l'hémochromatose sont l'ostéoporose, l'arthrose et la chondrocalcinose articulaire.

- **Question 9** (5 points)
  Réponses EXACTES : A-B-D

  Commentaires Le bilan prébisphosphonates comprend la calcémie (avec l'albumine, pour calculer la calcémie corrigée) pour rechercher une hypocalcémie, la créatinine pour rechercher une insuffisance rénale et un bilan dentaire (pour réaliser les soins avant le traitement pour éviter les ostéonécroses aseptiques de la mâchoire).

- **Question 10** (10 points)
  Réponses EXACTES : A-D

  Commentaires Les conditions de prise des bisphosphonates PO sont « à jeun, le matin, avec un grand verre d'eau du robinet, sans manger ni se recoucher pendant les 30 minutes qui suivent ». Sans se recoucher pour éviter l'œsophagite, toutes les autres consignes pour éviter le contact du bisphosphonate avec le calcium (qui le chélaterait).

- **Question 11** (5 points)
  Réponses EXACTES : B-C

  Commentaires L'œsophagite, les ostéonécroses de la mâchoire (très rares) et les hypocalcémies sont les effets indésirables principaux des bisphosphonates *per os*.

- **Question 12** (10 points)
  Réponses EXACTES : C-D

  Commentaires On supplémente en calcium si les apports alimentaires sont insuffisants, c'est-à-dire inférieurs à 1 000 mg/jour. Même avec des apports alimentaires faibles, la calcémie doit rester normale si le métabolisme fonctionne normalement.

- **Question 13** (10 points)
  Réponses EXACTES : A-B-D-E

  Commentaires La surveillance sous bisphosphonates comprend sur le plan clinique la recherche de nouveaux facteurs de risque d'ostéoporose et de chute, la survenue de chute et d'événements fracturaires, et la surveillance de l'état dentaire. La surveillance paraclinique comprend la calcémie et la densitométrie osseuse à 3 ans du début du traitement.

- **Question 14** (5 points)
  Réponse EXACTE : C

  Commentaires Le traitement étiologique de l'hémochromatose consiste en des saignées avec un traitement d'attaque et un traitement d'entretien.

- **Question 15** (5 points)
  Réponse EXACTE : B

  Commentaires La surveillance de l'efficacité des saignées se fait sur le taux de ferritine : l'objectif est < 50 µg/l.

ITEMS

N° 124 Ostéopathies fragilisantes
N° 215 Hémochromatose
N° 359 Fractures fréquentes de l'adulte et du sujet âgé

RECOMMANDATIONS ET CONFÉRENCE DE CONSENSUS

Aucune

ANTÉRIORITÉ

ECN 2006 dossier 6
ECN 2007 dossier 3
ECN 2008 dossier 1
ECN 2015 dossier 1

Dossier 7 *Un gros coup de soleil !*

Énoncé

Vous êtes rhumatologue libéral. Vous recevez Mme B., une femme âgée de 25 ans, pour des arthralgies avec éruption cutanée des mains et du visage apparue après un voyage en Espagne il y a 3 semaines.

1 **Quel(s) diagnostic(s) évoquez-vous ?**

a. Dermatomyosite
b. Maladie de Behçet
c. Connectivite mixte (syndrome de Sharp)
d. Lupus érythémateux systémique
e. Maladie de Takayasu

2 **Voici les photographies des mains de la patiente.**

☛ *Voir photo dossier, p. IX*

De quelle(s) pathologie(s), les lésions cutanées sont-elles évocatrices ?

a. Psoriasis
b. Lupus érythémateux systémique
c. Dermatomyosite
d. Eczéma
e. Gale

3 **Les lésions sont évocatrices de lupus cutané. Vous recherchez d'autres localisations cutanéomuqueuses de cette pathologie. Parmi les propositions suivantes, quelle(s) est (sont) celle(s) faisant partie des atteintes cutanéomuqueuses du lupus érythémateux systémique (LES) ?**

a. Nodule scabieux
b. Alopécie
c. Ulcération de la muqueuse orale
d. Vésicule ombiliquée
e. Purpura

4 **À l'examen des mains, vous retrouvez des arthrites touchant les poignets, les 2e et 3e articulations métacarpophalangiennes gauches et les 3e et 4e articulations interphalangiennes droites. Parmi les propositions suivantes, quelle(s) est (sont) celle(s) vraie(s) au sujet de l'atteinte articulaire du LES ?**

a. Les arthrites sont fixes
b. L'atteinte articulaire du LES est érosive
c. Le LES touche principalement genoux, carpe et articulations des doigts
d. Le rhumatisme de Jaccoud est une complication du LES
e. L'intensité des douleurs est concordante aux signes objectifs de l'examen clinique

5 **Vous prescrivez un bilan biologique. Parmi les propositions suivantes, quelle(s) est (sont) celle(s) faisant partie du bilan diagnostique du LES ?**

a. Complément
b. ANCA
c. Anticorps anti-GAD
d. Anticorps anti-muscles lisses
e. Anticorps antinucléaires

6 **Voici les résultats du bilan biologique : leucocytes 2,5 g/l dont 0,7 g/l lymphocytes, plaquettes 115 g/l, Hb 12,5 gd/l. Créatinine à 6 µmol/l. Ratio TCA patiente/témoin à 3,2 Complément : CH50 diminué et C4 effondré. Anticorps antinucléaires positifs au 1/1 280 d'aspect homogène. Parmi les propositions suivantes, quelle(s) est (sont) celle(s) vraie(s) au sujet de ce bilan biologique ?**

a. Le TCA augmenté sera probablement corrigé par un sérum témoin
b. La leucopénie est habituelle dans le lupus
c. Le titre des anticorps antinucléaires est significatif
d. La fluorescence homogène est évocatrice d'anticorps anti-SSA
e. La thrombopénie est habituellement d'origine centrale dans le LES

7 **Devant la présence d'anticorps antinucléaires, le biologiste complète les analyses. On retrouve des anticorps anti-ADN natif. Parmi les propositions suivantes, quelle(s) est (sont) celle(s) vraie(s) au sujet de ces anticorps ?**

a. Les anticorps anti-ADN natifs ont une valeur prédictive élevée pour le diagnostic de LES
b. Les anticorps anti-ADN natifs sont indépendants de l'activité du LES
c. Les anticorps anti-ADN natifs peuvent être détectés par PCR
d. Les anticorps anti-ADN natifs peuvent être détectés par ELISA
e. Les anticorps anti-ADN natifs peuvent être détectés par le test de Farr

8 **Vous posez le diagnostic de LES. La patiente désire en savoir plus sur cette pathologie. Parmi les propositions suivantes, quelle(s) est (sont) celle(s) vraie(s) au sujet du LES ?**

a. Le LES touche plus les femmes que les hommes
b. Les populations noires ont une prévalence plus forte que celles blanches
c. Le LES peut s'associer à un défaut de clairance des corps apoptotiques
d. Le LES est la maladie systémique la plus fréquente
e. Le LES est lié à un déficit en interféron alpha

9 **La patiente est atteinte d'un LES d'expression uniquement articulaire et cutané. Parmi les propositions suivantes, quelle(s) est (sont) celle(s) faisant partie du traitement initial de cette patiente ?**

a. Léflunomide
b. Hydroxychloroquine
c. Azathioprine
d. Méthotrexate
e. Corticothérapie

10 **Parmi les propositions suivantes, quelle(s) est (sont) le(s) mesure(s) associée(s) au traitement ?**

a. Régime sans gluten
b. Contraception œstroprogestative
c. Photoprotection
d. Mise à jour des vaccins
e. Arrêt du tabagisme

11 **La maladie répond bien à votre traitement. Un an plus tard, la patiente développe un tableau associant œdèmes des membres inférieurs, hypertension artérielle et protéinurie. Elle est hospitalisée et bénéficie d'une ponction-biopsie rénale qui pose le diagnostic d'une glomérulonéphrite lupique de stade 3. Parmi les propositions suivantes, quelle(s) est (sont) celle(s) faisant partie des glomérulonéphrites lupiques de plus mauvais pronostic ?**

a. Glomérulonéphrite proliférative segmentaire et focale (classe 3)
b. Glomérulonéphrite minime (classe 1)
c. Glomérulonéphrite mésangiale (classe 2)
d. Glomérulonéphrite proliférative diffuse (classe 4)
e. Glomérulonéphrite extramembraneuse (classe 5)

12 **Le traitement de la glomérulonéphrite lupique de stade 3 est efficace. Pendant son hospitalisation, elle a également présenté une thrombose profonde veineuse du membre inférieur. Vous évoquez un syndrome des antiphospholipides. Parmi les propositions suivantes, quelle(s) est (sont) celle(s) faisant partie des critères de diagnostic du syndrome des antiphospholipides ?**

a. Un ou plusieurs épisodes de thrombose veineuse superficielle
b. Un ou plusieurs mort(s) fœtale(s) inexpliquée(s) pendant ou au-delà de 10 semaines de grossesse
c. Une ou plusieurs naissance(s) prématurée(s) de nouveau-nés morphologiquement normaux avant la 34e semaine de grossesse
d. Anticorps anti -b2GP1 positifs à 6 semaines d'intervalle
e. Au moins trois avortements spontanés consécutifs inexpliqués avant la 10e semaine de grossesse

13 **La patiente revient vous voir quelques mois plus tard. Elle envisage une grossesse. Son traitement consiste en une corticothérapie, de l'hydroxychloroquine, du mycophénolate mofétil, une anticoagulation par AVK et un inhibiteur de l'enzyme de conversion. Parmi les propositions suivantes, quel(s) est (sont) le(s) traitement(s) contre-indiqué(s) au cours de la grossesse ?**

a. Mycophénolate mofétil
b. Hydroxychloroquine
c. Inhibiteur de l'enzyme de conversion
d. AVK
e. Corticothérapie

14 **Parmi les propositions suivantes, quelle(s) est (sont) celle(s) faisant partie des risques maternels spécifiques au cours d'une grossesse chez une patiente atteinte d'un lupus ?**

a. Grossesse extra-utérine
b. Poussée lupique
c. Pré-éclampsie
d. Hémorragie du post-partum
e. Diabète gestationnel hors prise de corticothérapie

15 **Parmi les propositions suivantes, quelle(s) est (sont) celle(s) faisant partie des risques fœtaux au cours d'une grossesse chez une patiente atteinte d'un lupus ?**

a. Bloc de conduction congénital
b. Dysmorphie craniofaciale
c. Retard de croissance intra-utérin
d. Spina bifida
e. Mort néonatale

■ **Question 1** (10 points)
Réponses EXACTES : A-C-D

Commentaires Le tableau est celui d'une probable connectivite compte tenu du terrain (femme jeune) et de la clinique (rash cutané photosensible et arthrites). La maladie de Behçet est une vascularite associant aphtes bipolaires, pseudo-folliculites, arthrites et uvéites. La maladie de Takayasu est une artérite touchant l'aorte et les gros troncs.

■ **Question 2** (5 points)
Réponse EXACTE : B

Commentaires Ce sont des lésions de lupus cutané. En effet, l'atteinte prédomine sur les zones interarticulaires des mains. Il y a 3 types de lésions lupiques : aiguës, subaiguës et chroniques. Le diagnostic de lupus cutané repose un faisceau d'arguments (aspect clinique des lésions, topographie, évolution).

Le lupus érythémateux aigu donne des lésions érythémateuses, parfois œdémateuses, squameuses, bulleuses ou érosives. Elles touchent les zones exposées, le masque de loup (vespertilio : ailes de chauve-souris en latin), la muqueuse buccale. Elles disparaissent sans cicatrice.

Le lupus érythémateux subaigu donne des lésions annulaires ou psoriasiformes voire érosives. Elles touchent les zones exposées et la cavité buccale. Elles disparaissent en laissant des troubles pigmentaires.

Le lupus chronique donne le lupus discoïde, le lupus engelure, la panniculite lupique et le lupus tumidus. Le lupus discoïde donne des lésions érythémateuses avec hyperkératose folliculaire et donne une atrophie cicatricielle définitive. Elles touchent le visage (joues, oreilles, cuir chevelu), la muqueuse buccale (lésions lichénoïdes) voire disséminées. Le lupus engelure donne un aspect clinique d'engelure persistant au-delà de la saison froide. Le lupus tumidus donne des placards saillants, de teinte rouge à limites nettes sans hyperkératose folliculaire ni atrophie avec parfois une dépression centrale. Il est localisé essentiellement sur le visage et le tronc.

■ **Question 3** (5 points)
Réponses EXACTES : B-C-E

Commentaires Le nodule scabieux est une lésion spécifique de la gale. La vésicule ombiliquée est évocatrice de la varicelle. Les lésions cutanées du lupus érythémateux systémique (LES) sont multiples. Celles de lupus cutané aigu, subaigu ou chronique sont spécifiques. Il existe des lésions non spécifiques comme le purpura ou le livedo.

■ **Question 4** (5 points)
Réponses EXACTES : C-D

Commentaires L'atteinte articulaire du LES est migratrice, fugace, non érosive. Il existe une discordance importante entre l'intensité des douleurs et les signes objectifs retrouvés à l'examen clinique. Le rhumatisme de Jaccoud est une subluxation des tendons des doigts.

■ **Question 5** (10 points)
Réponses EXACTES : A-E

Commentaires Dans le LES, il existe une consommation du complément évalué par le complément hémolytique total (CH50) et les fractions C3 et C4. Les anticorps anti-muscles lisses sont associés aux hépatites auto-immunes et les anti-GAD au diabète de type 1 et le syndrome de l'homme raide (stiff man syndrome). Les ANCA sont recherchés dans les vascularites nécrosantes.

■ **Question 6** (10 points)
Réponse EXACTE : B-C

Commentaires Le TCA ne sera probablement pas corrigé par le témoin, mais pourra l'être en ajoutant un excès de phospholipides. En effet, l'allongement du TCA oriente vers la présence d'un anticoagulant circulant lupique ou anticorps antiprothrombinase. C'est un test mesurant la capacité des anticorps antiphospholipides à inhiber les voies de la coagulation dépendant des phospholipides. Il est en faveur d'un syndrome des antiphospholipides.

Les anticorps antinucléaires sont à un titre significatif (> 1/320ᵉ). La fluorescence homogène est évocatrice d'anticorps anti-ADN ou anti-histones.

La leucopénie est associée à l'activité de la maladie. La thrombopénie est principalement périphérique et auto-immune.

■ **Question 7** (5 points)
Réponse : A-D-E

Commentaires Les anticorps anti-ADN natifs sont corrélés à l'activité du LES. L'immunofluorescence est la troisième technique pour les détecter. La PCR permet de détecter de l'ADN ou de l'ARN.

■ **Question 8** (5 points)
Réponses EXACTES : A-B-C

Commentaires L'item 188 mentionne la connaissance de l'épidémiologie et des facteurs favorisants. C'est le syndrome de Gougerot-Sjögren qui est la maladie systémique la plus fréquente. Dans le LES, il y a une sécrétion inappropriée d'interféron alpha.

■ **Question 9** (5 points)
Réponses EXACTES : B-E

Commentaires Les formes bénignes (surtout cutanées et articulaires) sont traitées par des anti-inflammatoires non stéroïdiens, de l'hydroxychloroquine (PLAQUENIL) et une corticothérapie à faible dose. Le méthotrexate est efficace sur les formes articulaires, mais il n'est pas indiqué en première intention.

■ **Question 10** (10 points)
Réponse EXACTE : C-D-E
Réponse INADMISSIBLE : B

Commentaires Les œstrogènes sont contre-indiqués notamment chez les patientes souffrant d'un syndrome des antiphospholipides. La morbi-mortalité des patients atteints de LES est principalement due aux complications infectieuses, d'où la nécessité d'une prévention. Le tabagisme augmente la fréquence des poussées, diminue l'efficacité de l'hydroxychloroquine et augmente le risque de complications thrombo-emboliques (SAPL, athéromatose accélérée...).

■ **Question 11** (5 points)
Réponses EXACTES : A-D

Commentaires L'item 188 mentionne la connaissance de l'évolution des principales maladies auto-immunes et l'argumentation des principes du traitement. Il faut donc savoir que les formes les plus sévères de glomérulonéphrites lupiques auront un traitement plus lourd.

- **Question 12** (10 points)
  Réponses EXACTES : B-C-E

  Commentaires Selon les critères de Miyakis et al., les thromboses veineuses superficielles ne font pas partie des critères. Les avortements spontanés ne doivent pas être expliqués par des anomalies anatomiques ou hormonales maternelles ou des anomalies chromosomiques maternelles et/ou paternelles. Les anticorps anti -β2GP1 doivent être positifs à 12 semaines d'intervalle.

- **Question 13** (5 points)
  Réponses EXACTES : A-C-D

  Commentaires La grossesse est une question importante chez des patientes souvent jeunes. Le site du CRAT (centre de référence sur les agents tératogènes) est d'une grande aide au quotidien. Le mycophénolate mofétil (CELLCEPT) peut être remplacé par l'aziathioprine (IMUREL).

- **Question 14** (5 points)
  Réponses EXACTES : B-C-D

  Commentaires Le lupus n'est pas un facteur de risque de grossesse extra-utérine. C'est la corticothérapie qui est un facteur de risque de diabète gestationnel.

- **Question 15** (5 points)
  Réponses EXACTES : A-C-E

  Commentaires Il n'y a pas de risque accru de malformations congénitales au cours du LES. Le bloc congénital de conduction est associé à la présence des anticorps anti-SSA et SSB. Il est identifié entre la 18e et 24e semaine de gestation par une échocardiographie fœtale spécialisée.

ITEMS

N° 26 Prévention des risques fœtaux : infection, médicaments, toxiques, irradiation

N° 188 Pathologies auto-immunes : aspects épidémiologiques, diagnostiques et principes de traitement

N° 190 Lupus érythémateux disséminé. Syndrome des anti-phospholipides

RECOMMANDATIONS ET CONFÉRENCE DE CONSENSUS

HAS 2010 Lupus érythémateux systémique Protocole National de Diagnostic et de Soins

ANTÉRIORITÉ

ECN 2006 Dossier n° 8

Dossier 8 *Un poignet révélateur*

Énoncé

Vous recevez en consultation Madame J., 52 ans, qui vient vous voir sur les conseils d'une de ses amies que vous suivez pour une ostéoporose. Elle s'est en effet fracturé le poignet il y a 1 mois en tombant sur le trottoir et a peur d'avoir une ostéoporose comme son amie. Elle a pour seuls antécédents 2 épisodes de colique néphrétique l'an dernier, une fausse couche spontanée précoce, est très sportive et travaille comme juriste.

1 **Quelles sont les propositions exactes ?**

a. Elle est trop jeune pour avoir une ostéopathie fragilisante
b. La fracture de poignet n'étant pas une fracture sévère, il n'y a pas d'indication à chercher une ostéoporose
c. Sa fracture du poignet étant traumatique, il n'y a pas d'indication à chercher une ostéoporose
d. Vous devez connaître l'âge de sa ménopause pour savoir s'il est possible qu'elle ait une ostéoporose
e. Sa fracture est suspecte d'être une fracture par fragilité osseuse

2 **Quels facteurs de risque d'ostéoporose recherchez-vous à l'interrogatoire ?**

a. Ménopause précoce
b. Insuffisance surrénalienne
c. Corticothérapie au long cours
d. Antécédents familiaux de fracture de l'extrémité supérieure du fémur
e. Hyperthyroïdie

3 **Elle est ménopausée depuis 1 an, n'a aucune pathologie endocrinienne, aucun antécédent familial, n'a jamais pris de corticoïdes. Prescrivez-vous un bilan paraclinique ?**

a. Non, car elle n'a aucun facteur de risque d'ostéoporose
b. Non, car la fracture est traumatique
c. Oui, car elle a un facteur de risque d'ostéoporose
d. Oui, car la fracture est non traumatique
e. Aucune des propositions ci-dessus n'est exacte

4 **Vous décidez de prescrire un bilan biologique de 1re intention. Que contient-il ?**

a. Cortisol à 8 heures
b. Calcémie
c. TSH
d. Créatinine
e. Bilan hépatique

5 **Si vous réalisez une densitométrie osseuse, quel résultat correspondrait à une ostéoporose densitométrique ?**

a. Tscore rachis -1,6 DS, Tscore fémur -1,8 DS
b. Tscore rachis -2,6 DS, Tscore fémur -1,2 DS
c. Tscore rachis -3,1 DS, Tscore fémur -2,8 DS
d. Zscore rachis -2,6 DS, Zscore fémur -2,1 DS
e. Zscore rachis -1,2 DS, Zscore fémur -1,1 DS

6 **Votre patiente a une ostéoporose densitométrique. Le bilan biologique montre : NFS normale, ionogramme normal, albumine 38 g/l, créatinine 65 µmol/l, calcium 2,62 mmol/l, phosphore 0,78 mmol/l, PTH 67 pg/ml (normale 10-80 pg/ml), 25 OH vitamine D 31 ng/ml (normale > 30 ng/ml), TSH 2,3 mUI/l (normale 0,3-5 mUI/l). Qu'en pensez-vous ?**

a. Le bilan est normal
b. Hypercalcémie
c. Calcémie corrigée normale
d. PTH normale
e. PTH inadaptée

7 **Quelle est la formule pour calculer la calcémie corrigée ?**

a. Ca corrigée = Ca mesurée x (0,02 x [40 – albumine])
b. Ca corrigée = Ca mesurée x (0,02 x [albumine – 40])
c. Ca corrigée = Ca mesurée + 0,02 x (40 – albumine)
d. Ca corrigée = Ca mesurée + 0,02 x (albumine – 40)
e. Ca corrigée = Ca mesurée – 0,02 x (40 – albumine)

8 **Quel est votre diagnostic ?**

a. Ostéoporose idiopathique
b. Ostéoporose post-ménopausique
c. Hyperparathyroïdie primitive
d. Hyperparathyroïdie secondaire
e. Aucune pathologie

9 **Quels éléments de l'énoncé sont en faveur de ce diagnostic ?**

a. L'âge
b. L'antécédent de colique néphrétique
c. L'antécédent de fausse couche spontanée précoce
d. La pratique intensive du sport
e. Le métier sédentaire

10 **Quelles autres atteintes cliniques de cette maladie recherchez-vous ?**

a. Insuffisance cardiaque
b. Hypertension artérielle pulmonaire
c. Ostéonécroses aseptiques
d. Goutte
e. Chondrocalcinose articulaire

11 **Quelles sont les 2 principales étiologies de cette maladie ?**

a. Adénome parathyroïdien
b. Hyperplasie parathyroïdienne
c. Cancer parathyroïdien
d. Hyperparathyroïdie auto-immune
e. Hyperplasie surrénalienne

12 **Quelles sont les indications à un traitement chirurgical ?**

a. Hypercalcémie > 2,75 mmol/l
b. Hypocalcémie < 2,05 mmol/l
c. Âge > 65 ans
d. Âge < 40 ans
e. Ostéoporose densitométrique

13 **Madame J. présente une indication à un traitement chirurgical. Quel bilan morphologique faites-vous ?**

a. Scanner cervical
b. PET scanner
c. Échographie des parathyroïdes
d. Scintigraphie à l'iode 131
e. Scintigraphie au MIBI

14 **Quelle est la principale complication postopératoire ?**

a. Hypercalcémie
b. Hypocalcémie
c. Hyponatrémie
d. Hypernatrémie
e. Hypokaliémie

15 **Si Madame J. n'est pas opérée (pas d'indication opératoire ou contre-indication opératoire), quel peut être votre traitement ?**

a. Supplémentation en calcium
b. Supplémentation en phosphore
c. Traitement hormonal substitutif
d. Bisphosphonates
e. Analogue de la PTH

- **Question 1** (5 points)
Réponse EXACTE : E

Commentaires Une chute de sa hauteur est une chute non traumatique, et donc la fracture est considérée comme une fracture par fragilité osseuse. Il faut une plus forte cinétique (escaliers, rollers, accident de sport) pour considérer la fracture comme traumatique. Ces règles sont valables, quel que soit l'âge.

- **Question 2** (5 points)
Réponses EXACTES : A-C-D-E

Commentaires On cherche toujours les antécédents familiaux de fracture de l'extrémité supérieure du fémur au 1er degré, les endocrinopathies qui entraînent une fragilité osseuse (hyperthyroïdie, hypercorticisme), les hormonothérapies, les corticothérapies, l'âge de la ménopause, le tabagisme, la consommation d'alcool.

- **Question 3** (5 points)
Réponse EXACTE : D

Commentaires Fracture sur chute de sa hauteur = fracture non traumatique = indication à un bilan paraclinique.

- **Question 4** (5 points)
Réponses EXACTES : B-C-D

Commentaires Il n'y a pas de consensus pour un bilan de 1re intention face à une ostéopathie fragilisante. Il comprend en général : NFS, créatinine, calcium, phosphore, albumine, PTH, 25 OHvitamineD, TSH, EPP.

- **Question 5** (5 points)
Réponses EXACTES : B-C

Commentaires Seul le Tscore doit être considéré pour les adultes. Un Tscore inférieur à -2,5 DS sur au moins un des sites mesuré signe une ostéoporose densitométrique.

- **Question 6** (10 points)
Réponses EXACTES : B-E

Commentaires La calcémie corrigée est à 2,66 mmol/l donc supérieure à la normale (2,2-2,6 mmol/l), la PTH devrait être effondrée, or elle est normale donc inadaptée.

- **Question 7** (5 points)
Réponse EXACTE : C

Commentaires Ca corrigé = Ca mesuré + (40 – albumine) x 0,02

- **Question 8** (10 points)
Réponse EXACTE : C

Commentaires La PTH est inadaptée, c'est donc une hyperparathyroïdie. Étant donné que la 25 OH vitamine D est normale, c'est forcément une hyperparathyroïdie primitive.

- **Question 9** (5 points)
  Réponses EXACTES : A-B

  Commentaires L'hyperparathyroïdie primitive prédomine chez la femme entre 40 et 60 ans, et entraîne des coliques néphrétiques.

- **Question 10** (5 points)
  Réponse EXACTE : E

  Commentaires Parmi les propositions, seule la chondrocalcinose articulaire est une atteinte de l'hyperparathyroïdie primaire

- **Question 11** (10 points)
  Réponses EXACTES : A-B

  Commentaires Les 2 principales étiologies d'hyperparathyroïdie sont l'adénome parathyroïdien et l'hyperplasie parathyroïdienne. La 3e cause beaucoup plus rare est le cancer parathyroïdien.

- **Question 12** (10 points)
  Réponses EXACTES : A-D-E

  Commentaires Il y a une indication chirurgicale chez les patients de moins de 40 ans, ou avec une atteinte clinique (ostéoporose densitométrique, coliques néphrétiques à répétition, etc.) ou une hypercalcémie > 2,75 mmol/l.

- **Question 13** (10 points)
  Réponses EXACTES : C-E

  Commentaires Les 2 examens réalisés en bilan morphologique d'une hyperparathyroïdie primitive sont l'échographie des parathyroïdes et la scintigraphie au MIBI.

- **Question 14** (5 points)
  Réponse EXACTE : B

  Commentaires L'hypocalcémie postopératoire est la principale complication. Elle doit être surveillée de près et rapidement supplémentée.

- **Question 15** (5 points)
  Réponse EXACTE : D

  Commentaires Si Mme J n'est pas opérée il faut alors traiter son ostéoporose par bisphosphonates. Il ne faut en revanche pas le faire avant la chirurgie, car cela aggrave le risque d'hypocalcémie postopératoire.

ITEMS

N° 124 Ostéopathies fragilisantes

N° 266 Hypercalcémie

N° 359 Fractures fréquentes de l'adulte et du sujet âgé

RECOMMANDATIONS ET CONFÉRENCE DE CONSENSUS

Actualisation 2012 des recommandations françaises du traitement médicamenteux de l'ostéoporose post-ménopausique. Site du grio

Prise en charge de l'hyperparathyroïdie primaire asymptomatique SFE 2004

ANTÉRIORITÉ

ECN 2006, dossier 6

ECN 2007, dossier 3

ECN 2008, dossier 1

ECN 2008, dossier 2

ECN 2015, dossier 1

Dossier 9 *Une lombalgie intense*

Énoncé

Monsieur V., 77 ans, est hospitalisé en urgence pour des lombalgies apparues il y a 3 semaines, d'horaire inflammatoire, associées à une fièvre à 38 °C. Il a pour antécédents une insuffisance cardiaque valvulaire sur insuffisance mitrale et une hypertrophie bénigne de la prostate. Un dosage récent des PSA est normal.

Outre une nette altération de l'état général, vous notez à l'examen une raideur majeure du rachis lombaire dans tous les axes, avec un syndrome rachidien lombaire bas et une contracture paravertébrale. Il n'y a pas de radiculalgie. L'auscultation met en évidence un souffle systolique mitral 3/6e, avec quelques crépitants aux deux bases. Au toucher rectal, la prostate est augmentée de volume, sensible, mais souple, avec conservation du sillon médian.

Les premiers résultats des examens biologiques vous sont transmis : Leucocytes = 18 000/mm^3, dont 90 % de PNN, Hb = 10,1 g/dL, VGM : 71, plaquettes = 457 000/mm^3 ; VS = 90 mm à la 1re heure, CRP = 145 mg/l. Le ionogramme sanguin et la créatininémie sont normaux. Le bilan d'anémie montre ferritine : 280 µg/l (50-320microg/l), fer sérique 5 µmol/l (12-35micromol/l), récepteur soluble de la transferrine : 1,5 mg/l (N : 0,7-2,5 mg/l), vitamine B12 et folates normaux.

1 Quel(s) examen(s) complémentaire(s) demandez-vous ?

a. Hémocultures
b. Scanner du rachis lombaire
c. Radiographie du rachis lombaire
d. Scintigraphie osseuse
e. IRM du rachis lombaire

2 Quelle(s) est (sont) la (les) cause(s) de l'anémie du patient ?

a. Inflammatoire
b. Âge
c. Carence martiale par saignement occulte
d. Carence martiale par carence d'apport
e. Anémie hémolytique

3 Quelle(s) est (sont) votre (vos) principale(s) hypothèse(s) diagnostique(s) ?

a. Myélome multiple avec atteinte osseuse
b. Métastases osseuses
c. Spondylodiscite infectieuse
d. Discopathie MODIC 1
e. Fracture vertébrale

4 **Quelle(s) séquence(s) vous semble(nt) utile pour diagnostiquer une spondylodiscite infectieuse ?**

a. T1
b. T2
c. STIR
d. T2 étoile
e. T2 avec injection de gadolinium

5 **Que vous attendez-vous à retrouver sur l'IRM de votre patient qui orienterait le diagnostic vers une spondylodiscite infectieuse ?**

a. Hyposignal T1 hyposignal T2 des plateaux vertébraux adjacents en miroir
b. Prise de contraste après injection d'iode du disque
c. Hypersignal STIR des plateaux vertébraux adjacents
d. Hyperdensité des plateaux vertébraux adjacents
e. Effacement de la fente intradiscale

6 **Voici l'IRM de votre patient, qu'en pensez-vous ?**

☛ *Voir photo dossier, p. XIV*

a. Images compatibles avec une métastase osseuse
b. Images compatibles avec une spondylodiscite infectieuse
c. Images compatibles avec une discopathie MODIC 1
d. Images compatibles avec une discopathie MODIC 2
e. Images compatibles avec une fracture vertébrale récente

7 **Si le cardiologue vous confirme la présence d'une végétation sur la valve mitrale. Que faites-vous ?**

a. Instauration d'une double antibiothérapie
b. Repos au lit strict
c. Repos au lit non strict
d. Anticoagulation curative
e. Anticoagulation préventive

8 **Quel(s) germe(s) couvrez-vous en priorité ?**

a. Cocci Gram négatif
b. Cocci Gram positif
c. Bacille Gram négatif
d. Bacille Gram positif
e. Anaérobie

9 **En fait, l'ETT est normale. Que proposez-vous ?**

a. Mise en route d'une double antibiothérapie par voie intraveineuse
b. Programmation d'une biopsie disco vertébrale
c. Repos au lit strict
d. Repos au lit non strict
e. Programmation d'un scanner du rachis lombaire

10 **Vous demandez la réalisation d'un corset. À quel rythme votre patient doit-il le porter ?**

a. 24 heures/24
b. 12 heures/24
c. Uniquement en position assise et debout
d. Uniquement en position debout
e. En fonction de la douleur

11 **Vous décidez de réaliser une biopsie disco-vertébrale. Quel bilan faites-vous avant de réaliser ce geste ?**

a. CRP
b. NFS
c. TP
d. Temps de saignement
e. Créatinine

12 **Quel(s) traitement(s) doivent être suspendu(s) avant la réalisation de ce geste ?**

a. Clopidogrel
b. Metformine
c. Fluindione
d. Rivaroxaban
e. Febuxostat

13 **Votre première biopsie est négative. La symptomatologie de votre patient n'a pas été modifiée. Que faites-vous ?**

a. Mise en route d'une double antibiothérapie active contre les cocci Gram positif
b. Mise en route d'une double antibiothérapie à large spectre
c. Programmation d'une 2e biopsie disco vertébrale
d. Programmation d'une biopsie chirurgicale
e. Réalisation de nouvelles hémocultures

14 **Une hémoculture est positive à entérocoque. Le diagnostic de spondylodiscite du rachis lombaire est confirmé. Quel(s) examen(s) demandez-vous dans la surveillance de ce patient à court et long terme ?**

a. IRM du rachis lombaire
b. Scanner du rachis lombaire
c. Créatinine
d. Hémocultures
e. CRP

15 **Que pensez-vous de cette radiographie ?**

☛ *Voir photo dossier, p. XV*

a. Pincement discal
b. Érosions des plateaux vertébraux en miroir
c. Ostéocondendation sous chondrale
d. Vertèbre ivoire
e. Déminéralisation des plateaux vertébraux

- **Question 1** (5 points)
  Réponses EXACTES : A-C-E

  Commentaires En cas de suspicion de spondylodiscite indication à réaliser des radiographies du rachis et une IRM.

  En cas de contre-indication à l'IRM on proposera TDM du rachis associé à une scintigraphie osseuse.

- **Question 2** (5 points)
  Réponse EXACTE : A

  Commentaires L'anémie est microcytaire. Les deux causes principales sont l'inflammation chronique et la carence martiale.

  En cas de syndrome inflammatoire chronique, le récepteur soluble permet de détecter une carence martiale associée. Il est augmenté en cas de carence martiale et n'est pas modifié par le syndrome inflammatoire.

- **Question 3** (5 points)
  Réponse EXACTE : C

  Commentaires Les lombalgies inflammatoires associées à une contracture paravertébrale avec syndrome inflammatoire marqué et fièvre doivent vous faire évoquer uniquement la spondylodiscite infectieuse en première intention.

- **Question 4** (5 points)
  Réponses EXACTES : A-B-C

  Commentaires La séquence T2 étoile est utile pour la détection de saignement.

  L'injection de gadolinium est faite sur une séquence T1.

  La séquence STIR est une séquence clé qui permet de détecter l'inflammation (en hypersignal sur la séquence STIR après saturation du signal de la graisse).

- **Question 5** (10 points)
  Réponses EXACTES : C-E

  Commentaires On retrouve un signal inflammatoire hypoT1, hyperT2, hyper STIR des plateaux vertébraux adjacents.

  L'effacement de la fente intradiscale est un des premiers signes de spondylodiscite.

  Il existe une prise de contraste du disque et des plateaux vertébraux, mais après une injection de gadolinium à l'IRM.

- **Question 6** (5 points)
  Réponse EXACTE : B

  Commentaires Images compatibles avec une spondylodiscite infectieuse

  La présence d'un hypersignal STIR du disque élimine le diagnostic de discopathie MODIC 1.

  La discopathie MODIC 2 est caractérisée par un hypersignal T1 hypersignal T2 et hyposignal STIR des plateaux vertébraux sans signal inflammatoire du disque.

■ **Question 7** (10 points)
Réponses EXACTES : A-B-E

Commentaires L'endocardite infectieuse est une urgence thérapeutique avec mise en place d'une double antibiothérapie après la réalisation d'hémocultures.

Le repos au lit strict est impératif en cas de suspicion de spondylodiscite pour éviter les complications neurologiques.

Pas de contre-indication à une anticoagulation préventive.

■ **Question 8** (5 points)
Réponse EXACTE : B

Commentaires Les cocci Gram positifs sont plus fréquemment impliquées dans les endocardites infectieuses et doivent donc être ciblés en priorité.

■ **Question 9** (10 points)
Réponses EXACTES : B-C

Commentaires Pas d'instauration d'une antibiothérapie avant le diagnostic bactériologique devant toute infection ostéo-articulaire y compris les spondylodiscites. On programme une biopsie disco vertébrale sous contrôle radiographique. Le scanner du rachis lombaire n'a pas d'intérêt.

■ **Question 10** (5 points)
Réponse EXACTE : C

Commentaires Le corset a pour but d'éviter les complications neurologiques. Il doit être porté en position assise et debout, il n'est pas nécessaire de le porter en position allongée.

■ **Question 11** (5 points)
Réponses EXACTES : B-C

Commentaires Indication à faire un bilan d'hémostase : NFS, TP, TCA. Pas d'indication à un temps de saignement.

■ **Question 12** (5 points)
Réponses EXACTES : A-C-D

Commentaires Contre-indication des antiagrégants et anticoagulants. Le Febuxostat est un hypo-uricémiant (aucune contre-indication).

■ **Question 13** (5 points)
Réponses EXACTES : C-E

Commentaires Indication à faire une nouvelle biopsie chirurgicale et des hémocultures à chaque pic fébrile et après le geste.

■ **Question 14** (10 points)
Réponses correctes : C-D-E

Commentaires PAS de contrôle de l'IRM (uniquement en cas de mauvaise évolution) en effet même en cas de bonne évolution, les images de l'IRM s'aggravent dans un premier temps.

Contrôle des hémocultures jusqu'à négativation.

Surveillance de la CRP et de la créatinine (tolérance du traitement antibiotique).

■ **Question 15** (10 points)
Réponses EXACTES : A-B-C

ITEMS

N° 92 Rachialgie
N°153 Infections ostéo-articulaires (IOA) de l'enfant et de l'adulte
N° 173 Prescription et surveillance des anti-infectieux chez l'adulte et l'enfant
N° 326 Prescription et surveillance des classes de médicaments les plus courantes chez l'adulte et chez l'enfant. Connaître pour chacune les mécanismes d'action de classe et des produits individuels, les principes du bon usage, les critères de choix d'un médicament en première intention, les causes d'échec, les principaux effets indésirables et interactions : AINS et corticothérapie

RECOMMANDATIONS ET CONFÉRENCES DE CONSENSUS

2015 ESC Guidelines for the management of infective endocarditis
Spondylodiscites infectieuses recommandations de la SPLIF, 2007
Antiagrégants plaquettaires : prise en compte des risques thrombotique et hémorragique pour les gestes percutanés chez le coronarien. Recommandations HAS 2013

ANTÉRIORITÉ

Aucun dossier aux ECN

Dossier 10 *Un genou récalcitrant*

Énoncé

Mme C., 76 ans, se présente aux urgences de votre hôpital pour une douleur brutale de son genou gauche. Elle vous explique que la douleur a débuté il y a 3 jours et que cela ne s'améliore pas malgré la prise de paracétamol et même d'un ou 2 comprimés de Voltarène qu'elle a trouvés chez elle. Elle a pour principaux antécédents, une HTA et un diabète bien équilibré sous glucophage.

À l'examen clinique, vous retrouvez un fébricule à 38,5 °C, son genou gauche est rouge et gonflé et très douloureux à la mobilisation. Elle vous explique qu'elle a une arthrose connue du genou et qu'il gonfle de temps en temps.

1 Quel(s) diagnostic(s) évoquez-vous ?

a. Arthrite réactionnelle
b. Arthrite microcristalline
c. Arthrite dans le cadre d'un rhumatisme inflammatoire
d. Arthrite septique à pyogènes
e. Poussée d'arthrose

2 Que faites-vous en urgence ?

a. Mise en route d'une double antibiothérapie par voie intraveineuse à bonne diffusion osseuse
b. Ponction articulaire
c. Radiographies des genoux
d. IRM du genou gauche
e. Arrêt des AINS

3 Vous faites une ponction articulaire qui retrouve 15 cc d'un liquide trouble. Que faites-vous ?

a. Mise en route d'une double antibiothérapie par voie intraveineuse à bonne diffusion osseuse
b. Envoi du liquide en cytologie, bactériologie et biochimie
c. Envoi du liquide en cytologie, bactériologie
d. Recherche de microcristaux
e. Infiltration de dérivés cortisonés

4 **L'analyse du liquide montre : 4 000 éléments, 85 % PNN, culture négative à 24 heures. Qu'en pensez-vous ?**

a. Liquide inflammatoire
b. Liquide mécanique
c. Liquide intermédiaire
d. Liquide panaché
e. Liquide stérile

5 **Vous appelez votre collègue en bactériologie qui vous explique avoir effectivement retrouvé dans le liquide de votre patiente des cristaux évocateurs de chondrocalcinose. Quelle(s) est (sont) la (les) réponse(s) exacte(s) concernant ces cristaux ?**

a. Cristaux à bouts pointus
b. Cristaux à bouts arrondis
c. Fortement biréfringent en lumière polarisée
d. Cristaux de pyrophosphate de calcium
e. Cristaux d'hydroxyapatite

6 **La radiographie du genou de votre patiente est la suivante : que voyez-vous ?**

Voir photo dossier, p. XII

a. Liseré de chondrocalcinose
b. Pincement fémoro-tibial externe
c. Pincement fémoro-tibial interne
d. Dépôts de cristaux de pyrophosphate de calcium dans le ménisque externe
e. Gonarthrose fémoro-tibiale interne

7 **Quelles sont les radiographies à faire pour rechercher des dépôts de chondrocalcinose ?**

a. Radiographies des deux épaules
b. Radiographies des deux genoux
c. Radiographies des deux poignets
d. Radiographie du bassin
e. Radiographies des deux hanches

8 **Quelles sont les causes de chondrocalcinose secondaire ?**

a. Hypomagnésémie
b. Hypothyroïdie
c. Hypercalcémie
d. Maladie de Wilson
e. Hémochromatose

9 **Vous récupérez le bilan biologique complet de votre patiente fait aux urgences : Calcium : 2,40 mmol/l, phosphore normal, 25 OH vitamine D 18 ng/ml ; créatinine 112 µmol/l clairance 35 ml/mn ; CRP : 130 mg/l ; NFS normale. Que faites-vous ?**

a. Supplémentation vitamine D
b. Mise sous AINS
c. Mise sous Colchicine
d. Mise sous Bisphosphonates
e. Infiltration de dérivés cortisonés

10 **Que nécessite le calcul de la clairance avec la formule de Cockroft ?**

a. Poids
b. Taille
c. Sexe
d. Âge
e. Origine ethnique

11 **Votre prise en charge permet une amélioration des douleurs de votre patiente. Elle vous demande comment réduire le risque d'une nouvelle poussée.**

a. Aucune prise en charge particulière
b. Limiter la consommation de calcium
c. Supplémenter la carence en vitamine D
d. Traitement par bisphosphonates
e. Traitement par allopurinol au long cours

12 **Votre patiente vous montre sa radiographie du poignet. Que voyez-vous ?**

☛ *Voir photo dossier, p. XII*

a. Pincement scaphotrapézien
b. Pincement scapho-lunaire
c. Arthropathie médio-carpienne
d. Arthropathie trapézo-métarpienne
e. Pincement radio-carpien

13 **Quelle(s) maladie(s) devez-vous rechercher lorsque vous retrouvez cette atteinte ?**

a. Polyarthrite rhumatoïde
b. Spondylarthropathie périphérique
c. Polyarthrite goutteuse
d. Chondrocalcinose
e. Algodystrophie

14 **Le genou de votre patiente est sec depuis votre prise en charge, mais elle a tout de même toujours ces douleurs présentes déjà depuis plusieurs semaines. Elle souffre à la face antérieure du genou, surtout à la descente des escaliers et quand elle est assise de manière prolongée. À l'examen clinique, le genou est sec. Que vous évoque le tableau clinique ?**

a. Syndrome rotulien
b. Syndrome fémoro-patellaire
c. Arthropathie fémoro-tibiale interne
d. Rupture du ligament croisé antérieur
e. Gonarthrose fémoro-patellaire

15 **Que proposez-vous ?**

a. Kinésithérapie
b. Infiltrations de dérivés cortisonés
c. Antalgiques
d. AINS par voie orale à la demande
e. Renforcement du quadriceps

■ **Question 1** (10 points)
Réponses EXACTES : B-D

Commentaires Une monoarthrite aiguë sans facteur déclenchant est une arthrite septique jusqu'à la preuve du contraire.

L'autre hypothèse devant ce tableau est une arthrite microcristalline.

On n'a pas de notion de rhumatisme inflammatoire chronique.

Ce n'est pas du tout le contexte pour une arthrite réactionnelle.

Le tableau aigu et ma fièvre ne doivent pas vous faire évoquer une poussée d'arthrose.

■ **Question 2** (10 points)
Réponses EXACTES : B-C-E

Commentaires En urgence, vous devez ponctionner le genou.

PAS DE MISE SOUS ANTIBIOTHÉRAPIE avant documentation bactériologique

Indication à faire des radiographies des genoux : recherche d'un liseré de CCA, de lésions arthrosiques sous-jacentes.

L'IRM du genou n'a en aucun cas sa place dans la prise en charge d'une monoarthrite aiguë.

Dans l'hypothèse d'une arthrite septique, il est impératif d'arrêter les AINS qui favorisent l'infection.

■ **Question 3** (5 points)
Réponses EXACTES : C-D

Commentaires Le liquide articulaire est à envoyer en analyse cytologique : compte cellulaire, bactériologie et recherche de cristaux.

L'analyse biochimique (taux de protéines...) n'a aucun intérêt pour le liquide articulaire.

Pas d'instauration d'antibiothérapie en urgence avant confirmation de l'arthrite septique.

L'infiltration est bien sûr strictement contre-indiquée.

■ **Question 4** (5 points)
Réponses EXACTES : A-E

Commentaires Un liquide est inflammatoire si > 2 000 éléments.

Liquide mécanique < 1 000 éléments.

La culture est négative, le liquide est donc pour le moment stérile.

Liquide panaché : environ 50 % PNN, 50 % lymphocytes : argument pour une origine tuberculeuse.

■ **Question 5** (5 points)
Réponses EXACTES : B-D

Commentaires Cristaux impliqués dans la CCA :

- pyrophosphate de calcium dihydraté ;
- forme de parallélépipède ;
- à bouts arrondis ;
- faiblement biréfringent en lumière polarisée.

Les cristaux fortement biréfringents sont les cristaux d'urate de sodium impliqués dans la goutte.

L'hydroxyapatite est composé des cristaux non visibles en microscopie optique ; ils peuvent provoquer une arthrite microcristalline en présence d'une calcification périarticulaire qui se délite et délivre des cristaux dans l'articulation.

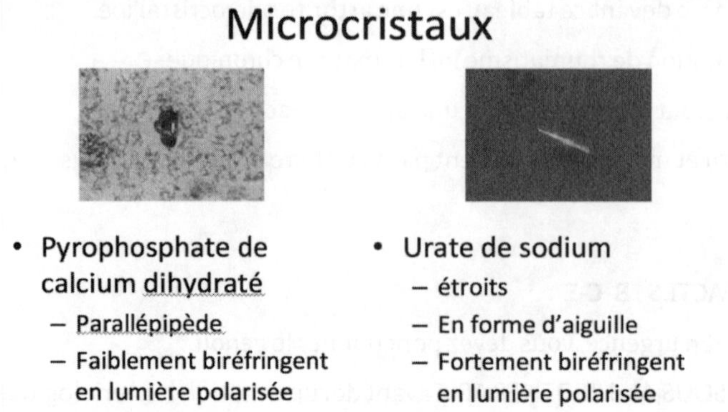

■ **Question 6** (5 points)
Réponses EXACTES : A-C-D-E

Commentaires Pincement fémoro-tibiale interne (la fibula est en externe). L'arthrose et la CCA sont très souvent associées.

■ **Question 7** (5 points)
Réponses EXACTES : B-C-D

Commentaires Les liserés de chondrocalcinose sont habituellement visibles sur les radiographies des genoux (interligne, ménisques), des poignets (ligament triangulaire du carpe) et du bassin (symphyse pubienne).

■ **Question 8** (5 points)
Réponses EXACTES : A-C-E

Commentaires Les causes de chondrocalcinose secondaire :
- hémochromatose ;
- hyperparathyroïdie avec hypercalcémie ;
- hypomagnésémie.

■ **Question 9** (10 points)
Réponses EXACTES : A-E

Commentaires Contre-indication à la Colchicine et aux AINS dans ce contexte : insuffisance rénale, patiente âgée diabétique.

L'infiltration de dérivés cortisonés permettra de traiter la poussée de chondrocalcinose (le liquide est stérile, il n'y a donc pas de CI).

La patiente a une carence en vitamine D (N > 30 ng/ml) qu'il faut donc supplémenter.

■ **Question 10** (5 points)
Réponses EXACTES : A-C-D

Commentaires Formule de la clairance de la créatinine : ((140-âge) x poids x facteur (F = 1,04 ; H = 1,23))/créatinine.

■ **Question 11** (10 points)
Réponse EXACTE : A

Commentaires Aucune indication à limiter la consommation de calcium.

Le traitement par allopurinol est un traitement hypo-uricémiant prescrit pour la prévention des poussées de goutte.

Il n'existe aucune indication des bisphosphonates dans la chondrocalcinose.

■ **Question 12** (5 points)
Réponses EXACTES : A-C

Commentaires Os de la main :

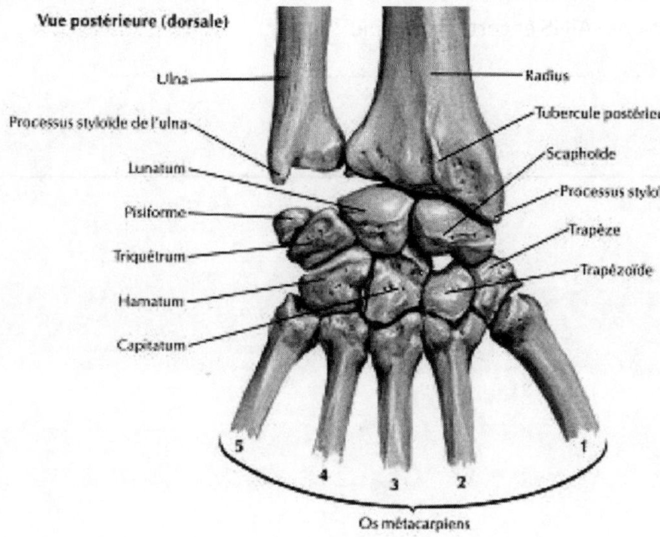

On peut voir un pincement ou une arthropathie (atteinte de l'articulation) radio-carpienne, médio-carpienne, ou carpo-métacarpienne selon le niveau de l'atteinte.

■ **Question 13** (5 points)
Réponse EXACTE : D

Commentaires Le pincement scapho-trapézien sans atteinte de l'articulation trapézo-métacarpienne (plus fréquente : aussi appelée rhizarthrose) évoque une chondrocalcinose. Il n'y a AUCUN pincement articulaire dans l'algodystrophie.

■ **Question 14** (10 points)
Réponses EXACTES : A-B-E

Commentaires Les douleurs antérieures de la patiente avec le signe du « cinéma » aussi appelé syndrome rotulien ou syndrome fémoro-patellaire font évoquer le diagnostic d'arthropathie fémoro-patellaire probablement d'origine arthrosique.

■ **Question 15** (5 points)

Réponses EXACTES : A-C-E

Commentaires Prescription de kinésithérapie avec renforcement du quadriceps ++.

Pas d'infitrations de dérivés cortisonés en première intention et sur un genou sec.

AINS toujours contre-indiqués !

ITEMS

N° 125 Arthrose

N° 194 Arthropathie microcristalline

N° 196 Douleur et épanchement articulaire. Arthrite d'évolution récente

N° 208 Hémogramme chez l'adulte et l'enfant : indications et interprétation

N° 326 Prescription et surveillance des classes de médicaments les plus courantes chez l'adulte et chez l'enfant. Connaître pour chacune les mécanismes d'action de classe et des produits individuels, les principes du bon usage, les critères de choix d'un médicament en première intention, les causes d'échec, les principaux effets indésirables et interactions : AINS et corticothérapie

ANTÉRIORITÉS

ECN 2008, dossier 2

Dossier 11

Ne pas se fier aux apparences !

Énoncé

Vous êtes rhumatologue libéral. M. P., 46 ans, consulte pour des cervicalgies apparues depuis deux mois.

1 **Quel(s) sont le(s) élément(s) en faveur d'une cervicalgie symptomatique ?**

a. Douleur soulagée au repos
b. Début progressif
c. Réveils nocturnes
d. Douleur à prédominance vespérale
e. Sueurs nocturnes

2 **Vous avez réalisé des radiographies du rachis. Le radiologue a fait réaliser une IRM du rachis cervical à la suite des résultats de ces radiographies.**

☛ *Voir photo dossier, p. V*

Parmi les propositions suivantes, quelle(s) est (sont) celle(s) faisant partie du bilan diagnostic réalisé aux urgences ?

a. La séquence IRM de gauche est pondérée en T1
b. Il existe une compression médullaire
c. La séquence IRM de droite est pondérée en saturation de graisse
d. Il y a une atteinte des corps vertébraux C2 et C3
e. La séquence IRM de gauche est injectée

3 **Quel(s) diagnostic(s) évoquez-vous ?**

a. Spondyloarthrite
b. Tumeur osseuse bénigne
c. Tumeur osseuse secondaire
d. Fracture vertébrale
e. Myélome

4 **Une de vos hypothèses est une tumeur osseuse secondaire. Parmi les propositions suivantes, quelle(s) est (sont) celle(s) faisant partie des cancers les plus ostéophiles ?**

a. Sein
b. Côlon
c. Mélanome
d. Thyroïde
e. Vessie

5 **Une de vos hypothèses est une tumeur osseuse secondaire. Parmi les propositions suivantes, quelle(s) est (sont) celle(s) faisant de votre bilan biologique ?**

a. Calcémie
b. CA 125
c. PSA
d. CA 15-3
e. NFS

6 **Une de vos hypothèses est une tumeur osseuse secondaire. Votre examen clinique retrouve un nodule testiculaire gauche. Parmi les propositions suivantes, quelle(s) est (sont) celle(s) faisant partie du bilan d'extension ?**

a. Scanner thoraco-abdomino-pelvien
b. Échographie testiculaire
c. Scintigraphie pulmonaire
d. Mammographie
e. Coroscanner

7 **Le nodule testiculaire est bénin. Le scanner thoraco-abdomino-pelvien retrouve des lésions hypodenses des ailes iliaques, de la 9e côte droite. Le patient bénéficie d'une prise en charge neurochirurgicale avec biopsies osseuses et stabilisation des lésions C2 et C3 par fixation occipito-cervicale. L'anatomopathologie des biopsies osseuses conclut à une dysplasie fibreuse. Parmi les propositions suivantes, quelle(s) est (sont) celle(s) vraie(s) au sujet de la dysplasie fibreuse ?**

a. C'est une tumeur maligne
b. Elle touche souvent le col fémoral
c. Les images sont « en verre dépoli » avec condensation périphérique
d. La scintigraphie montre des foyers d'hyperfixation
e. Elle peut s'associer à un retard pubertaire et des taches café-au-lait

8 **Vous instaurez un traitement par bisphosphonates pour traiter la dysplasie fibreuse osseuse. Parmi les propositions suivantes, quelle(s) est (sont) celle(s) faisant partie des effets indésirables des bisphosphonates ?**

a. Ostéonécrose de la mâchoire
b. Glaucome
c. Hyperphosphatémie
d. Hypocalcémie
e. Ulcère gastro-duodénal

9 **Deux mois après sa chirurgie du rachis, le patient se plaint d'une recrudescence de ses douleurs cervicales d'horaire inflammatoire avec irradiation paravertébrale droite. Parmi les propositions suivantes, quelle(s) est (sont) celle(s) faisant partie des diagnostics à évoquer ?**

a. Cervicarthrose
b. Infection du matériel
c. Syndrome cervical aigu
d. Récidive de dysplasie fibreuse
e. Spondylodiscite infectieuse

10 **Vous réalisez une IRM du rachis cervical.**

Voir photo dossier, p. V

Parmi les propositions suivantes, quelle(s) est (sont) celle(s) vraie(s) ?

a. La séquence IRM de droite est injectée
b. La séquence IRM de gauche est pondérée en T2
c. Il y a un abcès rétrovertébral
d. Les séquences IRM sont en faveur d'une spondylodiscite
e. Il n'y a pas de compression médullaire

11 **Les prélèvements bactériologiques reviennent positifs à *Staphylococcus aureus sensible à la méthicilline*. Vous instaurez une antibiothérapie. Quelle(s) est (sont) le(s) molécule(s) que vous pouvez utiliser pour traiter cette spondylodiscite ?**

a. Levofloxacine
b. Rifampicine
c. Oxacilline
d. Azithromycine
e. Amikacine

12 **Vous instaurez une biantibiothérapie associant rifampicine et lévofloxacine. Parmi les propositions suivantes, quelle(s) est (sont) vraie(s) sur la lévofloxacine ?**

a. Elle est bactériostatique
b. Elle agit sur le protéoglycane
c. Elle agit sur l'ADN gyrase
d. La biodisponibilité de la lévofloxacine *per os* est proche de 100 %
e. *E. coli* est naturellement résistant

13 **Parmi les propositions suivantes, quelle(s) est (sont) celle(s) faisant partie des effets indésirables de la lévofloxacine ?**

a. Hypertension artérielle
b. Tendinite
c. Élévation des transaminases
d. Anhidrose
e. Allongement du QT

14 **Vous instaurez une biantibiothérapie associant rifampicine et lévofloxacine. Parmi les propositions suivantes, quelle(s) est (sont) celle(s) vraie(s) au sujet des interactions médicamenteuses avec la rifampicine ?**

a. Diminution de l'efficacité des AVK
b. Augmentation de l'efficacité des statines
c. Augmentation de l'efficacité des contraceptifs œstroprogestatifs
d. Augmentation du métabolisme des hormones thyroïdiennes
e. Augmentation de l'efficacité des corticoïdes

15 **Vous mettez en place une immobilisation. Parmi les propositions suivantes, quelle(s) est (sont) celle(s) vraie(s) au sujet de l'immobilisation dans la spondylodiscite ?**

a. Prévention du pincement discal
b. Corset rigide
c. Effet antalgique
d. Reverticalisation plus rapide
e. Prévention des récidives de spondylodiscite

- **Question 1** (5 points)
  Réponses EXACTES : B-C-E

  Commentaires En résumé, des douleurs d'horaire inflammatoire avec une altération de l'état général et des sueurs nocturnes.

- **Question 2** (5 points)
  Réponses EXACTES : A-C-D

  Commentaires La séquence de gauche est pondérée en T1 et celle de droite en T1 saturée en graisse injecté. Les lésions touchent les corps vertébraux et les arcs postérieurs de C2 et C3 sans compression médullaire.

- **Question 3** (10 points)
  Réponses EXACTES : B-C-E

  Commentaires La spondyloarthrite donne des hypersignaux en STIR des enthèses notamment les coins des vertèbres. L'image n'est pas en faveur d'une fracture vertébrale.

- **Question 4** (5 points)
  Réponses EXACTES : A-D
  Réponses INDISPENSABLES : A-D

  Commentaires Le moyen mnémotechnique : PPRST (poumon, prostate, rein, sein et thyroïde).

- **Question 5** (5 points)
  Réponses EXACTES : A-C-E
  Réponse INDISPENSABLE : A

  Commentaires Le bilan phosphocalcique est systématique pour rechercher une hypercalcémie dans l'hypothèse d'une métastase. Les marqueurs CA 15-3 et CA 125 sont utilisés chez la femme à visée diagnostique.

- **Question 6** (5 points)
  Réponse EXACTE : A-B

  Commentaires Le scanner thoraco-abdomino-pelvien est un très bon examen pour rechercher le cancer primitif et d'autres métastases. Le TEP-scanner peut être également intéressant. Le coroscanner est utilisé pour étudier les coronaires, aucun intérêt ici.

- **Question 7** (10 points)
  Réponse : B-C-D

  Commentaires La dysplasie fibreuse est une affection bénigne, rare, congénitale et non héréditaire. Ce n'est pas une tumeur, mais elle est souvent classée dans la catégorie des tumeurs osseuses bénignes pour des raisons diagnostiques d'imagerie et le diagnostic différentiel anatomopathologique. Elle touche tous les os surtout les longs. La transformation maligne est très rare. Elle s'associe à une puberté précoce et des lésions cutanées « café-au-lait ».

- **Question 8** (5 points)
Réponses EXACTES : A-D

Commentaires Les bisphosphonates donnent une hypophosphatémie par inhibition de la résorption osseuse. Leur prise *per os* peut entraîner des œsophagites.

- **Question 9** (10 points)
Réponses EXACTES : B-E

Commentaires La présence de matériel doit faire évoquer l'hypothèse infectieuse. La dysplasie osseuse ne récidive pas après chirurgie.

- **Question 10** (5 points)
Réponses EXACTES : A-D-E

Commentaires La séquence IRM de gauche est pondérée en T1. La spondylodiscite touche le disque C6-C7. L'abcès est prévertébral.

- **Question 11** (10 points)
Réponses EXACTES : A-B-C

Commentaires L'antibiothérapie probabiliste doit cibler les germes les plus fréquents, donc les staphylocoques : soit pénicilline M-aminoside ou fluoroquinolone-rifampicine. L'amikacine cible plus les Gram négatifs. L'antibiothérapie dans les spondylodiscites évolue, mais reste encore débattue.

- **Question 12** (5 points)
Réponses EXACTES : C-D

Commentaires La lévofloxacine fait partie des fluoroquinolones. Elle est bactéricide et agit sur l'ADN gyrase et la topo-isomérase IV. E. coli est naturellement sensible. L'item 326 mentionne bien la connaissance des mécanismes d'action et l'item 319 la pharmacocinétique.

- **Question 13** (5 points)
Réponses EXACTES : B-C-E

Commentaires Il faut retenir les tendinopathies et l'allongement du QT. C'est un facteur de risque à Clostridium difficile. Elle peut donner des neuropathies, des convulsions et des troubles psychiatriques.

- **Question 14** (10 points)
Réponses EXACTES : A-D

Commentaires La rifampicine est un inducteur enzymatique. Les médicaments dont le principe actif va être inactivé par le métabolisme hépatique vont avoir une efficacité diminuée.

- **Question 15** (5 points)
Réponses EXACTES : B-C-D

Commentaires L'immobilisation par un corset rigide est utile en début de traitement pour l'effet antalgique et la reverticalisation en diminuant les pressions sur le rachis. Elle préviendrait l'angulation en cyphose. Seule une antibiothérapie rapide peut limiter le pincement discal.

ITEMS

N° 92	Rachialgie
N° 153	Infections ostéo-articulaires (IOA) de l'enfant et de l'adulte
N° 304	Tumeurs des os primitives et secondaires
N° 319	La décision thérapeutique personnalisée
N° 326	Prescription et surveillance des classes de médicaments les plus courantes chez l'adulte et chez l'enfant. Anti-infectieux

RECOMMANDATIONS ET CONFÉRENCE DE CONSENSUS

HAS juillet 2012 – Dysplasie fibreuse des os et syndrome de McCune-Albright – Protocole national de diagnostic et de soins pour les maladies rares

ANTÉRIORITÉ

Aucun dossier aux ECN

Dossier 12 Des brûlures urinaires qui se compliquent

Énoncé

Un patient de 21 ans vient vous voir en consultation pour des douleurs du genou gauche et de la cheville droite. Il n'a pas d'antécédent et ne prend aucun traitement. Ces douleurs ont commencé il y a 3 jours, sans facteur déclenchant évident. Cependant il vous rapporte à l'interrogatoire un épisode d'écoulement urétral il y a 2 mois spontanément résolutif et il y a une semaine, d'importantes douleurs oculaires avec rougeur, qui ont cédé en quelques jours après sans traitement. L'examen clinique révèle une tuméfaction inflammatoire et douloureuse du genou gauche et de la cheville droite. Il n'y a pas d'adénopathie, pas de fièvre et vous ne retrouvez pas de souffle cardiaque. Le toucher rectal est normal.

1 Comment décrivez-vous ce tableau clinique ?

a. Polyarthralgie bilatérale et symétrique
b. Polyarthrite bilatérale et asymétrique
c. Polyarthrite bilatérale et asymétrique
d. Oligoarthropathie bilatérale et asymétrique
e. Oligoarthrite bilatérale et asymétrique

2 Quel(s) diagnostic(s) évoquez-vous en 1re intention ?

a. Syndrome de Fiessinger Leroy Reiter
b. Arthrite réactionnelle
c. Arthrite septique
d. Polyarthrite rhumatoïde
e. Arthrite microcristalline

3 Quel(s) est (sont) le(s) germe(s) impliqué(s) dans l'arthrite réactionnelle ?

a. Salmonella
b. Escherichia Coli
c. Staphylocoque aureus
d. *Chlamydia trachomatis*
e. Gonocoque

4 **Comment appelle-t-on l'atteinte ophtalmologique dont a souffert le patient ?**

a. Uvéite antérieure
b. Uvéite postérieure
c. Kératite
d. Conjonctivite septique
e. Conjonctivite amicrobienne

5 **Quel(s) examen(s) complémentaire(s) demandez-vous dans ce contexte ?**

a. Ponction articulaire
b. PCR chlamydia sanguine
c. Hémocultures
d. Facteur rhumatoïde
e. Sérologies VIH

6 **Vous ponctionnez le genou du patient. Quelle(s) est (sont) la (les) voie(s) d'abord utilisée(s) en pratique quotidienne pour réaliser une ponction articulaire du genou ?**

a. Postérieure
b. Interne
c. Antérieure
d. Externe
e. Inférieure

7 **Quel(s) examen(s) est (sont) indispensable(s) avant de pratiquer ce geste ?**

a. Aucun
b. Hémostase
c. CRP
d. NFS
e. Créatinine

8 **Quel(s) est (sont) le(s) résultat(s) du liquide articulaire compatible(s) avec ce tableau ?**

a. 500 éléments par mm^3
b. 10 000 éléments par mm^3
c. Culture positive *Chlamydia trachomatis*
d. Culture positive à gonocoque
e. Liquide stérile

9 **Le résultat de la ponction donne : 3 000 éléments par mm^3, 65 % PNN, examen direct et culture négative, pas de microcristaux. Vous confirmez votre diagnostic. Quel bilan radiographique proposez-vous chez ce patient ?**

a. Genoux D et G F + P en charge
b. Bassin
c. Cheville D et G F + P
d. Genoux D et G F + P en décharge
e. Thorax F + P

10 **Quel(s) traitement(s) pouvez-vous proposer ?**

a. AINS
b. Corticothérapie 1 mg/kg
c. Double antibiothérapie par voie intraveineuse active contre chlamydia et gonocoque
d. Antalgiques
e. Infiltration de dérivés cortisonés

11 **Quel(s) est (sont) le(s) traitement(s) à associer de manière systématique à votre prise en charge ?**

a. IPP
b. Supplémentation vitamino-calcique
c. Supplémentation potassique
d. Antibiothérapie préventive
e. Aucun

12 **Le patient revient vous voir 2 mois plus tard avec un épanchement du genou gauche sans facteur déclenchant retrouvé depuis 24 heures, il a eu une fébricule à 38 °C la veille au domicile. Quel(s) signe(s) clinique(s) vous a (ont) fait suspecter un épanchement du genou ?**

a. Signe du rabot
b. Signe de Homans
c. Signe du flot
d. Choc rotulien
e. Signe du ressaut

13 **Quelle est votre prise en charge ?**

a. Ponction articulaire
b. Antibiothérapie probabiliste à bonne diffusion osseuse
c. Ponction articulaire et infiltration de dérivés cortisonés dans le même temps
d. AINS
e. Antalgiques

14 **En réinterrogeant le patient, celui-ci vous rapporte des épisodes de rachialgie et de fessalgie bilatérale prédominants la nuit et qui s'améliore 1 à 2 heures après le lever depuis 6 mois. Que vous évoquent ces nouvelles informations ?**

a. Récidive d'une arthrite réactionnelle
b. Évolution vers une spondyloarthropathie axiale et périphérique
c. Évolution vers une spondyloarthropathie périphérique
d. Arthrite septique iatrogène secondaire à l'infiltration de dérivés cortisonés
e. Arthrite septique à *Chlamydia trachomatis*

15 **Vous faites une IRM du bassin à votre patient.**

Voir photo dossier, p. XX et p. XXI

Quelle(s) est (sont) la (les) réponse(s) exacte(s)

a. Hyposignal T1, hypersignal STIR des articulations sacro-iliaques
b. Sacro-iliite inflammatoire
c. Sacro-iliite bilatérale prédominante à droite
d. Sacro-iliite bilatérale prédominante à gauche
e. Sacro-iliite droite prédominante sur la berge iliaque

Corrigés

- **Question 1** (5 points)
Réponses EXACTES : E

Commentaires
  - Mono : 1 articulation ;
  - oligo : 2 articulations ;
  - poly : ≥ 3 articulations ;
  - il est important de bien différencier les tableaux d'arthralgie : douleur articulaire et les tableaux d'arthrites lorsqu'il y a un gonflement articulaire.

- **Question 2** (10 points)
Réponses EXACTES : A-B

Commentaires Le tableau clinique évoque une arthrite réactionnelle. Présence d'un tableau d'oligoarthrite survenant quelques semaines après un épisode infectieux ; dans ce cas un tableau qui fait évoquer un épisode d'urétrite.

L'atteinte ophtalmologique (cf. question 4) associée à une urétrite et une arthrite font suspecter le syndrome de Fiessinger Leroy Reiter.

- **Question 3** (5 points)
Réponses EXACTES : A-D

Commentaires Commentaire : Les arthrites réactionnelles sont secondaires à des infections :
  - génitales : chlamydia trachomatis le plus souvent ;
  - digestives : Salmonella, Shigella, Campylobacter ;
  - pulmonaires : chlamydia pneumoniae.

Le gonocoque ne donne pas d'arthrite réactionnelle, mais il peut donner des arthrites septiques à gonocoque.

Attention la prise en charge est COMPLÈTEMENT différente.

- **Question 4** (5 points)
Réponses EXACTES : E

Commentaires Commentaire : L'atteinte oculaire évoque une conjonctivite amicrobienne, 3e élément du syndrome de Fiessinger Leroy Reiter.

L'uvéite antérieure associée souvent aux spondylarthropathies est peu probable dans ce cas, car pas de baisse de l'acuité visuelle et résolution spontanée de l'épisode en quelques jours.

- **Question 5** (10 points)
Réponses EXACTES : A-E

Commentaires Commentaire : Toute articulation gonflée doit TOUJOURS être ponctionnée. La PCR chlamydia se fait sur le 1er d'urines. N'oubliez pas le bilan IST.

- **Question 6** (5 points)
Réponse EXACTE : D

- **Question 7** (5 points)
Réponse EXACTE : C

Commentaires Aucun bilan n'est nécessaire avant de ponctionner un genou.

En dehors d'un INR pour un patient sous AVK ce qui n'est pas le cas ici.

■ **Question 8** (5 points)
Réponses EXACTES : B-E

Commentaires Liquide mécanique : < 1 000 éléments. Liquide inflammatoire : > 2 000 éléments ce qui est attendu dans ce cas. Une arthrite réactionnelle est une arthrite stérile, la culture du liquide articulaire sera donc NÉGATIVE.

■ **Question 9** (5 points)
Réponses EXACTES : A-C

Commentaires Indication à faire des radiographies des articulations douloureuses et/ou gonflées bilatérales et comparatives. Les radiographies des membres inférieurs se font toujours en charge.

■ **Question 10** (10 points)
Réponses EXACTES : A-D-E

Commentaires L'arthrite réactionnelle fait partie du groupe des spondylarthropathies et se traite de la même façon qu'une spondylarthropathie débutante.

Il ne s'agit PAS d'une arthrite septique et un traitement antibiotique n'est pas indiqué.

Étant donné que la culture du liquide articulaire du genou est stérile, il n'y a aucune contre-indication à réaliser une infiltration de dérivés cortisonés.

N'oubliez pas les mesures classiques avec les antalgiques.

■ **Question 11** (5 points)
Réponse EXACTE : E

Commentaires Les IPP ne sont pas prescrits de manière systématique en association aux AINS sauf dans les situations suivantes :

- > 65 ans ;
- antécédent d'ulcère gastro duodénaux ;
- association à un antiagrégant plaquettaire ou corticoïdes ou anticoagulant (tout en rappelant que ces associations sont déconseillées).

Il n'y a aucune indication prescrire d'autres traitements associés.

■ **Question 12** (5 points)
Réponses EXACTES : C-D

Commentaires Signe du rabot : évoque une arthropathie fémoro-patellaire.

Signe de Homans : évoque une phlébite.

Le signe du flot et le choc rotulien évoquent un épanchement.

Le signe du ressaut n'existe pas, à ne pas confondre avec le doigt à ressaut due à une anomalie au niveau de la poulie des fléchisseurs du doigt.

■ **Question 13** (10 points)
Réponse EXACTE : A-E

Commentaires Toute monoarthrite est une arthrite septique jusqu'à preuve du contraire. Il faut ponctionner le genou, mais la mise sous AINS et l'infiltration de corticoïdes sont contre indiqués jusqu'à élimination de l'arthrite septique.

Pas d'indication à commencer un traitement antibiotique avant la confirmation de l'arthrite septique sauf dans 2 cas :

- sepsis sévère ;
- endocardite infectieuse.

Question 14 (5 points)
Réponse EXACTE : C

Commentaires L'hypothèse la plus probable est l'évolution vers une spondylarthropathie axiale et périphérique.

Environ 25 % des arthrites réactionnelles évoluent vers une spondylarthropathie. Le risque est augmenté en présence du HLA B 27.

Question 15 (10 points)
Réponses EXACTES : A-B-C

Commentaires IRM STIR (à gauche) T1 (à droite) avec présence d'un œdème des sacro-iliaques témoignant d'une sacro iliite inflammatoire.

Atteinte prédominante à droite (attention le côté est inversé sur les examens d'imagerie : radiographies, scanner, IRM).

À droite l'atteinte est largement prédominante sur la berge sacrée.

ITEMS

N° 92 Rachialgie
N° 193 Spondylarthrite inflammatoire
N° 196 Douleur et épanchement articulaire. Arthrite d'évolution récente

RECOMMANDATIONS ET CONFÉRENCE DE CONSENSUS

Recommandations de bonne pratique : les antisécrétoires gastriques chez l'adulte. AFSSAPS 2009
Recommandations de la Société française de rhumatologie (SFR) pour la prise en charge en pratique courante des malades atteints de spondyloarthrite 2013

ANTÉRIORITÉ

ECN 2010 Dossier n° 6

Dossier 13 *Des fourmis dans la jambe*

Énoncé

Monsieur F., 42 ans, technicien de maintenance, se plaint depuis un mois d'une douleur du rachis lombaire associé à une douleur du membre inférieur gauche dont le trajet part de la fesse gauche, irradie à la face postéro-externe de la cuisse puis à la face postérieure de la jambe jusqu'à la cheville, puis se termine sous le talon gauche. Il est actuellement en arrêt de travail depuis 2 semaines, car les douleurs sont trop intenses dès la mise en charge ; au repos il est partiellement soulagé, mais uniquement grâce au Tramadol que lui a prescrit son médecin traitant.

1 Quelle(s) est (sont) la (les) complication(s) à rechercher en urgence ?

a. Compression médullaire
b. Syndrome de la queue de cheval
c. Abolition des ROT
d. Signes de conflit disco-radiculaire
e. Déficit moteur

2 À ce stade dans quel(s) cas doit-on proposer une prise en charge chirurgicale en urgence ?

a. Syndrome de la queue de cheval
b. Lombo-radiculalgie hyperalgique
c. Déficit moteur < 3/5
d. Déficit moteur < 4/5
e. Déficit sensitif

3 Quel(s) est (sont) le(s) signe(s) clinique(s) évocateur(s) d'un conflit disco-radiculaire ?

a. Syndrome rachidien
b. Signe de la sonnette
c. Discopathie MODIC 1
d. Impulsivité à la toux
e. Schöber < 10+3 cm

4 Le trajet décrit par le patient évoque une radiculalgie :

a. L3
b. L4
c. L5
d. S1
e. On ne peut pas connaître la racine atteinte

5 **Quel(s) réflexe(s) peut (peuvent) être aboli(s) en cas de lombo-radiculalgie L4 ?**

a. Rotulien
b. Achilléen
c. Aucun
d. Rotulien et achilléen
e. On ne peut pas savoir

6 **Quel(s) réflexe(s) peut (peuvent) être aboli(s) en cas de lombo-radiculalgie L5 ?**

a. Rotulien
b. Achilléen
c. Aucun
d. Rotulien et achilléen
e. On ne peut pas savoir

7 **Quel(s) réflexe(s) peut (peuvent) être aboli(s) en cas de lombo-radiculalgie S1 ?**

a. Rotulien
b. Achilléen
c. Aucun
d. Rotulien et achilléen
e. On ne peut pas savoir

8 **En cas de radiculalgie L5 vous rechercherez un déficit moteur en testant :**

a. La marche sur les talons
b. La marche sur les pointes
c. La force motrice du releveur de l'hallux
d. La force motrice des péroniers latéraux
e. La force motrice du tibial postérieur

9 **Quel(s) examen(s) complémentaire(s) demandez-vous ?**

a. Radiographies du rachis lombaire F + P
b. Scanner du rachis lombaire
c. CRP
d. NFS plaquettes
e. Aucun

10 **Dans quel(s) cas prescrivez-vous une radiographie du rachis ?**

a. 1er épisode de lombo-radiculalgie à plus de 50 ans
b. 1er épisode de lombo-radiculalgie à moins de 50 ans
c. Fièvre
d. Présence d'un facteur déclenchant
e. Douleur évoluant depuis plus de 4 semaines

11 **Quel(s) traitement(s) proposez-vous en 1re intention ?**

a. AINS
b. Corticothérapie par voie orale
c. Infiltration épidurale
d. Traitement chirurgical
e. Myorelaxants

12 **Si vous aviez retrouvé à l'examen clinique de votre patient un déficit moteur coté à 3/5 du jambier antérieur. Quelle aurait été votre prise en charge ?**

a. Avis chirurgical en urgence
b. IRM rachis en urgence
c. EMG en urgence
d. Repos au lit strict
e. Infiltration épidurale en urgence

13 **Un mois après, le patient revient vous voir en consultation, car malgré votre traitement qu'il a correctement pris, la douleur est toujours aussi intense et l'empêche de reprendre ces activités professionnelles. Vous proposez de réaliser une infiltration épidurale étant donné l'échec de la 1re ligne de traitement médical. Quel bilan doit être fait avant ce geste ?**

a. Créatinine
b. CRP
c. NFS, plaquette
d. TP
e. Glycémie à jeun

14 **Quel(s) traitement(s) pris par le patient contre-indiquerait une infiltration épidurale ?**

a. AINS
b. Aspirine à dose antiagrégante
c. Plavix
d. AVK avec INR entre 2 et 3
e. Antidiabétiques oraux

15 **Quel(s) est (sont) le(s) principe(s) de la prise en charge en kinésithérapie que vous prescrivez à votre patient ?**

a. Travail de l'ampliation thoracique
b. Renforcement musculaire de la sangle abdominale
c. Renforcement musculaire des paravertébraux
d. Ergonomie rachidienne
e. Entretien des amplitudes articulaires

Corrigés

■ **Question 1** (10 points)
Réponses EXACTES : B-E

Commentaires Dans un cas de lombo-radiculalgie, en urgence vous devez rechercher les signes de gravité pouvant nécessiter une prise en charge chirurgicale en urgences : le déficit moteur, le syndrome de la queue de cheval, la compression médullaire.

La topographie du patient fait évoquer une atteinte radiculaire S1. Le cône terminal se termine au niveau L1, la compression aux étages lombaires en dessous de L1 peut donner un syndrome de la queue de cheval, mais pas une compression médullaire.

La recherche de signes évocateurs de conflit disco-radiculaire ou l'abolition des ROT seront une aide diagnostique et topographique, mais ils ne font pas partie des signes de gravité à rechercher en urgence.

■ **Question 2** (5 points)
Réponses EXACTES : A-C

Commentaires Les indications chirurgicales en urgence sont le déficit moteur < 3/5 et le syndrome de la queue de cheval (ou la compression médullaire au-dessus de L1).

■ **Question 3** (5 points)
Réponses EXACTES : B-D

Commentaires Les signes de conflit disco-radiculaire sont :

- signe de la sonnette : douleur radiculaire à la palpation du rachis ;
- impulsivité à la toux ou à l'effort de la douleur radiculaire ;
- signe de Lasègue et signe de Lasègue controlatéral.

La classification MODIC est une classification IRM des discopathies dégénératives.

Le syndrome rachidien ou raideur du rachis ne font pas partie des signes de conflit disco-radiculaire.

■ **Question 4** (5 points)
Réponse EXACTE : D

Topographie de l'atteinte radiculaire

Racine	Topographie de la douleur	Déficit moteur	ROT atteint	Test
C5	Moignon de l'épaule	Deltoïde	Bicipital	Abduction du bras
C6	Cou, épaule, face externe du bras et de l'avant-bras	Biceps et long supinateur	Stylo-radial	Flexion avant bras sur le bras
C7	Cou, face postérieure du bras et de l'avant-bras, médius et index	Extenseurs du coude, du poignet et des doigts	Tricipital	Extension avant bras sur le bras, poignet, doigts
C8-D1	Cou, bord interne du bras, de l'avant-bras, de la main, et des deux derniers doigts	Muscles intrinsèques de la main fléchisseurs	Cubito-pronateur	Abduction et adduction des doigts flexion des doigts
L4	Fesse, face antérieure de la cuisse et antéro-interne de la jambe	Quadriceps et jambier antérieur	Rotulien	Extension jambe sur cuisse, flexion dorsale pied

Racine	Topographie de la douleur	Déficit moteur	ROT atteint	Test
L5	Fesse, face externe de la cuisse et de la jambe, dos du pied	Péroniers latéraux, extenseurs des orteils	Aucune	Éversion du pied extension des orteils
S1	Fesse, face postérieure de la cuisse et de la jambe, plante du pied, 5e orteil	Triceps, fléchisseurs des orteils	Achilléen	Flexion plantaire du pied, flexion des orteils

- **Question 5** (5 points)
  Réponse EXACTE : A

Commentaires Cf. commentaire question précédente.

- **Question 6** (5 points)
  Réponse EXACTE : C

Commentaires Cf. commentaire question 4.

- **Question 7** (5 points)
  Réponse EXACTE : B

Commentaires cf. commentaire question 4.

- **Question 8** (10 points)
  Réponses EXACTES : A-C-D

Commentaires La racine L5 se teste par la marche sur les talons (extenseurs de l'hallux et des orteils), ce test permet également l'évaluation du jambier antérieur (innervé par la racine L4). Les péroniers latéraux sont également innervés par la racine L5.

Le triceps sural, tibial postérieur, fléchisseurs des orteils sont innervés par la racine S1 et le test global consiste à faire marcher sur les pointes de pieds.

- **Question 9** (5 points)
  Réponse EXACTE : E

Commentaires Aucun. Pas d'imagerie dans les 7 premières semaines d'évolution sauf : suspicion de lombo-radiculalgie symptomatique. (Recommandation HAS : lombo-radiculalgie aiguë 2 000)

- **Question 10** (10 points)
  Réponses EXACTES : A-C

Commentaires Suspicion de lombo-radiculalgie symptomatique (origine tumorale, infectieuse, inflammatoire) devant :

- antécédent de cancer ;
- 1er épisode après 50 ans ;
- fièvre ;
- AEG.

Ou durée d'évolution > 7 semaines malgré un traitement médical bien conduit.

- **Question 11** (5 points)

Réponses EXACTES : A-E

Commentaires Pas d'infiltration dans le traitement de première intention d'une lombosciatique aiguë.

- **Question 12** (10 points)

Réponses EXACTES : A-B

Commentaires La découverte d'un déficit moteur doit faire réaliser en urgence une imagerie permettant de rechercher une cause : compression radiculaire ? hernie discale ? kyste foraminal ? et un avis chirurgical. L'EMG n'a aucun intérêt dans ce contexte. L'infiltration épidurale n'a en aucun cas sa place à la phase aiguë d'une radiculalgie avec un déficit moteur.

- **Question 13** (5 points)

Réponses EXACTES : B-C-D

Commentaires Il est nécessaire de réaliser un bilan d'hémostase et de s'assurer de l'absence de syndrome inflammatoire avant de réaliser une infiltration épidurale.

- **Question 14** (10 points)

Réponses EXACTES : C-D

Commentaires Recommandation HAS : antiagrégants plaquettaires : prise en compte des risques thrombotiques et hémorragiques pour les gestes percutanés chez le coronarien 2013.

- **Question 15** (5 points)

Réponses EXACTES : B-C-D

Commentaires Le travail de l'ampliation thoracique est nécessaire pour les patients ayant une réduction du volume de la cage thoracique par exemple pour les patients avec une spondyloarthrite avec atteinte du rachis thoracique ou des articulations chondrocostales ou costo-vertébrales.

ITEMS

N° 132 Thérapeutiques antalgiques, médicamenteuses et non médicamenteuses
N° 91 Compression médullaire non traumatique et syndrome de la queue de cheval
N° 92 Rachialgie
N° 93 Radiculalgie et syndrome canalaire

RECOMMANDATIONS ET CONFÉRENCES DE CONSENSUS

Prise en charge diagnostique de thérapeutique des lombalgies et lombosciatiques communes de moins de trois mois d'évolution. HAS 2 000

Antiagrégants plaquettaires : prise en compte des risques thrombotiques et hémorragiques pour les gestes percutanés chez le coronarien HAS 2013

ANTÉRIORITÉS

ECN 2006, dossier 6
ECN 2011, dossier 5

Dossier 14 *Histoire de racines*

Énoncé

Vous recevez en consultation, Mme R., âgée de 74 ans, qui se plaint de douleurs des épaules et de la racine des cuisses depuis environ 3 semaines, associée à une grande asthénie. Elle a pour principaux antécédents une hypertension artérielle traitée par inhibiteurs calciques, une cataracte bilatérale opérée et une coxarthrose gauche.

1 **Que recherchez-vous à l'interrogatoire pour déterminer si la douleur est inflammatoire ?**

a. Un gonflement des hanches
b. Des réveils nocturnes en 1re partie de nuit
c. Des réveils nocturnes en 2e partie de nuit
d. Un dérouillage matinal
e. Une aggravation à la mobilisation

2 **Les douleurs sont d'horaire inflammatoire. Quelle est votre hypothèse diagnostique principale ?**

a. Polyarthrite rhumatoïde
b. Chondrocalcinose articulaire
c. Pseudopolyarthrite rhizomélique
d. Maladie de Horton
e. Arthrose diffuse

3 **Quel(s) résultat(s) biologique(s) vous orienterai(en)t vers cette hypothèse ?**

a. Pic à l'électrophorèse des protéines
b. CRP élevée
c. Cytolyse
d. Cholestase
e. Hémolyse

4 **Vous réalisez des radiographies des épaules.**

Voir photo dossier, p. XXV

Que voyez-vous sur ces clichés ?

a. Une omarthrose centrée
b. Une omarthrose excentrée
c. Une diminution de l'espace sous-acromial
d. Une calcification à l'insertion de l'infra-épineux
e. Aucune anomalie

5 **Vous faites finalement le diagnostic de pseudo-polyarthrite rhizomélique. Que recherchez-vous à l'interrogatoire pour chercher une maladie de Horton associée ?**

a. Claudication des membres inférieurs
b. Hypoesthésie du cuir chevelu
c. Hyperesthésie du cuir chevelu
d. Céphalées
e. Une baisse d'acuité visuelle indolore

6 **Si votre patiente se plaignait de céphalées, quel examen prescririez-vous ?**

a. IRM cérébrale
b. Angioscanner cérébral
c. Écho-Doppler des TSA
d. Biopsie de l'artère temporale
e. Radiographie des sinus

7 **Votre patient n'a aucun signe de maladie de Horton. Vous proposez de commencer une corticothérapie. Quelles en sont les modalités ?**

a. Prednisone 5 mg par jour PO
b. Prednisone 20 mg par jour PO
c. Prednisone 1 mg/kg par jour PO
d. Solu-Médrol 1 mg/kg bolus IV
e. Solu-Médrol 1 gr en bolus IV

8 **Quand pouvez-vous commencer la décroissance de la corticothérapie ?**

a. À 1 mois
b. À 3 mois
c. À 6 mois
d. À la disparition du syndrome inflammatoire biologique
e. À la disparition des douleurs

9 **Quelle(s) est (sont) la (les) règle(s) diététique(s) à associer à la corticothérapie ?**

a. Régime hypoglucidique
b. Régime hyposodé
c. Régime hyperprotéiné
d. Régime pauvre en potassium
e. Régime sans gluten

10 **Quelle(s) proposition(s) est (sont) exacte(s) concernant la prévention de l'ostéoporose cortisonique ?**

a. Elle ne concerne que les patients ayant plus de 7,5 mg/jour de corticoïdes
b. Elle ne concerne que les patients ayant plus de 3 mois de corticoïdes
c. Elle ne concerne que les femmes ménopausées
d. Elle ne concerne que les moins de 50 ans
e. Elle ne concerne que les patients ayant un Tscore < -1,5 DS

11 **Votre patiente vous apporte les résultats suivants : densitométrie osseuse T-score -0,2 au rachis lombaire et -1 au col fémoral. Calcium 2,44 mmol/l, albumine 38 g/dl, phosphore 1,03 mmol.l, 25 OH vitamine D 12 ng/ml. Ses apports calciques sont évalués à 600 mg par jour. Que souhaitez-vous prescrire ?**

a. Supplémentation en vitamine D
b. Supplémentation calcique
c. Supplémentation en phosphore
d. Bisphosphonates
e. Aucun traitement

12 **La patiente a une clairance à 45 ml/min. Quelle est votre attitude concernant la corticothérapie ?**

a. Elle est contre indiquée
b. La posologie doit être adaptée en fonction de la clairance
c. Pas d'adaptation à prévoir
d. Corticothérapie possible sous réserve d'une hyperhydratation
e. Corticothérapie possible sous réserve d'une surveillance de la créatinine toutes les 48 heures

13 **3 mois plus tard, les douleurs des épaules et des cuisses ont disparu et la CRP est à 3 mg/l. En revanche, elle se plaint depuis 1 semaine d'une douleur inguinale gauche. Quelle(s) anomalie(s) de l'examen clinique seraient en faveur d'une origine coxo-fémorale à la douleur ?**

a. Une limitation de la rotation interne de hanche
b. Une boiterie d'esquive
c. Un Lasègue positif
d. Une douleur à la palpation du grand trochanter
e. Une manœuvre du trépied positive

14 **Elle vient avec ces imageries.**

☛ *Voir photo dossier, p. XXV et p. XXVI*

Quel est votre diagnostic ?

a. Coxarthrose
b. Fracture du cotyle
c. Fracture fémorale
d. Tendinopathie calcifiante du moyen fessier
e. Ostéonécrose aseptique de la tête fémorale

15 **Ce diagnostic remet-il en question votre diagnostic initial ?**

a. Oui, c'était la cause des douleurs initiale
b. Oui, les deux diagnostics sont incompatibles
c. Non, les deux diagnostics ont une étiologie commune
d. Non, c'est une complication du premier diagnostic
e. Non, c'est une complication des corticoïdes

- **Question 1** (5 points)
Réponses EXACTES : C-D

Commentaires Les douleurs inflammatoires sont aggravées au repos et donc surviennent en 2e partie de nuit et le matin, avec des réveils nocturnes et un dérouillage matinal.

- **Question 2** (5 points)
Réponse EXACTE : C

Commentaires Des douleurs des ceintures pelviennes et scapulaires d'horaire inflammatoire chez un sujet de 74 ans sont un tableau typique de pseudo-polyarthrite rhizomélique.

- **Question 3** (10 points)
Réponses EXACTES : B-D

Commentaires Les signes biologiques de PPR sont un syndrome inflammatoire biologique (VS et CRP élevées) et une cholestase anictérique.

- **Question 4** (5 points)
Réponse EXACTE : E

Commentaires Ces radiographies sont normales, ce qui est compatible avec le diagnostic de PPR.

- **Question 5** (10 points)
Réponses EXACTES : C-D-E

Commentaires La maladie de Horton donne classiquement des céphalées, une hyperesthésie du cuir chevelu, une claudication de la mâchoire, une toux sèche et des signes visuels notamment baisse d'acuité visuelle brutale et indolore.

- **Question 6** (5 points)
Réponse EXACTE : D

Commentaires Si, devant un tableau clinique de PPR, il existe des céphalées, alors il faut rechercher en premier lieu une maladie de Horton associée par une biopsie de l'artère temporale.

- **Question 7** (10 points)
Réponse EXACTE : B

Commentaires Pour la PPR une dose de 15 à 20 mg est généralement prescrite selon le poids et la sévérité des symptômes. Les plus fortes doses sont prescrites pour la maladie de Horton.

- **Question 8** (5 points)
Réponse EXACTE : D

Commentaires La dose d'attaque initiale est maintenue jusqu'à normalisation de la CRP, puis une décroissance progressive est débutée.

- **Question 9** (5 points)
Réponses EXACTES : A-B-C

Commentaires Le régime doit être hypoglucidique pour éviter le diabète cortico-induit, hyposodé pour éviter la rétention hydrosodée et hyperprotéiné pour éviter la myopathie cortisonique.

Corrigés

■ **Question 10** (5 points)
Réponse EXACTE : B

Commentaires La prévention de l'ostéoporose cortisonique concerne les patients à ayant eu ou prévu pour avoir 3 mois minimums de corticothérapie, quel que soit leur âge, sexe, statut ménopausique, Tscore etc. Parmi eux, la prescription d'un traitement antiostéoporotique type bisphosphonates se fait selon des critères précis d'après les recommandations 2014.

■ **Question 11** (10 points)
Réponses EXACTES : A-B-D

Commentaires Les apports calciques alimentaires sont insuffisants : on prescrit une supplémentation calcique. Le dosage de la 25 OHvitamineD montre une carence : on prescrit une supplémentation vitaminique. La patiente va avoir plus de 3 mois de corticoïdes et a plus de 70 ans : on prescrit des bisphosphonates.

■ **Question 12** (5 points)
Réponse EXACTE : C

Commentaires Les corticoïdes ne nécessitent pas d'adaptation de posologie à la fonction rénale.

■ **Question 13** (5 points)
Réponses EXACTES : A-B

Commentaires En cas de douleur coxofémorale toutes les mobilités de hanche peuvent être limitées et/ou douloureuses, et les douleurs de hanche peuvent entraîner une boiterie d'esquive.

■ **Question 14** (10 points)
Réponse EXACTE : E

Commentaires Il s'agit d'une image typique d'ostéonécrose aseptique de la tête fémorale.

■ **Question 15** (5 points)
Réponse EXACTE : E

Commentaires L'ostéonécrose aseptique est une complication osseuse possible de la corticothérapie. Elle n'est pas en lien direct avec la PPR.

ITEMS

N° 124 Ostéopathies fragilisantes
N° 132 Thérapeutiques antalgiques, médicamenteuses et non médicamenteuses
N° 181 Réaction inflammatoire : aspects biologiques et cliniques. Conduite à tenir
N° 191 Artérite à cellules géantes
N° 196 Douleur et épanchement articulaire. Arthrite d'évolution récente
N° 318 Principe du bon usage du médicament et des thérapeutiques non médicamenteuses
N° 357 Lésions péri-articulaires et ligamentaires du genou, de la cheville et de l'épaule

RECOMMANDATIONS ET CONFÉRENCE DE CONSENSUS

Actualisation 2014 des recommandations sur la prévention et la prise en charge de l'ostéoporose cortisonique, GRIO

ANTÉRIORITÉ

Aucune

Dossier 15 *Des tendinopathies bien étranges !*

Énoncé

Vous êtes rhumatologue libéral. Vous recevez M. P., un homme âgé de 73 ans, consultant pour des douleurs des épaules. Un de ses amis souffre de tendinopathie du supra-épineux et il pense avoir la même pathologie.

1 **Parmi les propositions suivantes, quelle(s) est (sont) celle(s) faisant partie des manœuvres de conflit sous-acromial ?**

a. Manœuvre de Neer
b. Manœuvre de Gerber
c. Manœuvre du Palm-up
d. Manœuvre de Yocum
e. Manœuvre de Hawkins

2 **Parmi les propositions suivantes, quelle(s) est (sont) celle(s) faisant partie des manœuvres positives pour une tendinopathie du supra-épineux ?**

a. Manœuvre de Patte
b. Manœuvre de Jobe
c. Manœuvre d'Adson
d. Manœuvre du Belly Press
e. Manœuvre de Roos

3 **À l'interrogatoire, vous retrouvez des douleurs des épaules d'horaire inflammatoires évoluant depuis 2 mois associées à une altération de l'état général. Quel(s) diagnostic(s) évoquez-vous ?**

a. Spondyloarthrite périphérique articulaire
b. Polyarthrite œdémateuse du sujet âgé
c. Maladie de Horton
d. Chondrocalcinose
e. Maladie de Takayasu

4 **Vous évoquez le diagnostic de maladie de Horton. Parmi les propositions suivantes, quelle(s) est (sont) celle(s) vraie(s) au sujet des douleurs d'épaule dans la maladie de Horton ?**

a. Elles sont appelées syndrome clinique de pseudo-polyarthrite rhizomélique
b. Elles sont bilatérales et le plus souvent asymétriques
c. Ce sont des arthromyalgies inflammatoires
d. Elles sont rarement associées à une bursite sous-acromiodeltoïdienne bilatérale
e. Elles touchent les épaules, les chevilles et le rachis cervical

5 **Vous évoquez le diagnostic de maladie de Horton. Vous recherchez des signes à l'interrogatoire en faveur de ce diagnostic. Parmi les propositions suivantes, quelle(s) est (sont) celle(s) en faveur de la maladie de Horton ?**

a. Lombalgie
b. Photosensibilité
c. Claudication de la mâchoire
d. Hyperesthésie du cuir chevelu
e. Troubles visuels

6 **Vous évoquez le diagnostic de maladie de Horton. Vous recherchez des signes à l'examen clinique en faveur de ce diagnostic. Parmi les propositions suivantes, quelle(s) est (sont) celle(s) en faveur de la maladie de Horton ?**

a. Papules de Gottron
b. Induration des artères temporales
c. Sclérœdème des extrémités
d. Rash malaire
e. Abolition du pouls temporal

7 **Le patient rapporte un signe du peigne, des douleurs intermittentes à la mastication et une amaurose transitoire il y a 3 jours. À l'examen clinique, vous retrouvez l'abolition du pouls temporal droit. Devant les signes ophtalmologiques, le patient est hospitalisé. Quelle(s) est (sont) les étiologie(s) de l'amaurose dans la maladie de Horton ?**

a. Artérite oblitérante de l'artère ophtalmique
b. Occlusion de la veine centrale de la rétine
c. Neuropathie optique ischémique antérieure
d. Glaucome par fermeture de l'angle
e. Embolie à point de départ carotidien

8 **Le patient est hospitalisé et va bénéficier d'une biopsie de l'artère temporale droite. Parmi les propositions suivantes, quelle(s) est (sont) celle(s) vraie(s) au sujet de cet examen ?**

a. Le traitement doit être instauré après la réalisation de cet examen
b. Il faut réaliser un prélèvement d'au moins 1,5 à 3 cm
c. L'échographie-doppler peut aider à diriger la biopsie
d. La biopsie est toujours positive dans une maladie de Horton
e. Elle est systématiquement bilatérale

9 **Voici les résultats de la biopsie de l'artère temporale.**

☛ *Voir photo dossier, p. VIII*

Parmi les propositions suivantes, quelle(s) est (sont) celle(s) vraie(s) au sujet de cette biopsie ?

a. L'infiltrat inflammatoire est localisé à la média
b. Les cellules fléchées sont des hématies
c. L'intima est de taille normale
d. La structure notée 1 correspond à une cellule géante multinucléée
e. La biopsie confirme le diagnostic de maladie de Horton

10 **Le bilan biologique réalisé lors de l'admission retrouve une CRP à 70 mg/l et une hyperleucocytose à 13 g/l. Parmi les propositions suivantes, quelle(s) est (sont) celle(s) vraie(s) au sujet des signes biologiques de la maladie de Horton ?**

a. Anémie
b. Thrombocytose
c. Lymphopénie
d. Élévation de la lipase
e. Cholestase

11 **Le patient se plaint d'une toux depuis un mois. À l'interrogatoire, il n'y a pas de contage infectieux, ni de jetage postérieur, ni de dysphonie. Le patient a comme traitement de l'olmésartan. L'examen clinique pulmonaire et ORL est sans particularité. Parmi les propositions suivantes, quelle(s) est (sont) le(s) étiologie(s) à évoquer ?**

a. Olmésartan
b. Laryngite
c. Maladie de Horton
d. Reflux gastro-œsophagien
e. Syndrome de rhinorrhée postérieure

12 **Parmi les propositions suivantes, quel(s) est (sont) le(s) traitement(s) habituel(s) de la maladie de Horton ?**

a. AINS
b. Corticoïdes
c. Plaquenil
d. Azathioprine
e. Léflunomide

13 **Vous instaurez une corticothérapie. Parmi les propositions suivantes, quelle(s) est (sont) celle(s) faisant partie des effets indésirables des corticoïdes ?**

a. Hypotension artérielle
b. Dyslipidémie
c. Hyperkaliémie
d. Hypoglycémie
e. Athérosclérose

14 **La patiente vous interroge sur le régime alimentaire sous corticothérapie. Parmi les propositions suivantes, quelle(s) est (sont) celle(s) vraie(s) ?**

a. Régime pauvre en sucres d'absorption rapide
b. Régime riche en apports sodés
c. Régime pauvre en potassium
d. Régime enrichi en protides
e. Régime pauvre en laitages

15 **Le traitement instauré est efficace. Vous revoyez la patiente à 15 jours de son hospitalisation. La biologie faite en ville retrouve une CRP augmentée par rapport à celle faite le jour de sa sortie d'hospitalisation. Parmi les propositions suivantes, quelle(s) est (sont) celle(s) vraie(s) à propos de cette augmentation de la CRP ?**

a. Infection surajoutée
b. Mauvaise adhésion au traitement
c. Réduction trop lente des doses
d. Interaction médicamenteuse augmentant l'absorption des corticoïdes
e. Anémie

Question 1 (5 points)
Réponses EXACTES : A-D-E

Commentaires La manœuvre du palm-up teste le long tendon du biceps et celle de Gerber le tendon du subscapulaire.

Question 2 (5 points)
Réponse EXACTE : B

Commentaires Les manœuvres de Roos et d'Adson recherchent un syndrome du défilé cervico-thoraco-brachial. La manœuvre de Gerber teste le tendon du subscapulaire, celle de Patte le tendon du petit rond.

Question 3 (10 points)
Réponses EXACTES : B-C-D

Commentaires Le diagnostic à évoquer en priorité est la maladie de Horton devant des douleurs inflammatoires des épaules associées à une altération de l'état général. La maladie de Takayasu touche le sujet jeune.

La spondyloarthrite périphérique articulaire n'est pas à évoquer compte tenu du terrain et de la clinique (atteinte rhizomélique).

La polyarthrite œdémateuse du sujet âgé ou RS3PE comporte des œdèmes des extrémités (les mains en gants de boxe) et une polysynovite.

La chondrocalcinose peut être un diagnostic différentiel possible avec une atteinte des articulations temporo-mandibulaires ou du rachis cervical pouvant provoquer des céphalées.

Question 4 (5 points)
Réponses EXACTES : A-C

Commentaires La pseudo-polyarthrite rhizomélique ou PPR peut être isolée ou associée à une maladie de Horton. Comme son nom l'indique, la topographie est rhizomélique : les ceintures (racine des membres inférieurs, épaules et rachis cervical).

Question 5 (10 points)
Réponses EXACTES : C-D-E
Réponses INDISPENSABLES : C-D-E

Commentaires Il faut absolument rechercher ces signes qui sont en faveur d'une atteinte vasculaire crânienne, la maladie de Horton étant une vascularite des gros vaisseaux. Il n'y a pas d'atteinte du rachis lombaire ni de photosensibilité dans la maladie de Horton.

Question 6 (10 points)
Réponses EXACTES : B-E
Réponses INDISPENSABLES : B-E

Commentaires Les autres signes sont en faveur d'une dermatomyosite (papules de Gottron), une sclérodermie systémique (sclérœdème) et d'un lupus (rash malaire).

■ **Question 7** (5 points)
Réponses EXACTES : A-C-E
Réponses INDISPENSABLES : A-C-E

Commentaires La maladie de Horton peut entraîner une cécité bilatérale définitive chez 2 % des patients et une cécité monoculaire dans 2 à 5 % des cas.

■ **Question 8** (5 points)
Réponses EXACTES : B-C

Commentaires La biopsie de l'artère temporale ne doit pas retarder le traitement. Les anomalies se normalisent après plusieurs semaines. Le caractère focal de l'artérite explique les faux négatifs et la taille du prélèvement.

■ **Question 9** (5 points)
Réponses EXACTES : D-E

Commentaires La maladie de Horton est une panartérite atteignant toutes les tuniques avec infiltrat inflammatoire, destruction de la limitante élastique interne et des cellules musculaires lisses de la média, épaississement fibreux de l'intima et présence de granulomes épithélioïdes et giganto-cellulaires. Ci-dessous, la biopsie commentée.

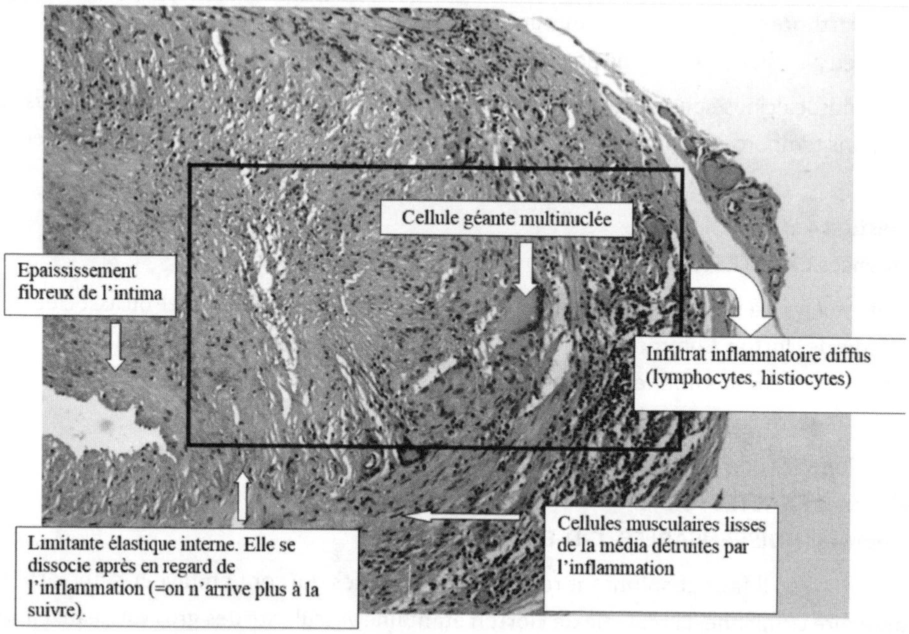

■ **Question 10** (5 points)
Réponses EXACTES : A-B-E

Commentaires L'anémie et la thrombocytose sont liées au syndrome inflammatoire. La cholestase est retrouvée dans 20 à 30 % des cas avec parfois une cytolyse.

■ **Question 11** (5 points)
Réponses EXACTES : A-C-D

Commentaires Il y a plusieurs hypothèses pour expliquer la toux dans la maladie de Horton : atteinte pharyngée dont la vascularisation dépend de l'artère maxillaire interne, irritation de centres tussigènes situés dans les voies aériennes, le diaphragme ou l'œsophage à partir de l'inflammation artérielle, ou atteinte inflammatoire des artères pulmonaires, du parenchyme pulmonaire, de la plèvre, voire du péricarde.

Le syndrome de rhinorrhée postérieure comporte un jetage postérieur et la laryngite une dysphonie.

- **Question 12** (10 points)
  Réponse EXACTE : B
  Réponse INDISPENSABLE : B

Commentaires C'est LE traitement de la maladie de Horton. C'est un test thérapeutique avec régression des symptômes ostéo-articulaires dans les 24 heures.

- **Question 13** (5 points)
  Réponses EXACTES : B-E

Commentaires Les effets indésirables de la corticothérapie sont à bien connaître. L'HYPOkaliémie s'explique par un effet minéralocorticoïde.

- **Question 14** (5 points)
  Réponses EXACTES : A-D

Commentaires Les mesures hygiénodiététiques sous corticothérapie sont à bien connaître. Il faut supplémenter en potassium, car le traitement entraîne une hypokaliémie. Les laitages sont importants pour l'apport calcique.

- **Question 15** (10 points)
  Réponses EXACTES : A-B

Commentaires Ici, nous sommes probablement devant une rechute biologique. Il peut être dû à la baisse trop rapide de la corticothérapie, soit d'une interaction médicamenteuse diminuant l'absorption des corticoïdes. L'anémie augmente la vitesse de sédimentation, pas la CRP.

ITEMS

N° 189 Connaître les principaux types de vascularite systémique, les organes cibles, les outils diagnostiques et les moyens thérapeutiques

N° 191 Artérite à cellules géantes

N° 200 Toux chez l'enfant et chez l'adulte (avec le traitement)

N° 326 Prescription et surveillance des classes de médicaments les plus courantes chez l'adulte et chez l'enfant. Anti-inflammatoires stéroïdiens et non stéroïdiens

N° 357 Lésions péri-articulaires et ligamentaires du genou, de la cheville et de l'épaule

RECOMMANDATIONS ET CONFÉRENCE DE CONSENSUS

Aucune

ANTÉRIORITÉ

Aucun dossier aux ECN

Dossier 16 — Le poids du terrain

Énoncé

Mme V., 41 ans, institutrice, consulte pour des douleurs des 2 mains, des 2 poignets et du genou droit évoluant depuis 2 mois. Elle a comme antécédent un vitiligo et une thyroïdite d'Hashimoto et est actuellement sous Levothyrox. Elle fume 10 cigarettes par jour depuis 5 ans. À l'examen articulaire, vous trouvez un gonflement douloureux des MCP 2-3 bilatérales, des 2 poignets et du genou gauche.

1 Comment décrivez-vous le tableau clinique ? (1 seule réponse)

a. Polyarthralgie bilatérale et symétrique
b. Polyarthrite bilatérale et symétrique
c. Polyarthrite bilatérale et asymétrique
d. Oligoarthrite bilatérale et asymétrique
e. Oligoarthrite bilatérale et symétrique

2 Quels seraient les signes extra-articulaires qui orienteraient vers un lupus ?

a. Photosensibilité
b. Érythème noueux
c. Diarrhées chroniques
d. Érythème malaire
e. Protéinurie

3 Quels seraient les signes extra-articulaires qui orienteraient vers une polyarthrite rhumatoïde ?

a. Uvéite
b. Nodule rhumatoïde
c. Érythème noueux
d. Tophus sous-cutané
e. Protéinurie

4 Quel bilan radiographique demandez-vous en 1re intention ?

a. 2 Mains face
b. 2 Pieds face + ¾
c. Rachis cervico dorso-lombaire face et profil
d. Genou droit face + profil + schuss + défilé fémoro-patellaire
e. Bassin face

5 **Quelles propositions sont exactes concernant les radiographies des pieds ?**

☛ *Voir photo dossier, p. XXIV*

a. Ce sont des radiographies des 2 pieds de face
b. Ce sont des radiographies des 2 pieds de profil
c. Il existe des érosions de la tête du 5ᵉ métatarsien à droite
d. Il existe un hallux valgus
e. Il existe une déformation en coup de vent fibulaire à gauche

6 **Vous recevez les résultats biologiques : NFS normale, créatinine 62 µmol/l VS = 42 mm à la première heure, CRP 19 mg/l, Latex Waaler Rose positif. Quel est votre diagnostic ?**

a. Polyarthrite rhumatoïde
b. Spondyloarthropathie périphérique
c. Lupus érythémateux systémique
d. Vascularite à ANCA
e. Sarcoïdose

7 **Quel est le résultat biologique le plus spécifique de cette pathologie ?**

a. HLAB27 positif
b. Facteur rhumatoïde positif
c. Anticorps anti CCP positif
d. Érosion de la tête du 5ᵉ métatarsien
e. HLA DRB1 positif

8 **Que recherche-t-on sur les radiographies dans le cadre d'une polyarthrite rhumatoïde ?**

a. Érosions
b. Syndesmophytes
c. Ostéophytes
d. Déminéralisation osseuse
e. Pincement de l'interligne articulaire

9 **Combien d'éléments trouve-t-on au minimum dans un liquide articulaire inflammatoire ?**

a. 1 000/mm³
b. 100/mm³
c. 2 000/mm³
d. 10 000/mm³
e. 500/mm³

10 **Combien d'éléments trouve-t-on au maximum dans un liquide articulaire mécanique ?**

a. 1 000/mm³
b. 100/mm³
c. 2 000/mm³
d. 10 000/mm³
e. 500/mm³

11 **Quel rôle joue le tabac dans cette maladie ?**

a. Augmentation de la sévérité de la maladie
b. Augmentation du risque cardiovasculaire
c. Baisse d'efficacité des traitements
d. Augmentation de la fréquence de la maladie
e. Augmentation du facteur rhumatoïde

12 **Vous décidez d'introduire un traitement par méthotrexate. Quel(s) traitement(s) associez-vous dans ce contexte ?**

a. Spéciafoldine 1 fois par semaine, le jour de la prise du Méthotrexate
b. Corticothérapie 10 mg par jour
c. Oméprazole 20 mg par jour
d. Speciafoldine 1 fois par semaine 48 heures après la prise du Méthotrexate
e. Naproxène 550 mg matin et soir

13 **6 mois plus tard, votre patiente vous annonce qu'elle souhaite être enceinte. Quels sont les traitements autorisés pendant la grossesse ?**

a. Léflunomide
b. Méthotrexate
c. Plaquenil
d. Dexamethasone
e. Acide risédronique

14 **Une grossesse programmée, avec les adaptations thérapeutiques nécessaires débute dans les mois suivants. Quelles sont les propositions exactes concernant la polyarthrite rhumatoïde pendant la grossesse ?**

a. La polyarthrite est souvent peu active pendant la grossesse
b. La polyarthrite s'aggrave fréquemment pendant la grossesse
c. La polyarthrite est plus destructrice pendant la grossesse
d. Il peut y avoir une poussée de polyarthrite chez le nouveau-né à la naissance le temps qu'il élimine les facteurs rhumatoïdes et Ac anti-CCP maternels
e. Il existe de rares complications cardiaques chez les nouveau-nés de mère ayant une polyarthrite rhumatoïde

15 **Après la grossesse, la polyarthrite s'aggrave et finit par échapper au traitement par Méthotrexate. Vous décidez d'introduire une biothérapie par antiTNF, avec une très bonne efficacité. Quels vaccins doivent être mis à jour régulièrement dans les années suivant la mise sous antiTNF ?**

a. Pneumocoque
b. Grippe
c. Fièvre jaune
d. BCG
e. DTP

■ **Question 1** (5 points)

Réponse EXACTE : B

Commentaires Arthrite : s'il y a un gonflement, arthralgie : s'il n'y a qu'une douleur, poly si plus de 3 articulations concernées. Le caractère symétrique ou asymétrique d'une polyarthrite est global, ce n'est pas forcement strictement en miroir.

■ **Question 2** (10 points)

Réponses EXACTES : A-D-E

Commentaires La réalisation d'une bandelette urinaire à la recherche d'une protéinurie doit être un réflexe systématique devant toute polyarthrite débutante, car s'il s'agit d'un lupus ou d'une vascularite c'est l'atteinte rénale qui fait la sévérité et l'urgence. La présence de signes cutanés type photosensibilité ou érythème malaire orientent aussi vers un lupus.

■ **Question 3** (5 points)

Réponse EXACTE : B

Commentaires Il y a peu de signes extra-articulaires dans la PR, c'est une polyarthrite qui est dite « nue ». La présence de nodule rhumatoïde peut être un élément d'orientation.

■ **Question 4** (10 points)

Réponses EXACTES : A-B

Commentaires Le bilan radiographique de 1re intention devant une suspicion de polyarthrite rhumatoïde comprend des radiographies des 2 mains de face, des 2 pieds de face et de 3/4 ainsi que toute articulation douloureuse. Mais les radiographies sont toujours bilatérales et comparatives (2 genoux), et les incidences en schuss et défilé fémoro-patellaire sont faites pour l'arthrose.

■ **Question 5** (5 points)

Réponse EXACTE : C

Commentaires Ce sont des radiographies des 2 pieds de ¾. Il y a des érosions des têtes des deux 5e métatarsiens. Les orteils sont difficilement interprétables sur des radiographies de ¾.

■ **Question 6** (5 points)

Réponse EXACTE : A

Commentaires Madame V. remplit les critères diagnostiques avec une polyarthrite chronique symétrique touchant les petites articulations, un syndrome inflammatoire biologique, un facteur rhumatoïde positif (Latex Waaler Rose) et des érosions des têtes des 5es métatarsiens.

■ **Question 7** (5 points)

Réponse EXACTE : C

Commentaires Les anticorps anti-CCP sont spécifiques de la PR, le facteur rhumatoïde est sensible, mais non spécifique.

■ **Question 8** (10 points)
Réponses EXACTES : A-D-E

Commentaires Les radiographies de PR peuvent être normales, peuvent montrer des signes d'arthrite (pincement des interlignes articulaires, érosions) et une déminéralisation en bande.

■ **Question 9** (5 points)
Réponse EXACTE : C

Commentaires Un liquide articulaire inflammatoire présente plus de 2000 leucocytes par mm^3.

■ **Question 10** (5 points)
Réponse EXACTE : A

Commentaires Un liquide articulaire inflammatoire présente moins de 1 000 leucocytes par mm^3 (et généralement < 500).

■ **Question 11** (5 points)
Réponses EXACTES : A-B-C-D

Commentaires Le tabac est très néfaste à la PR, en augmentant sa prévalence et sa sévérité, par la diminution de l'efficacité des traitements et aussi en tant que facteur de risque cardiovasculaire, car la PR est déjà un facteur de risque cardiovasculaire indépendant.

■ **Question 12** (10 points)
Réponses EXACTES : B-D

Commentaires La prise de méthotrexate doit systématiquement être associée à la prise d'acide folique à distance de la prise hebdomadaire de méthotrexate, en général 48 heures après. Le méthotrexate mettant plusieurs semaines pour agir, il faut également commencer une corticothérapie à faible dose pour soulager rapidement la patiente, qu'il faudra diminuer voire arrêter rapidement dans la mesure du possible.

■ **Question 13** (5 points)
Réponses EXACTES : C-D

Commentaires Les corticoïdes sont toujours autorisés pendant la grossesse, quels que soient la dose, la voie et le terme. Le Plaquenil est autorisé pendant la grossesse, et le Léflunomide et le Méthotrexate sont formellement contre-indiqués, car tératogènes.

■ **Question 14** (5 points)
Réponse EXACTE : A

Commentaires Contrairement au lupus qui fait des poussées pendant la grossesse, la PR est souvent calme (mais on observe des poussées en post-partum).

■ **Question 15** (10 points)
Réponses EXACTES : A-B-E

Commentaires La vaccination antigrippale, anti-pneumococcique et le DTP doivent être mis à jour régulièrement chez les patients sous biothérapie. En revanche il est formellement contre-indiqué de réaliser un vaccin vivant atténué (comme la fièvre jaune ou le DTP) sous biothérapie.

ITEMS

N° 132	Thérapeutiques antalgiques, médicamenteuses et non médicamenteuses
N° 181	Réaction inflammatoire : aspects biologiques et cliniques. Conduite à tenir
N° 188	Pathologies auto-immunes : aspects épidémiologiques, diagnostiques et principes de traitement
N° 192	Polyarthrite rhumatoïde
N° 196	Douleur et épanchement articulaires. Arthrite d'évolution récente
N° 198	Biothérapies et thérapies ciblées
N° 318	Principe du bon usage du médicament et des thérapeutiques non médicamenteuses
N° 321	Éducation thérapeutique, observance et automédication
N° 326	Prescription et surveillance des classes de médicaments les plus courantes chez l'adulte et chez l'enfant. Connaître pour chacune les mécanismes d'action de classe et des produits individuels, les principes du bon usage, les critères de choix d'un médicament en première intention, les causes d'échec, les principaux effets indésirables et interactions : AINS et corticothérapie

RECOMMANDATIONS ET CONFÉRENCE DE CONSENSUS

Recommandations de la Société française de rhumatologie pour la prise en charge de la polyarthrite rhumatoïde 2014

ANTÉRIORITÉ

Aucune

Dossier 17 — *Un gros coude*

Énoncé

Une patiente de 65 ans se présente aux urgences pour une douleur du coude gauche évoluant depuis 1 semaine. Depuis quelques jours il a également gonflé ce qui empêche votre patiente de mobiliser son articulation et elle a eu de la fièvre à 2 reprises depuis 48 heures à domicile. Elle a pour antécédent une HTA sous IEC, un diabète selon elle bien équilibré sous antidiabétiques oraux. Son traitement comporte par ailleurs du Plavix prescrit par son cardiologue étant donné ses facteurs de risque cardiovasculaire. À l'examen clinique, vous retrouvez une tuméfaction importante du coude avec un flessum d'environ 45 °. Elle vous dit n'avoir jamais eu d'épisodes similaires auparavant.

1 **Que suspectez-vous ?**

a. Poussée d'arthrose
b. Arthrite septique à germes à croissance lente
c. Arthrite septique à pyogènes
d. Arthrite microcristalline
e. Polyarthrite rhumatoïde débutante

2 **Que proposez-vous en urgence ?**

a. Ponction articulaire du coude
b. Ponction articulaire du coude après 5 jours d'arrêt du Plavix
c. Ponction articulaire sous contrôle radiographique
d. Radiographies des 2 coudes
e. Échographie du coude

3 **Que faites-vous pour compléter votre prise en charge ?**

a. Hémocultures
b. ECBU
c. NFS
d. CRP
e. Créatinine

4 **Vous avez réussi à ponctionner le coude de votre patiente. Que demandez-vous comme analyse sur ce liquide articulaire ?**

a. Cytologie
b. Biochimie
c. Recherche de cristaux
d. PCR ARN 16S
e. Mise en culture sur gélose chocolat

5 **Que pensez-vous de cette radiographie ?**

Voir photo dossier, p. XVI

a. Radiographie du coude de face normale
b. Radiographie du coude de profil avec pincement de l'interligne huméro-radial
c. Radiographie du coude de profil avec pincement de l'interligne huméro-ulnaire
d. Radiographie du coude de face avec pincement de l'interligne huméro-radial
e. Présence d'une calcification périarticulaire

6 **L'analyse du liquide articulaire retrouve : 45 000 éléments dont 90 % PNN, examen direct négatif, absence de microcristaux. Quelle(s) est (sont) la (les) réponse(s) exacte(s) à ce stade ?**

a. Diagnostic d'arthrite septique éliminé
b. Présence d'un liquide articulaire inflammatoire
c. Présence d'un liquide stérile
d. Diagnostic d'arthrite microcristalline éliminé
e. Présence d'un liquide articulaire panaché

7 **Quelques heures plus tard, l'infirmière vous donne les constantes qu'elle vient de reprendre pour votre patiente : T : 39 °C, TA : 14/9, FC : 105/minutes. Que faites-vous ?**

a. Introduction d'une antibiothérapie par voie orale probabiliste
b. Lavage articulaire
c. Hémocultures
d. Introduction d'une antibiothérapie par voie intraveineuse probabiliste
e. 2e ponction articulaire

8 **Le lendemain, vous recevez un appel du bactériologiste qui vous confirme la présence à la culture de cocci Gram positif. Quel(s) germe(s) peut (peuvent) correspondre à cette description ?**

a. Pneumocoque
b. Streptocoque
c. Entérocoque
d. Staphylocoque
e. Gonocoque

9 **Vous confirmez le diagnostic d'arthrite septique à staphylocoque aureus. Quelle(s) est (sont) la (les) porte(s) d'entrée classique de ce germe ?**

a. Oro-pharyngée
b. Cutanée
c. Digestive
d. Dentaire
e. Urinaire

10 **Que faites-vous dans la suite de la prise en charge de votre patiente ?**

a. Instauration d'une double antibiothérapie par voie intra veineuse
b. Programmer une ETT
c. Programmer un scanner du coude
d. Discuter un lavage articulaire
e. Programmer une IRM du coude

11 **Le lendemain vous retrouvez dans votre service un patient hospitalisé pour une monoarthrite du genou droit. Ce patient originaire du Mali, vit en France depuis quelques mois. La ponction articulaire montre 2 100 éléments avec 55 % PNN et 45 % lymphocytes. L'examen direct avec les colorations spécifiques est négatif et la culture est négative en 48 heures. Que pensez-vous du liquide articulaire ?**

a. Liquide inflammatoire
b. Liquide mécanique
c. Liquide panaché
d. Liquide purulent
e. Liquide stérile

12 **Vous suspectez une arthrite septique tuberculeuse. Quel(s) est (sont) les examens qui permettra (ont) de confirmer le diagnostic ?**

a. Quantiféron
b. IDR
c. Biopsie synoviale
d. TDM TAP
e. IRM du genou

13 **Que recherchez-vous à l'examen anatomopathologique afin de confirmer votre hypothèse ?**

a. Culture positive à mycobacterium tuberculosis
b. Présence de granulome sans nécrose caséeuse
c. Coloration Ziehl Neelsen positive
d. Infiltrat inflammatoire
e. Infiltrat riche en lymphocytes

14 **Vous confirmez votre hypothèse, comment complétez-vous le bilan ?**

a. Bilan hépatique complet
b. Lipase
c. Créatinine
d. TDM TAP
e. Consultation ophtalmologique

15 **2 mois plus tard, le patient revient à votre consultation. Son genou va beaucoup mieux, mais il se plaint d'une douleur et d'un gonflement de la cheville apparu depuis 3 semaines. Le patient est apyrétique. Quelle(s) est (sont) votre (vos) principale (s) hypothèse(s) diagnostique(s) ?**

a. Arthrite septique à pyogènes
b. Algoneurodystrophie
c. Arthrite goutteuse
d. Arthrite chondrocalcinosique
e. Arthrite à hydroxyapatite

Question 1 (10 points)
Réponses EXACTES : C-D

Commentaires Dans ce contexte les deux diagnostics à évoquer sont l'arthrite septique (à pyogènes) et l'arthrite microcristalline étant donné la fièvre et le caractère aigu. Une polyarthrite rhumatoïde débutante est peu probable : début progressif et touche plutôt les petites articulations, de manière symétrique.

Question 2 (10 points)
Réponses EXACTES : A-D

Commentaires Indication à une ponction articulaire en urgence. Une ponction de coude ne nécessite pas de contrôle radiographique (peut être faite sous échographie si épanchement de faible abondance ou échec de la ponction à l'aveugle).

Il n'existe aucune contre-indication à faire une ponction de toutes les articulations (y compris la coxo-fémorale) sous. Toutes les articulations (en dehors de la coxofémorale) peuvent par ailleurs être ponctionnées sous Kardegic et/ou anticoagulants.

La radiographie doit être faite en urgence, l'échographie n'a pas d'intérêt en urgence.

Question 3 (5 points)
Réponses EXACTES : A-B-C-D-E

Commentaires Il est indispensable de faire un bilan infectieux chez cette patiente fébrile. Quel que soit le diagnostic, une évaluation de la fonction rénale sera nécessaire dans le bilan préthérapeutique.

Question 4 (5 points)
Réponses EXACTES : A-C

Commentaires L'analyse biochimique d'un liquide articulaire n'a aucune utilité.

La culture sur gélose chocolat n'a pas d'intérêt dans ce contexte, car on ne suspecte pas d'arthrite à gonocoque.

La PCR ARN 16S est un examen à demander en cas de risque de décapitation d'une arthrite sceptique notamment par la prise récente d'antibiotique.

Question 5 (5 points)
Réponse EXACTE : A

Radiographie de face avec interligne entre la palette humérale et l'extrémité supérieure du radius respecté.

Question 6 (5 points)
Réponses EXACTES : B-C

Commentaires Le liquide articulaire est inflammatoire (>2 000 éléments) et à ce stade stérile.

L'absence de germes au direct et l'absence de microcristaux n'éliminent pas les diagnostics d'arthrite septique ou microcristalline.

■ **Question 7** (10 points)
Réponse EXACTE : C

Commentaires Pas d'indication à débuter d'antibiothérapie probabiliste en cas de suspicion d'arthrite septique avant documentation bactériologique sauf en cas de sepsis sévère, endocardite infectieuse, neutropénie fébrile.

Pas d'indication à refaire une nouvelle ponction, car la première a été faite quelques heures auparavant.

■ **Question 8** (5 points)
Réponses EXACTES : A-B-C-D

Commentaires Le gonocoque est un cocci Gram négatif.

■ **Question 9** (5 points)
Réponse EXACTE : B

Commentaires Le staphylocoque est un germe saprophyte de la peau.

■ **Question 10** (10 points)
Réponses EXACTES : A-B-D

Commentaires Le diagnostic d'arthrite septique est confirmé, indication à faire une ETT (plus fréquente en cas d'infection ostéo-articulaire à streptocoque ou à staphylocoque). Un lavage articulaire doit être discuté. Le scanner ou l'IRM du coude n'ont aucun intérêt.

■ **Question 11** (5 points)
Réponses EXACTES : A-C-E

Commentaires Un liquide panaché se compose d'environ 50 % de PNN et 50 % de lymphocytes. Il peut orienter vers une origine tuberculose ou autres mycobactéries.

La définition du liquide purulent est macroscopique : du pus.

■ **Question 12** (10 points)
Réponses EXACTE : C

Commentaires Le seul examen qui pourrait permettre de confirmer le diagnostic est la biopsie synoviale. Le quantiféron et l'IDR n'ont pas leur place dans le diagnostic de, tuberculose maladie. L'IRM du genou n'a pas d'intérêt. Le scanner TAP pourra être un argument supplémentaire en cas de signes de tuberculose extra-articulaire, mais il ne permettra pas de confirmer le diagnostic.

■ **Question 13** (5 points)
Réponse EXACTE : C

Commentaires En anatomopathologie, pas de mise en culture ! Les granulomes sont avec nécrose caséeuse. La présence d'un infiltrat inflammatoire n'est pas spécifique.

■ **Question 14** (5 points)
Réponses EXACTES : A-C-D-E

Commentaires On propose un bilan d'extension à la recherche d'autres localisations tuberculeuses. Bilan pré thérapeutique de la quadri antibiothérapie antituberculeuse. La lipase n'a pas sa place dans ce contexte.

■ **Question 15** (5 points)
Réponses EXACTES : B-C

Commentaires Algoneurodystrophie : effets indésirables de l'isoniazide.

Arthrite goutteuse : hyperuricémie : effets indésirables du pyrazinamide.

L'absence de fièvre et l'évolution depuis 3 semaines n'est pas en faveur d'une arthrite septique à pyogènes.

ITEMS

N° 153 Infections ostéo-articulaires (IOA) de l'enfant et de l'adulte
N° 194 Arthropathie microcristalline
N° 195 Syndrome douloureux régional complexe (ex-algodystrophie)
N° 196 Douleur et épanchement articulaires. Arthrite d'évolution récente

RECOMMANDATIONS ET CONFÉRENCES DE CONSENSUS

Antiagrégants plaquettaires : prise en compte des risques thrombotique et hémorragique pour les gestes percutanés chez le coronarien, 2013

ANTÉRIORITÉS

ECN 2008, dossier 2
ECN 2009, dossier 5

Dossier 18 *Un bon vivant*

Énoncé

Vous êtes appelé par vos collègues cardiologues pour discuter de la prise en charge d'un de leur patient hospitalisé pour décompensation d'une insuffisance cardiaque sur cardiopathie dilatée d'origine alcoolique. Il va mieux d'un point de vue cardiaque depuis la mise sous diurétiques, mais depuis 48 heures il a un gonflement du genou gauche. Le patient était fébrile à 38,2 °C, il a donc été mis depuis 24 heures sous orbenine et rifampicine dans l'hypothèse d'une arthrite septique. Il est actuellement apyrétique, mais la douleur et le gonflement de son genou ne s'améliorent pas.

1 **Que pensez-vous de la prise en charge initiale ?**

a. Indication à une antibiothérapie en urgence, car suspicion d'arthrite septique et choix correct de l'antibiothérapie probabiliste
b. Indication à une antibiothérapie en urgence, car suspicion d'arthrite septique et, mais mauvais choix de l'antibiothérapie probabiliste
c. Pas d'indication à une antibiothérapie probabiliste dans ce contexte
d. Indication à faire une ponction articulaire en urgence
e. Indication à faire un lavage articulaire devant toute suspicion d'arthrite septique

2 **Vous discutez de votre patient avec votre senior qui propose une fenêtre antibiotique de 7 jours avant la réalisation d'une ponction articulaire. À J10 de l'arrêt de l'antibiothérapie, vous ponctionnez votre patient et retrouvez : 32 000 éléments, examen direct négatif. Quelle(s) information(s) intéressante(s) vous manque(nt) dans l'analyse de ce liquide articulaire ?**

a. Le taux de protides
b. La recherche de microcristaux
c. Le résultat de la culture à 48 heures
d. Le taux de glucose du liquide articulaire
e. L'identification des éléments

3 **Vous obtenez enfin toutes les informations nécessaires : 32 000 éléments avec 84 % PNN, culture négative à 48 heures, présence de cristaux fortement biréfringents en lumière polarisée. Que suspectez-vous ?**

a. Monoarthrite chondrocalcinosique
b. Monoarthrite goutteuse
c. Monoarthrite à cristaux d'hydroxyapatite
d. Monoarthrite septique décapitée
e. Monoarthrite septique à un germe à croissance lente

4 **Le résultat du bilan sanguin de votre patient est le suivant : NFS normale, créatinine : 123 µmol/l, clairance 50 ml/mn, calcium : 2,34 mmol/l, albumine : 36 g/l, CRP : 150 mg/l, uricémie : 350 µmol/l. Si vous suspectiez une crise de goutte, ces résultats changent-ils votre diagnostic ?**

a. Oui, car syndrome inflammatoire trop marqué
b. Oui, car hypercalcémie corrigée
c. Oui, car uricémie normale
d. Non, car uricémie élevée
e. Non, car l'uricémie peut être normale pendant une crise de goutte

5 **Vous réalisez une échographie articulaire. Quel(s) élément(s) présent(s) en échographie permettrai(en)t de conforter le diagnostic de goutte chronique ?**

a. Synovite avec signal doppler puissance positif
b. Présence de tophus
c. Aspect de double contour
d. Présence d'une « hot érosion »
e. Image en tempête de neige

6 **Quelle(s) est (sont) l'(les) option(s) thérapeutique(s) pour prendre en charge cette crise de goutte ?**

a. Colchicine seule
b. Colchicine + allopurinol
c. Colchicine + fébuxostat
d. Allopurinol seul
e. Fébuxostat seul

7 **Quelle(s) est (sont) la (les) contre-indication(s) de la colchicine ?**

a. Insuffisance rénale modérée
b. Insuffisance rénale sévère
c. Antécédent d'ulcère gastro-duodénal
d. Association avec la pénicilline
e. Association avec un macrolide

8 **Vous reprenez l'interrogatoire de votre patient, il vous explique qu'il a déjà eu un gonflement du 1er orteil, pendant quelques jours, qui avait cédé sous AINS prescrit par son médecin traitant. Dans quel(s) cas devez-vous commencer un traitement hypo-uricémiant ?**

a. 1er épisode de goutte
b. 1er épisode de goutte et présence de tophus goutteux associés
c. 2e épisode de goutte
d. 2e épisode de goutte et présence de tophus goutteux associés
e. 3e épisode de goutte

9 **Vous revoyez votre patient 1 mois après l'épisode aigu. Il va beaucoup mieux, la douleur et le gonflement du genou ont parfaitement disparu. Il prend toujours la colchicine que vous lui avez prescrit 0,5 mg par jour. Il vous rapporte le bilan sanguin demandé : NFS normale, CRP 8 mg/l, créatinine 110 µmol/l, uricémie 425 µmol/l. Que proposez-vous ?**

a. Poursuite de la colchicine seule 6 mois
b. Arrêt de la colchicine et introduction d'un traitement hypo-uricémiant
c. Introduction d'un traitement hypo-uricémiant associée à la colchicine pendant 1 mois
d. Introduction d'un traitement hypo-uricémiant associée à la colchicine pendant 6 mois
e. Informations sur les règles hygiénodiététiques permettant faire baisser l'uricémie

10 **Quel est l'objectif visé pour le taux d'uricémie ?**

a. < 420 µmol/l
b. < 300 mg/l
c. < 360 µmol/l
d. < 60 mg/l
e. < 380 µmol/l

11 **Vous commencez un traitement par allopurinol 100 mg par jour. Vous revoyez votre patient à 2 mois, l'uricémie est 380 µmol/l, il n'a pas fait de nouvelles crises et prend toujours de la colchicine 0,5 mg par jour. Que faites-vous ?**

a. Poursuite de l'allopurinol à la même posologie
b. Changement de classe d'hypo-uricémiant
c. Augmentation de la dose de l'allopurinol
d. Poursuite de la colchicine à la même posologie
e. Arrêt de la colchicine

12 **Votre patient vous demande quelle(s) condition(s) est (sont) requise(s) pour arrêter le traitement hypo-uricémiant ?**

a. Pas de crise pendant 6 mois
b. Pas de crise pendant 6 mois et disparition des tophus goutteux
c. Pas de crise pendant 6 mois et uricémie en dessous de l'objectif depuis 6 mois
d. Aucune, le traitement doit être poursuivi à vie
e. Pas de crise pendant 12 mois, disparition des tophus et uricémie en dessous de l'objectif depuis 12 mois

13 **Quel(s) est (sont) l(es) aliment(s)/boisson(s) qui augmente(nt) l'uricémie ?**

a. La viande blanche
b. La viande rouge
c. L'alcool
d. Les sodas sucrés et sans sucre
e. Les crustacés

14 **Quel(s) est (sont) le(s) aliment(s)/boisson(s) qui ne provoque(nt) pas d'augmentation de l'uricémie ?**

a. Les sodas sans sucre
b. La bière sans alcool
c. Le poisson
d. Le vin rouge
e. La viande blanche

15 **Votre collègue vous demande un conseil sur un de ses patients qui présentent également une crise de goutte avec un gonflement du gros orteil gauche. Il s'agit de son 4e épisode goutteux. Il est en surpoids, diabétique et a une insuffisance rénale sévère d'origine mixte (néphropathie hypertensive et diabétique) ; il est sous insuline, inhibiteur calcique et diurétiques de l'anse. Comment traitez-vous cet épisode ?**

a. Colchicine
b. AINS
c. Corticothérapie par voie orale
d. Allopurinol
e. Febuxostat

■ **Question 1** (10 points)
Réponses EXACTES : C-D

Commentaires Le cas clinique décrit une monoarthrite fébrile. La première hypothèse à évoquer est l'arthrite septique, mais il n'y a pas d'indication à commencer une antibiothérapie en urgences probabiliste avant la preuve de l'arthrite septique (ponction articulaire : examen direct ou culture positive) sauf dans 2 cas : endocardite infectieuse ou choc septique.

Il fallait et faut donc ponctionner le genou du patient.

La réalisation d'un lavage articulaire doit être discutée devant tous les cas d'arthrite septique (mais elle n'est pas prouvée dans ce cas) et sera SYSTÉMATIQUEMENT proposée en cas de mauvaise évolution d'une arthrite septique sous antibiothérapie.

■ **Question 2** (5 points)
Réponses EXACTES : B-C-E

Commentaires L'analyse du liquide articulaire contient :

- compte cellulaire et identification de la formule : pourcentage de PNN, lymphocytes ;
- la culture à 48 heures et 7 jours (± culture prolongée de 3 mois à la recherche de germes à croissante lente) ;
- la recherche de microcristaux ;
- l'examen anatomopathologique à la recherche de cellules suspectes en fonction du contexte ;
- l'analyse biochimique n'a aucun intérêt.

■ **Question 3** (5 points)
Réponse EXACTE : B

Commentaires Commentaires : À j10 d'arrêt des antibiotiques, il est peu probable en cas d'arthrite septique à pyogènes de ne pas retrouver de germes.

La présence de cristaux fortement biréfringents permet de poser le diagnostic de goutte. Le terrain est par ailleurs fortement évocateur : alcoolique chronique, traitement par diurétiques forte dose, apparition brutale, pas d'amélioration après 48 heures de double antibiothérapie.

L'apparition brutale ne fait pas évoquer l'arthrite septique à germes à croissance lente.

■ **Question 4** (5 points)
Réponse EXACTE : E

Commentaires L'uricémie peut être normale au moment de la crise de goutte. Cela n'élimine pas le diagnostic confirmé par ailleurs par la présence de cristaux d'urate de sodium dans le liquide articulaire. Il faut recontrôler le taux d'uricémie à distance.

La calcémie corrigée est normale chez ce patient.

■ **Question 5** (5 points)
Réponses EXACTES : B-C-E

Commentaires Les aspects évocateurs de goutte à l'échographie sont :

- le double contour correspond aux dépôts de cristaux à la surface du cartilage ;
- l'image en tempête de neige correspond aux agrégats de cristaux visibles dans l'épanchement articulaire ;
- la présence de tophus goutteux.

La synovite et la « hot érosion » ne sont pas spécifiques d'une atteinte goutteuse.

■ **Question 6** (10 points)
Réponse EXACTE : A

Commentaires À la phase aiguë d'une crise de goutte, indication à traiter par la colchicine seule, le traitement hypo-uricémiant sera commencé uniquement à distance de l'épisode aigu.

■ **Question 7** (10 points)
Réponses EXACTES : B-E

Commentaires Les contre-indications de la colchicine sont :

- insuffisance rénale sévère ;
- insuffisance hépatique sévère ;
- association avec un Macrolide (sauf spiramycine) ;
- association avec la pristinamycine.

■ **Question 8** (10 points)
Réponses EXACTES : A-B-C-D-E

Commentaires Les indications à commencer un traitement hypo-uricémiant dès le premier accès goutteux. Recommandations EULAR 2016.

■ **Question 9** (5 points)
Réponses EXACTES : D-E

Commentaires La baisse de l'uricémie provoque un risque accru d'accès goutteux. Il est donc indispensable de prévenir ses accès goutteux par un traitement par colchicine préventif. Le délai conseillé dans les dernières recommandations est de 6 mois. Il est également important d'informer le patient sur les règles hygiénodiététiques pour favoriser la baisse de l'uricémie.

■ **Question 10** (5 points)
Réponses EXACTES : C-D

Commentaires Objectif de l'uricémie : < 360 µmol/l ce qui est équivalent à 60 mg/l.

■ **Question 11** (5 points)
Réponses EXACTES : C-D

Commentaires La dose d'allopurinol doit progressivement être augmentée pour obtenir l'objectif d'uricémie < 360 µmol/l.

On change de classe thérapeutique en cas de contre-indication à augmenter la posologie avec un objectif non atteint ou en cas d'intolérance à l'allopurinol.

■ **Question 12** (5 points)
Réponse EXACTE : D

Commentaires Le traitement hypo-uricémiant doit être poursuivi à vie.

■ **Question 13** (5 points)
Réponses EXACTES : B-C-E

Commentaires Les aliments qui provoquent l'augmentation de l'uricémie sont :

- la viande rouge, les abats de viande ;
- l'alcool y compris la bière sans alcool ;

- les sodas sucrés ;
- les crustacés ;
- de manière plus anecdotiques : la consommation très excessive de pommes.

■ **Question 14** (5 points)
Réponses EXACTES : A-C-E

Commentaires Cf. question précédente.

■ **Question 15** (10 points)
Réponse EXACTE : C

Commentaires Attention : clairance < 30 ml/mn donc contre-indication à la colchicine, aux AINS et à l'allopurinol. Le febuxostat est également contre indiqué en cas d'insuffisance sévère. L'accès goutteux sera traité par de la corticothérapie par voie orale (les doses d'insuline seront à adapter à l'augmentation des glycémies due à la corticothérapie) ou par infiltration de corticoïdes.

ITEMS

N° 132	Thérapeutiques antalgiques, médicamenteuses et non médicamenteuses
N° 153	Infections ostéo-articulaires (IOA) de l'enfant et de l'adulte
N° 194	Arthropathie microcristalline
N° 196	Douleur et épanchement articulaires. Arthrite d'évolution récente
N° 326	Prescription et surveillance des classes de médicaments les plus courantes chez l'adulte et chez l'enfant. Connaître pour chacune les mécanismes d'action de classe et des produits individuels, les principes du bon usage, les critères de choix d'un médicament en première intention, les causes d'échec, les principaux effets indésirables et interactions : AINS et corticothérapie

RECOMMANDATIONS ET CONFÉRENCES DE CONSENSUS

Recommandations sur la prise en charge de la goutte EULAR 2014, actualisation 2016

ANTÉRIORITÉ

Aucun dossier aux ECN

Dossier 19

Une fièvre récente

Énoncé

Vous recevez Monsieur S., 37 ans, d'origine antillaise, sans antécédent particulier, pour des douleurs articulaires d'horaire inflammatoire touchant les genoux, les chevilles, les poignets et les coudes apparues deux semaines auparavant. M. S a noté sur ses jambes des « boules » douloureuses l'amenant à rechercher spontanément la position allongée avec les jambes surélevées à visée antalgique. À l'examen clinique, présence d'une fièvre à 38,2 °C, les articulations sont douloureuses à la mobilisation et vous notez des gonflements des 2 chevilles. L'examen cutané révèle des nodules sous-cutanés à la face antérieure des jambes douloureux à la pression, chauds et fermes à la palpation.

1 **Que vous évoquent ces nodules sous-cutanées ?**

a. Nodules rhumatoïdes
b. Vespertilio
c. Tophi goutteux
d. Adénopathies prétibiales
e. Érythème noueux

2 **Dans quelles pathologies peut-on rencontrer cette atteinte ?**

a. Lupus érythémateux systémique
b. Sarcoïdose
c. Tuberculose
d. Behçet
e. Syndrome de Gougerot-Sjögren

3 **Quel diagnostic évoquez-vous ?**

a. Syndrome de Löfgren
b. Endocardite infectieuse
c. Maladie de Behçet
d. Syndrome d'Heerfordt
e. Sarcoïdose avec atteinte systémique

4 **Que manque-t-il pour compléter ce tableau ?**

a. L'uvéite
b. L'anergie tuberculinique
c. L'aphtose buccale
d. Le souffle cardiaque
e. Les adénopathies médiastinales

5 **Quel bilan demandez-vous ?**

a. Quantiféron
b. IDR
c. Radiographie du thorax
d. ECG
e. Calcémie

6 **La radiographie du thorax retrouve des adénopathies médiastinales bilatérales et non compressives. Quel est le stade radiographique de cette sarcoïdose pulmonaire ?**

a. Stade I
b. Stade II
c. Stade III
d. Stade IV
e. Stade V

7 **Si vous souhaitez une confirmation histologique du diagnostic de sarcoïdose, quel prélèvement réalisez-vous en 1re intention ?**

a. Biopsie bronchique
b. Biopsie ganglionnaire axillaire
c. Biopsie neuromusculaire
d. Biopsie des glandes salivaires accessoires
e. Biopsie synoviale

8 **Que peut montrer cette biopsie ?**

a. Un granulome gigantocellulaire sans nécrose caséeuse
b. Un granulome gigantocellulaire avec nécrose caséeuse
c. Une sialadénite stade III ou IV de Chisholm
d. Un infiltrat plasmocytaire
e. Une panartérite segmentaire et focale

9 **48 heures plus tard, votre patient se plaint de constipation. Vous dosez le calcium sérique qui est à 2.4 mmol/l. L'albumine est à 36 g/l. Quelle est la calcémie corrigée ?**

a. 2,32 mmol/l
b. 3,20 mmol/l
c. 1,60 mmol/l
d. 2,48 mmol/l
e. 2,80 mmol/l

10 **Quelle(s) proposition(s) est (sont) exacte(s) concernant l'hypercalcémie dans la sarcoïdose ?**

a. Elle est secondaire à une augmentation de la 25 OH vitamine D
b. Elle est secondaire à une augmentation de l'absorption du calcium alimentaire
c. Elle est secondaire à une diminution de l'élimination rénale du calcitriol
d. Elle est secondaire à l'augmentation de l'enzyme de conversion de l'angiotensine
e. Elle est secondaire à la production de 1 -alpha-hydroxylase par le granulome

11 **L'ensemble du bilan confirme votre hypothèse initiale. Quelle est votre prise en charge pour ce patient ?**

a. Corticothérapie 1 mg/kg
b. AINS
c. Infiltration de dérivés cortisonés
d. Plaquenil
e. Kinésithérapie

12 **Si votre patient avait présenté une uvéite postérieure et un trouble de la conduction dans le cadre d'une sarcoïdose systémique quel aurait été le traitement de première intention ?**

a. Corticothérapie 1 mg/kg
b. AINS
c. Endoxan
d. Plaquenil
e. Imurel

13 **Quelles sont les indications du traitement de fond par corticothérapie dans la sarcoïdose ?**

a. Atteinte cutanée
b. Arthrite
c. Atteinte neurologique centrale
d. Atteinte neurologique périphérique
e. Atteinte cardiaque

14 **Quelles sont les mesures associées à la corticothérapie dans ce contexte ?**

a. Régime hyposodé
b. Régime hypoglucidique
c. Régime pauvre en potassium
d. Supplémentation calcique
e. Supplémentation en vitamine D

15 **Votre patient est inquiet du diagnostic et s'interroge sur l'évolution. Que lui répondez-vous ?**

a. Évolution spontanément favorable dans les 2 ans
b. Évolution spontanément favorable dans les 2 semaines
c. Évolution vers une sarcoïdose systémique dans 70 % des cas
d. Guérison avec séquelles dans 50 % des cas
e. 50 % de mortalité à 5 ans

■ **Question 1** (5 points)
Réponse EXACTE : E

Commentaires La description clinique est typique de l'érythème noueux : des nouures fermes, inflammatoires, douloureuses, classiquement en face antérieure tibiale, soulagées à la surélévation.

■ **Question 2** (5 points)
Réponses EXACTES : B-C-D

Commentaires Les grandes étiologies d'érythème noueux sont listées dans le moyen mnémotechnique « SYSTEM BICH » : Sarcoïdose, Yersiniose, Streptocoque, Tuberculose, Entérocolopathies, Médicaments (sulfamides, œstroprogestatifs), Behçet, Idiopathique, Chlamydia, Hémopathies.

■ **Question 3** (5 points)
Réponse EXACTE : A

Commentaires Le tableau associant érythème noueux, fièvre et biarthrite de cheville est typique de la présentation clinique d'un syndrome de Löfgren.

■ **Question 4** (5 points)
Réponses EXACTES : B-E

Commentaires Le syndrome de Löfgren complet comprend fièvre, adénopathies médiastinales, polyarthralgies, anergie tuberculinique et érythème noueux.

■ **Question 5** (5 points)
Réponses EXACTES : B-C-D-E

Commentaires L'IDR et la radiographie de thorax vont permettre de compléter les éléments manquants du Löfgren. L'ECG est indispensable pour rechercher une atteinte cardiaque de la sarcoïdose (troubles de la conduction), et la calcémie pour rechercher une hypercalcémie, ces 2 atteintes pouvant engager le pronostic vital.

■ **Question 6** (5 points)
Réponse EXACTE : A

Commentaires Classification de la radiographie thoracique dans la sarcoïdose : Stade 0 : radio normale, Stade 1 : ADP médiastiales ou périhilaires biltérales symétriques non compressives, Stade 2 : ADP + syndrome interstitiel, Stade 3 : syndrome interstitiel isolé, Stade 4 : fibrose pulmonaire.

■ **Question 7** (10 points)
Réponse EXACTE : D

Commentaires La confirmation diagnostique est histologique. Elle n'est pas obligatoire en cas de syndrome de Löfgren typique. On réalise la biopsie la moins invasive possible +++ (BGSA, transbronchiques, cutanées mais pas de biospie de l'érythème noueux, musculaires, nerfs périphériques, hépatiques...). En l'absence de lésion cutanée, la moins invasive est la biopsie des glandes salivaires accessoires (BGSA).

■ **Question 8** (5 points)
Réponses EXACTES : A-D

Commentaires L'histologie de la sarcoïdose est un granulome gigantocellulaire sans nécrose caséeuse avec inflitrat lymphocytaire.

■ **Question 9** (10 points)
Réponse EXACTE : D

Commentaires Ca corrigé = Ca mesuré + (40 – albumine) x0, 02.

■ **Question 10** (10 points)
Réponses EXACTES : B-E

Commentaires Le granulome produit de la 1 -alpha-hydroxylase, ce qui induit une production endogène de calcitriol, lequel augmente l'absorption digestive de calcium.

■ **Question 11** (10 points)
Réponses EXACTES : B-C-E

Commentaires Il s'agit d'un Löfgren, sans sarcoïdose systémique. Il n'y a pas d'indication à une corticothérapie, seulement à un traitement symptomatique qui associe antalgiques, AINS, infiltrations si arthrite, et kinésithérapie.

■ **Question 12** (10 points)
Réponse EXACTE : A

Commentaires Les indications à une corticothérapie systémique en 1re intention sont : atteinte pulmonaire sévère, atteinte cardiaque, atteinte oculaire sévère (uvéite postérieure), atteinte neurologique, hypercalcémie sévère.

■ **Question 13** (5 points)
Réponses EXACTES : C-D-E

Commentaires Les indications à une corticothérapie systémique en 1re intention sont : atteinte pulmonaire sévère, atteinte cardiaque, atteinte oculaire sévère (uvéite postérieure), atteinte neurologique, hypercalcémie sévère.

■ **Question 14** (5 points)
Réponses EXACTES : A-B

Commentaires Les mesures à associer à la corticothérapie sont un régime hyposodé, hypoglucidique et hyperprotéiné. Dans le cas de la sarcoïdose, compte tenu de l'hypervitaminose D et de l'hypercalcémie, on ne supplémente pas en calcium et vitamine D.

■ **Question 15** (5 points)
Réponse EXACTE : A

Commentaires Le pronostic du syndrome de Löfgren est bon : évolution favorable dans les 2 ans.

ITEMS

N° 132 Thérapeutiques antalgiques, médicamenteuses et non médicamenteuses
N° 181 Réaction inflammatoire : aspects biologiques et cliniques. Conduite à tenir
N° 196 Douleur et épanchement articulaire. Arthrite d'évolution récente
N° 207 Sarcoïdose
N° 266 Hypercalcémie
N° 318 Principe du bon usage du médicament et des thérapeutiques non médicamenteuses
N° 321 Éducation thérapeutique, observance et automédication
N° 326 Prescription et surveillance des classes de médicaments les plus courantes chez l'adulte et chez l'enfant. Connaître pour chacune les mécanismes d'action de classe et des produits individuels, les principes du bon usage, les critères de choix d'un médicament en première intention, les causes d'échec, les principaux effets indésirables et interactions : AINS et corticothérapie

RECOMMANDATIONS ET CONFÉRENCE DE CONSENSUS

ANTÉRIORITÉ

ECN 2013, dossier 9
ECN 2015, dossier 5

Dossier 20 *Et pourtant pas de chute*

Énoncé

Mme F., 78 ans, se présente aux urgences pour une douleur du rachis dorsal survenue brutalement lorsqu'elle faisait son lit, la douleur irradie vers le sternum à gauche. Elle a une douleur invalidante qui l'empêche de se mettre debout et qui la gêne pour respirer. Elle a déjà fait une chute il y a 1 an, mais n'est pas tombée récemment. Elle a pour antécédent une cardiopathie ischémique, et a eu la pose d'un pacemaker en 2008 pour un BAV 3. Elle est hypertendue sous inhibiteur calcique et doit se faire opérer de la cataracte prochainement. Un bilan biologique fait aux urgences montre NFS : anémie 11,5 g/dl, fonction rénale normale, CRP négative.

1 Que pouvez-vous évoquer ?

a. Infarctus de myocarde
b. Spondylodiscite
c. Discopathie dégénérative
d. Fracture vertébrale
e. Hernie discale exclue

2 Que proposez-vous en première intention ?

a. Radiographies du rachis dorsolombaire
b. Scanner du rachis dorso-lombaire
c. IRM du rachis lombaire
d. Hémoculture
e. ECG

3 Voilà la radiographie de votre patiente, qu'en pensez-vous ?

☛ *Voir photo dossier, p. XIII*

a. Présence d'une fracture vertébrale du rachis dorsal
b. Présence de 2 fractures vertébrales du rachis dorsal
c. Présence de 3 fractures vertébrales du rachis dorsal
d. Présence de 4 fractures vertébrales du rachis dorsal
e. Présence de 5 fractures vertébrales du rachis dorsal

4 Que faites-vous ?

a. Hospitalisation
b. Repos au lit strict
c. Programmation d'une IRM du rachis dorso-lombaire
d. Instauration d'un traitement par bisphosphonates
e. Programmation d'un bilan d'ostéopathie fragilisante

5 **Dans la nuit, il est finalement fait un scanner du rachis dorso-lombaire et la patiente est hospitalisée en rhumatologie. Vous la retrouvez donc dans votre service à votre retour. Que pensez-vous du scanner ?**

☛ *Voir photo dossier, p. XIV*

a. Fractures vertébrales de D5
b. Fractures vertébrales de D11
c. Fractures vertébrales de L2
d. Fractures vertébrales d'allure secondaire
e. Fractures vertébrales d'allure ostéoporotique

6 **Quel bilan biologique proposez-vous à ce stade ?**

a. Calcium
b. Phosphore
c. Albumine
d. PTH 1-84
e. TSH

7 **Quel(s) est (sont) le(s) facteur(s) de risque d'ostéoporose à rechercher ?**

a. Ménopause avant 45 ans
b. Antécédent familial de fractures vertébrales au premier degré
c. Antécédent familial de fracture de l'extrémité supérieure du fémur au premier degré
d. Traitement par corticothérapie au long cours
e. Traitement par traitement hormonal substitutif

8 **Comment complétez-vous le bilan de votre patiente ?**

a. Questionnaire d'apport calcique
b. Dosage de la 1-25 OH vitamine D
c. Mesure de densité minérale osseuse
d. TDM TAP pour éliminer une néoplasie sous-jacente
e. IRM du rachis dorsolombaire à la recherche de fractures vertébrales récentes

9 **Le bilan biologique n'a pas permis de retrouver de cause d'ostéopathie secondaire en dehors d'une carence en vitamine D. Vous concluez donc à une ostéoporose fracturaire. Le résultat de densité minérale osseuse est le suivant : Tscore rachis -1,9, Tscore col du fémur -2,3. Qu'en pensez-vous ?**

a. Le résultat de la DMO élimine le diagnostic de fracture vertébrale secondaire à une ostéoporose primitive
b. Indication à un traitement anti ostéoporotique
c. Pas d'indication à un traitement anti ostéoporotique étant donné que le Tscore est >-2,5
d. Suspicion de fractures vertébrales en lien avec une localisation osseuse secondaire à une néoplasie sous-jacente
e. Indication à une scintigraphie osseuse à la recherche d'autres foyers fracturaires

10 **Vous décidez de débuter un traitement anti ostéoporotique. Le(s) quel(s) pouvez-vous débuter ?**

a. Raloxifene
b. Acide zoledronique
c. Teriparatide
d. Dénosumab
e. Alendronate

11 **Quelques semaines plus tard, votre patiente va mieux. Elle s'apprête à rentrer au domicile. Que lui conseillez-vous ?**

a. Supplémentation vitamino-calcique
b. Kinésithérapie
c. Programmer la chirurgie de la cataracte
d. Consultation en cardiologie pour contrôle du pace maker
e. Repos pour favoriser la cicatrisation des fractures vertébrales

12 **La voisine de votre patiente, âgée de 69 ans suive en rhumatologie pour une sciatique vous entend parler d'ostéoporose et vous demande si elle ne devrait pas également faire un bilan, en effet elle s'est cassée le poignet il y a 2 ans en tombant dans les escaliers. Elle n'a, par ailleurs pas d'autre antécédent notable et prend un traitement AINS à la demande pour ces lombalgies. Que lui répondez-vous ?**

a. Indication à un traitement anti ostéoporotique quels que soient les chiffres de densité minérale osseuse
b. Indication à un traitement anti ostéoporotique si Tscore col du fémur <-2,5
c. Indication d'une mesure de densité minérale osseuse
d. Indication à un bilan biologique d'ostéopathie fragilisante
e. Aucune prise en charge n'est nécessaire

13 **Elle vous montre le résultat de sa densité minérale osseuse prescrit par sa gynécologue. Qu'en pensez-vous ?**

☛ *Voir photo dossier, p. XIII*

a. Ostéodensitométrie normale pour l'âge
b. Ostéoporose du col fémoral
c. Ostéopénie rachidienne
d. Ostéoporose rachidienne
e. Indication à un traitement anti ostéoporotique

14 **Si cette même patiente s'était fracturée le poignet en tombant de sa hauteur, quelle aurait été votre réponse ?**

a. Indication à un traitement anti ostéoporotique quels que soient les chiffres de densité minérale osseuse
b. Indication à un traitement anti ostéoporotique si Tscore <-3 à au moins un des deux sites
c. Indication à un traitement anti ostéoporotique si Tscore <-3 en fonction du score de FRAX
d. Indication à un bilan biologique d'ostéopathie fragilisante
e. Aucune prise en charge n'est nécessaire

15 **Quelle(s) est (sont) la (les) indication(s) à la réalisation d'une densité minérale osseuse chez la femme ménopausée ?**

a. Antécédent de fracture sur traumatisme de faible cinétique
b. Ménopause avant 40 ans
c. Hyperthyroïde non suivie
d. Avant l'introduction d'un traitement hormonal substitutif
e. Au moment du diagnostic de ménopause

■ **Question 1** (10 points)

Réponses EXACTES : A-D

Commentaires Une douleur rachidienne brutale chez une patiente âgée doit toujours faire évoquer une fracture vertébrale. Chez cette patiente aux antécédents cardiaques ischémiques il ne faut pas oublier d'évoquer des causes de douleurs extrarachidiennes.

■ **Question 2** (5 points)

Réponses EXACTES : A-E

Commentaires En première intention, de simples radiographies suffisent pour rechercher une fracture vertébrale.

Un ECG pour éliminer une ischémie coronarienne.

■ **Question 3** (5 points)

Réponse EXACTE : C

Commentaires On retrouve 3 FV sur cette radiographie au niveau du rachis dorsal. On a également un doute sur une fracture du plateau supérieur de la deuxième vertèbre en partant du bas, mais il s'agit à ce niveau du rachis lombaire, L2. Pour se repérer, le dernier arc costal naît au niveau de T12.

■ **Question 4** (5 points)

Réponses EXACTES : A-E

Commentaires Pas d'indication à un repos strict au lit.

L'IRM du rachis n'est pas indiquée à ce niveau du dossier (elle pourrait être proposée afin de rechercher des arguments pour une fracture récente : signal inflammatoire de la vertèbre à l'IRM avant de discuter une cimentoplastie), mais elle est de toute façon contre indiquée chez votre patiente qui porte un pacemaker.

Un bilan d'ostéopathie fragilisante est, lui nécessaire.

Attention : pas d'instauration de traitement anti ostéoporotique avant confirmation de l'absence de cause d'ostéopathie fragilisante secondaire (exemple : en cas d'hyperparathyroïdie primitive et de fracture vertébrale, il existe une indication d'un traitement chirurgical contre indiqué si la patiente a reçu des bisphosphonates : risque d'hypocalcémie sévère).

■ **Question 5** (5 points)

Réponses EXACTES : B-C-E

Commentaires Présence de FV de D6, D11, D12 et L2.

Les fractures vertébrales sont d'allure porotique : pas de lyse corticale, pas d'épaississement des parties molles, tassement symétrique. TV entre D4 et L4.

■ **Question 6** (10 points)

Réponses EXACTES : A-B-C-E

Commentaires Le bilan d'ostéopathie fragilisante : Calcium, phosphore, albumine, TSH, EPP, 25 OH vitamine D.

On ne fait le dosage de la PTH 1-84 qu'en deuxième intention en cas d'anomalie du bilan phosphocalcique.

- **Question 7** (10 points)
  Réponses EXACTES : C-D

Commentaires Commentaire :

Facteurs de risque d'ostéoporose :

- ménopause avant 40 ans ;
- hypogonadisme prolongé ;
- hyperthyroïdie non suivie ;
- traitement par corticoïdes ;
- antécédent de fracture de l'extrémité supérieure du fémur au premier degré ;
- hyperparathyroïdie ;
- hypercorticisme ;
- IMC < 19.

- **Question 8** (5 points)
  Réponses CORRECTES : A-C

Commentaires Le questionnaire d'apport calcique est important pour poser l'indication d'une supplémentation calcique si les apports sont inférieurs aux recommandations selon le sexe et l'âge.

La vitamine D doit être dosée, mais pas le calcitriol (1, 25 OH vitamine D), mais le 25 OH vitamine D. L'IRM est toujours contre indiquée : pacemaker !!

- **Question 9** (10 points)
  Réponse EXACTE : B

Commentaires L'absence d'ostéoporose sur le DMO ne remet pas en cause le diagnostic de fracture ostéoporotique.

La présence d'une fracture vertébrale pose l'indication d'un traitement anti ostéoporotique. En effet les fractures vertébrales, de l'extrémité supérieure du fémur, de 3 côtes simultanées, de l'extrémité supérieure de l'humérus, du tibia proximal sont considérées comme des fractures sévères et nécessitent un traitement quel que soient les chiffres de DMO.

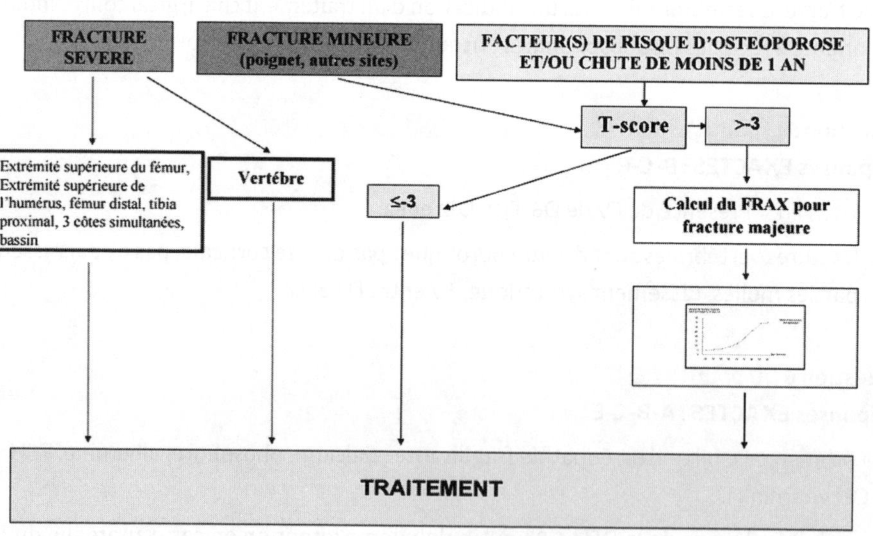

Question 10 (5 points)

Réponses EXACTES : B-C-E

Commentaires Il existe plus de 2 fractures vertébrales donc on peut traiter la patiente avec du tériparatide. Il est également possible de commencer un traitement par bisphosphonates en cas de contre-indication au tériparatide (ce qui n'est *a priori* pas le cas pour la patiente) ou en fonction du choix de la patiente (le tériparatide a en effet l'inconvénient d'être un traitement quotidien par voie sous-cutanée pendant 18 mois).

Le raloxifène est contre indiqué étant donné les antécédents cardiovasculaires de la patiente.

Le denosumab est indiqué en seconde intention en cas de contre-indication ou d'échec des bisphosphonates.

Question 11 (5 points)

Réponses CORRECTES : A- B-C

Commentaires Indication à une prévention des chutes pour cette patiente : kinésithérapie pour renforcer les muscles.

Chirurgie de la cataracte : les troubles visuels sont une cause classique de chute chez la personne âgée.

Pour cette patiente, il n'y a pas eu de chute, malaise, perte de connaissance donc cet événement n'a pas de lien avec la cardiopathie ischémique ou le pacemaker.

Pas de repos nécessaire, au contraire il faut éviter l'immobilisation qui aggrave la fonte musculaire et aggrave le risque de chute.

Tableau 3
Facteurs de risque de chutes.

Facteurs intrinsèques
Âge (plus de 80 ans)
Antécédent de chute dans l'année précédente
Troubles locomoteurs et neuromusculaires
Diminution de la force musculaire des membres inférieurs
Préhension manuelle réduite
Difficultés à la marche
Troubles de l'équilibre
Baisse de l'acuité visuelle
Baisse de l'audition
Prise de psychotropes
Polymédication (au-delà de 4)
Pathologies spécifiques
Maladie de Parkinson
Démences
Dépression
Séquelles d'accident vasculaire cérébral
Carence en vitamine D
Facteurs extrinsèques
Consommation d'alcool
Sédentarité
Malnutrition
Facteurs environnementaux
Habitat mal adapté (escaliers, tapis)
Utilisation ou non utilisation d'une aide à la marche
Environnement public (trottoirs irréguliers, surfaces glissantes)
Mauvaise utilisation ou non utilisation d'une canne
Facteurs socioéconomiques : éducation revenue, logement, intégration sociale

Corrigés

■ **Question 12** (10 points)
Réponse EXACTE : E

Commentaires Il s'agit d'une fracture traumatique donc il n'y a aucune indication à une mesure de DMO, de bilan d'ostéopathie fragilisante ou de traitement anti ostéoporotique. La définition de fracture sur un traumatisme de faible cinétique = chute de sa hauteur.

■ **Question 13** (5 points)
Réponse EXACTE : D

Commentaires Ostéoporose Tscore ≤ -2,5. Il n'y a pas de normes de DMO selon l'âge.

■ **Question 14** (5 points)
Réponses EXACTES : B-D

Commentaires La fracture du poignet est considérée comme non sévère. Le traitement anti ostéoportique est indiqué si Tscore <-3.

Si Tscore >-3, l'indication dépend du score de FRAX (qui évalue le risque de fracture à 10 ans).

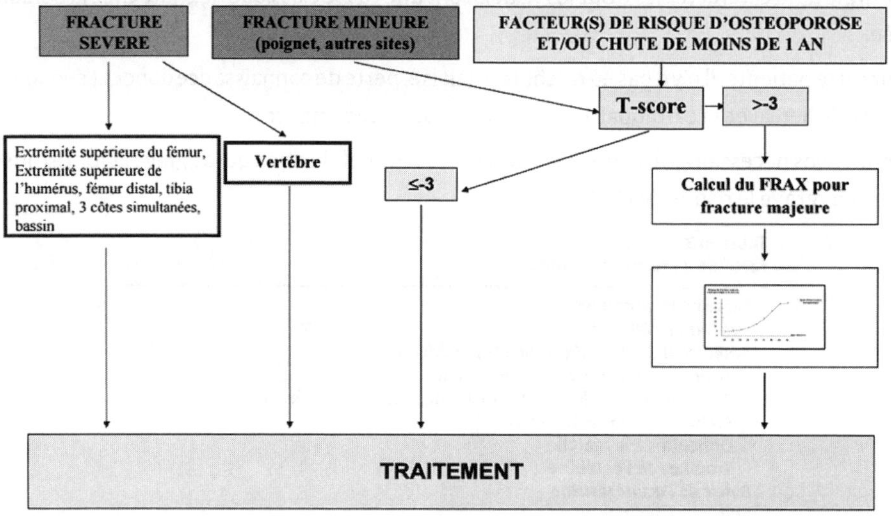

■ **Question 15** (5 points)

Réponses CORRECTES : A-B-C

Commentaires Indication de la mesure de DMO :

Indications remboursées de l'ostéodensitométrie biphotonique à rayons-X.

Pour un premier examen : dans la population générale, quels que soient l'âge et le sexe

En cas de signes d'ostéoporose : découverte ou confirmation radiologique d'une fracture vertébrale (déformation du corps vertébral) sans contexte traumatique ni tumoral évident ; antécédent personnel de fracture périphérique survenue sans traumatisme majeur (sont exclues de ce cadre les fractures du crâne, des orteils, des doigts, du rachis cervical)

En cas de pathologie ou traitement potentiellement inducteur d'ostéoporose : lors d'une corticothérapie systémique (de préférence au début) prescrite pour une durée d'au moins 3 mois consécutifs, à une dose > 7,5 mg/jour d'équivalent prednisone

Antécédent documenté de pathologie ou de traitement potentiellement inducteur d'ostéoporose : hypogonadisme prolongé (incluant l'androgénoprivation chirurgicale [orchidectomie] ou médicamenteuse [traitement prolongé par un analogue de la Gn-Rh]), hyperthyroïdie évolutive non traitée, hypercorticisme, hyperparathyroïdie primitive et ostéogenèse imparfaite

Chez la femme ménopausée (y compris pour les femmes sous traitement hormonal de la ménopause à des doses utilisées inférieures aux doses recommandées pour la protection osseuse), indications supplémentaires (par rapport à la population générale)

Antécédent de fracture du col fémoral sans traumatisme majeur chez un parent au 1er degré

Indice de masse corporelle < 19 kg/m²

Ménopause avant 40 ans, quelle qu'en soit la cause

Antécédent de prise de corticoïdes d'une durée d'au moins 3 mois consécutifs, à une dose > 7,5 mg/jour équivalent prednisone

ITEMS

N° 92 Rachialgie

N° 107 Troubles de la marche et de l'équilibre

N° 124 Ostéopathies fragilisantes

N° 326 Prescription et surveillance des classes de médicaments les plus courantes chez l'adulte et chez l'enfant. Connaître pour chacune les mécanismes d'action de classe et des produits individuels, les principes du bon usage, les critères de choix d'un médicament en première intention, les causes d'échec, les principaux effets indésirables et interactions : AINS et corticothérapie

N° 359 Fractures fréquentes de l'adulte et du sujet âgé

RECOMMANDATIONS ET CONFÉRENCES DE CONSENSUS

Actualisation 2012 des recommandations françaises du traitement médicamenteux de l'ostéoporose post-ménopausique. Site du GRIO

ANTÉRIORITÉS

ECN 2006, dossier 6

ECN 2008, dossier 1

ECN 2015, dossier 1

Dossier 21 *Une histoire de saucisse*

Énoncé

Monsieur F., 38 ans, consulte en rhumatologie pour des douleurs des mains, des pieds, du genou gauche et du rachis dorsolombaire. Ces douleurs existent depuis plusieurs années, elles prédominent la nuit et le matin au réveil. Il prend de l'Ibuprofène qui le soulage bien. M. F n'a pas d'antécédent particulier et travaille comme carreleur. L'examen clinique révèle des synovites des 2 genoux, des MCP 2 et 3 à droite, de l'IPD 4 gauche. Le 2e orteil droit est entièrement gonflé et très inflammatoire. On observe par ailleurs des lésions érythémato-squameuses sur les coudes, les lombes et les 2 genoux, il vous explique que les lésions des genoux sont majorées lorsqu'il passe beaucoup de temps à genoux sur ses chantiers.

1 Comment s'appelle la lésion du 2e orteil ?

a. Arthrite IPP
b. Arthrite IPD
c. Dactylite
d. Ténosynovite
e. Enthésite

2 Quelles sont les caractéristiques d'une douleur inflammatoire ?

a. Présence de réveils nocturnes
b. Douleurs prédominantes en 1re partie de nuit
c. Douleurs prédominantes en 2e partie de nuit
d. Douleurs aggravées à l'activité
e. Douleurs maximales en fin de journée

3 Quel est le diagnostic à évoquer ?

a. Polyarthrite rhumatoïde
b. Spondyloarthropathie
c. Spondylarthrite ankylosante
d. Rhumatisme psoriasique
e. Maladie de Behçet

4 Quels sont les arguments en faveur de ce diagnostic ?

a. Homme jeune
b. Travail manuel
c. Polyarthrite bilatérale et symétrique
d. Présence de lésions de psoriasis
e. Sensibilité des douleurs aux AINS

5 **Quels traitements pouvez-vous initier en 1re intention ?**

a. Méthotrexate
b. Léflunomide
c. Plaquenil
d. Salazopyrine
e. AntiTNFalpha

6 **Vous décidez d'introduire du méthotrexate. Quelles sont les contre-indications de ce traitement ?**

a. Quantiféron positif
b. Clairance < 30 ml/min
c. Clairance < 60 ml/min
d. Antécédent de cancer de moins de 5 ans
e. Insuffisance hépatique sévère

7 **Quelles sont les conditions de prise de ce traitement ?**

a. Prise sous forme orale
b. Prise sous forme sous-cutanée
c. Prise quotidienne
d. Prise hebdomadaire
e. Supplémentation acide folique le jour de la prise du Méthotrexate

8 **Quels sont les examens à demander de manière systématique avant d'initier un traitement par Méthotrexate ?**

a. ASAT ALAT
b. Créatinine
c. EFR
d. IDR et quantiféron
e. Sérologie VHB VHC

9 **Le patient revient vous voir 4 mois plus tard, il se plaint toujours de douleurs et de gonflements articulaires du genou gauche, du coude droit. L'examen clinique confirme la présence de plusieurs synovites. Le bilan biologique qu'il vous apporte montre : NFS normale, CRP 27 mg/l, ASAT, ALAT normales. Quels sont les signes cliniques évocateurs d'une arthrite du genou ?**

a. Signe du flot positif
b. Signe du rabot positif
c. Manœuvre de Patrick positive
d. Laxité antérieure
e. Présence d'un choc rotulien

10 **Que lui proposez-vous ?**

a. Arrêt du Méthotrexate et instauration d'une biothérapie
b. Poursuite du méthotrexate seul
c. Poursuite du méthotrexate associé à une biothérapie
d. Arrêt du Méthotrexate et instauration d'un autre immunomodulateur
e. Association de 2 immunomodulateurs

11 **Vous décidez de commencer un traitement par Enbrel© (Étanercept). À quelle famille appartient ce traitement ?**

a. Anti IL1
b. Anti CD20
c. Anti TNF alpha
d. Anti TNF beta
e. Interféron alpha

12 **Quelles sont les contre-indications absolues à ce traitement ?**

a. Âge > 75 ans
b. Clairance < 30 ml/min
c. Clairance < 60 ml/min
d. Antécédent de cancer de moins de 5 ans
e. Quantiféron positif

13 **Quels examens doit on réaliser avant de commencer ce traitement ?**

a. Sérologie VIH
b. TDM thoraco-abdomino-pelvien
c. IDR et quantiféron
d. Dosage PSA
e. Sérologies VHB, VHC

14 **Vous réalisez une IDR positive à 10 mm. Quelle est la conduite à tenir avant de commencer l'Étanercept ?**

a. Aucune : ce traitement est contre indiqué
b. Aucune : ce traitement peut être commencé d'emblée
c. Quadrithérapie antituberculeuse pendant 6 semaines
d. Bithérapie antituberculeuse pendant 3 mois
e. Quadrithérapie antituberculeuse 2 mois puis bithérapie pendant 4 mois

15 **Quels sont les arguments permettant d'éliminer le diagnostic de polyarthrite rhumatoïde chez ce patient ?**

a. Homme jeune
b. Atteinte axiale
c. Atteinte IPP
d. Atteinte IPD
e. Psoriasis associé

Question 1 (5 points)

Réponse EXACTE : C

Commentaires Une dactylite est un gonflement d'un orteil ou d'un doigt comprenant plusieurs atteintes parmi 1/2 arthrites, une ténosynovite de la gaine des tendons, une enthésite. Elle est communément appelée « doigt/orteil en saucisse ».

Question 2 (5 points)

Réponses EXACTES : A-C

Commentaires Les douleurs inflammatoires sont aggravées au repos et améliorées en activité, elles prédominent en 2e partie de nuit (entraînant des réveils nocturnes) et le matin, avec un dérouillage matinal.

Question 3 (5 points)

Réponse EXACTE : D

Commentaires Monsieur F a suffisamment d'arguments cliniques pour évoquer un rhumatisme psoriasique. Le rhumatisme psoriasique fait certes partie des spondylarthropathies, mais s'il n'y a ici qu'un seul diagnostic à donner il faut être plus précis.

Question 4 (5 points)

Réponses EXACTES : A-D-E

Commentaires Le terrain typique des spondyloarthopathies est l'homme jeune. Le psoriasis et la sensibilité aux AINS sont des critères diagnostiques dans les différents critères existants (ASAS, Amor, etc.).

Question 5 (10 points)

Réponses EXACTES : A-B-D

Commentaires Étant donné qu'il existe ici une atteinte périphérique, il faut introduire un traitement de fond immunomodulateur, qui peut être le Méthotrexate, le Léflunomide ou la Sulfasalazine.

Question 6 (5 points)

Réponses EXACTES : B-E

Commentaires Les contre-indications au méthotrexate sont l'insuffisance rénale avec clairance < 30 ml/min, une pneumopathie interstitielle sévère, une grossesse ou un projet de grossesse et une insuffisance hépatique sévère.

Question 7 (5 points)

Réponses EXACTES : A-B-D

Commentaires Le méthotrexate peut être pris indifféremment en forme orale ou sous-cutanée, et toujours en rythme hebdomadaire (1 prise par semaine, un jour fixe). Il doit systématiquement être associé à la prise d'acide folique à distance de la prise : en général 48 heures après.

■ **Question 8** (10 points)
Réponses EXACTES : A-B-E

Commentaires Le bilan pré-méthotrexate doit comporter : NFS, bilan hépatique, sérologies VHB et VHC, créatinine, radiographie thoracique et bêta-hCG chez la femme.

■ **Question 9** (5 points)
Réponses EXACTES : A- E

Commentaires Le signe du flot et le choc rotulien sont 2 signes cliniques d'épanchement du genou. Le signe du rabot est présent dans la gonarthrose fémoro-patellaire, la manœuvre de Patrick teste les articulations sacro-iliaques et la laxité antérieure est recherchée dans les lésions du pivot central.

■ **Question 10** (5 points)
Réponse EXACTE : C

Commentaires En cas d'échec du Méthotrexate après 3 mois bien conduit et en présence de signes d'activité de la maladie, on peut introduire une biothérapie. Dans la mesure du possible (lorsqu'il est bien toléré comme ici), le méthotrexate doit être poursuivi, notamment pour limiter l'immunogénicité des biothérapies.

■ **Question 11** (5 points)
Réponse EXACTE : C

Commentaires Les atiTNF alpha sont la plus grande classe de biothérapie. Les 4 plus fréquemment utilisés (et les plus anciens) sont l'infliximab (Remicade©), l'étanercept (Enbrel©), l'adalimumab (Humira©) et le certolizumab pegol (Cimzia©).

■ **Question 12** (10 points)
Réponse EXACTE : D

Commentaires Les contre-indications absolues aux biothérapies sont les infections actives, les antécédents de cancer de moins de 5 ans, l'insuffisance cardiaque sévère et l'antécédent personnel de sclérose en plaque.

■ **Question 13** (10 points)
Réponses EXACTES : A-C-E

Commentaires Le bilan pré-biothérapie doit s'appliquer après interrogatoire, examen clinique et bilan paraclinique à rechercher toute infection ou cancer, et surtout une tuberculose infection latente. Le bilan minimal comprend NFS, créatinine, bilan hépatique, sérologies VIH, VHB, VHC, IDR ± quantiféron, radiographie thoracique, ECBU, beta-hCG, ± radio ou scanner des sinus, ± panoramique dentaire, ± AAN.

■ **Question 14** (10 points)
Réponse EXACTE : D

Commentaires La présence d'un quantiféron positif ou d'une IDR positive sans signes cliniques de tuberculose fait suspecter l'existence d'une tuberculose infection latente. On doit alors instaurer une bithérapie antituberculeuse par Isoniazide + Rifampicine pour 3 mois, mais la biothérapie peut être débutée au bout de 3 semaines.

■ **Question 15** (5 points)

Réponses EXACTES : B-D

Commentaires Il n'y a jamais d'atteinte axiale lombaire dans la PR. Elle épargne également les IPD. La présence d'un psoriasis n'est pas franchement discriminante, car le psoriasis cutané et fréquent et peut être présent de façon concomitante à une PR.

ITEMS

N° 132	Thérapeutiques antalgiques, médicamenteuses et non médicamenteuses
N° 181	Réaction inflammatoire : aspects biologiques et cliniques. Conduite à tenir
N° 188	Pathologies auto-immunes : aspects épidémiologiques, diagnostiques et principes de traitement
N° 193	Spondylarthrite inflammatoire
N° 196	Douleur et épanchement articulaire. Arthrite d'évolution récente
N° 198	Biothérapies et thérapies ciblées
N° 318	Principe du bon usage du médicament et des thérapeutiques non médicamenteuses
N° 321	Éducation thérapeutique, observance et automédication
N° 326	Prescription et surveillance des classes de médicaments les plus courantes chez l'adulte et chez l'enfant. Connaître pour chacune les mécanismes d'action de classe et des produits individuels, les principes du bon usage, les critères de choix d'un médicament en première intention, les causes d'échec, les principaux effets indésirables et interactions : AINS et corticothérapie

RECOMMANDATIONS ET CONFÉRENCE DE CONSENSUS

Recommandations de la Société française de rhumatologie (SFR) pour la prise en charge en pratique courante des malades atteints de spondyloarthrite 2013

Recommandations EULAR pour la prise en charge du rhumatisme psoriasique 2015

2002- Prévention et prise en charge de la tuberculose en France. Synthèse et recommandations du groupe de travail du Conseil Supérieur d'Hygiène Publique de France

Fiches techniques d'utilisation des biothérapies : www.cri-net.com

ANTÉRIORITÉ

ECN 2010, dossier 6

ECN 2011, dossier 3

Dossier 22

Le charme discret de l'intestin !

Énoncé

Vous êtes interne aux urgences. Vous recevez Mme V., une femme âgée de 23 ans, qui consulte pour des douleurs inflammatoires de hanche droite.

1 **Parmi les propositions suivantes, quelle(s) est (sont) celle(s) faisant partie des diagnostics à évoquer chez cette patiente ?**

a. Coxarthrose
b. Ostéonécrose aseptique de la tête fémorale
c. Rhumatisme inflammatoire
d. Tumeur bénigne
e. Arthrite septique

2 **Quel(s) est (sont) le(s) signe(s) en faveur d'une atteinte isolée de l'articulation coxofémorale ?**

a. Roulé de hanche
b. Test de Fabre
c. Rotation interne contrariée
d. Palpation du grand trochanter
e. Bande ténocellulomyalgique

3 **L'examen clinique conclut à une atteinte isolée de l'articulation coxofémorale droite. La patiente est apyrétique. Parmi les propositions suivantes, quelle(s) est (sont) celle(s) faisant partie du bilan biologique réalisé aux urgences ?**

a. Anticorps antinucléaires
b. Hémogramme
c. CRP
d. Facteur rhumatoïde
e. Anticorps anti-CCP

4 **Vous réalisez des radiographies de hanche face et profil.**

Voir photo dossier, p. III

Parmi les propositions suivantes, quelle(s) est (sont) celle(s) vraie(s) au sujet de ces radiographies ?

a. Respect de l'interligne coxofémorale droite
b. Syndesmophytes
c. Absence de calcification intra-articulaire coxofémorale
d. Ostéosclérose sous-chondrale
e. Géodes sous-chondrales

5 **Une échographie de la hanche droite est réalisée retrouvant un épanchement qui est ponctionné. Voici les résultats de l'analyse du liquide articulaire : 3 000 globules blancs, dont 85 % de polynucléaires neutrophiles. L'examen à la lumière polarisée est sans particularité. L'examen direct est négatif. Parmi les propositions suivantes, quelle(s) est (sont) celle(s) vraie(s) ?**

a. Le liquide est puriforme
b. Le liquide est fluide
c. L'arthrite septique peut être éliminée à ce stade
d. Le liquide est inflammatoire
e. Le liquide est en faveur d'une arthrite cristalline

6 **La patiente est hospitalisée en service de rhumatologie. À l'interrogatoire, elle présente comme seul antécédent, une rectocolite hémorragique traitée par IMUREL, non contrôlé avec passage à une biothérapie envisagé. Le liquide articulaire est stérile en culture. L'examen clinique ne retrouve pas d'arthrite fluxionnaire, le reste est sans particularité. La patiente est apyrétique. Le bilan biologique retrouve une CRP à 3 mg/l et un bilan immunologique négatif (anticorps antinucléaires, anticorps anti-CCP et facteur rhumatoïde). Parmi les propositions suivantes, quelle(s) est (sont) celle(s) faisant partie des diagnostic(s) que vous évoquez chez cette patiente atteinte d'une arthrite de hanche ?**

a. Sclérodermie systémique
b. Arthrite septique
c. Maladie de Still
d. Polyarthrite rhumatoïde
e. Spondyloarthrite

7 **Vous évoquez une spondyloarthrite et décidez de doser le HLA-B27. Parmi les propositions suivantes, quelle(s) est (sont) celle(s) vraie(s) au sujet du HLA B27 ?**

a. C'est un allèle pathologique
b. Il est associé également à la polyarthrite rhumatoïde
c. Sa prévalence est estimée à 90 % des patients atteints de spondyloarthrite ankylosante
d. Tous les patients porteurs du HLA B27 souffrent de spondyloarthrite
e. Le consentement du patient est nécessaire pour réaliser ce test

8 **Vous évoquez une spondyloarthrite associée à une rectocolite hémorragique. Vous décidez de réaliser une infiltration de corticoïdes dans la hanche droite. Parmi les propositions suivantes, quelle(s) est (sont) celle(s) faisant partie des bonnes pratiques d'une infiltration ?**

a. Information du patient
b. Asepsie stricte lors du geste
c. 4 infiltrations maximum par an et site articulaire
d. Volume identique pour chaque articulation
e. Mise en charge de toute articulation portante recommandée après le geste

9 **Vous évoquez une spondyloarthrite associée à une rectocolite hémorragique. Vous recherchez des signes extra-articulaires. Parmi les propositions suivantes, quelle(s) est (sont) celle(s) faisant partie des signes extra-articulaires de la spondyloarthrite ?**

a. Sclérite
b. Papules de Gottron
c. Psoriasis
d. Urétrite
e. Conjonctivite

10 **Vous évoquez une spondyloarthrite associée à une rectocolite hémorragique. Vous recherchez des arguments pour une sacro-iliite ancienne ou actuelle. Parmi les propositions suivantes, quelle(s) est (sont) celle(s) vraie(s) au sujet des pygalgies de la spondyloarthrite ?**

a. Douleur pouvant être à bascule
b. Douleur radiculaire
c. Douleur neurogène
d. Reproduite aux manœuvres de cisaillement des sacro-iliaques
e. Irradiation possible en dessous du pli fessier

11 **Vous réalisez des radiographies du rachis lombaire face et profil et une incidence centrée sur les sacro-iliaques à la recherche d'une atteinte axiale de la spondyloarthrite.**

Voir photo dossier, p. IV

Parmi les propositions suivantes, quelle(s) est (sont) celle(s) vraie(s) au sujet de ces radiographies ?

a. Présence d'ostéophytes vertébraux
b. Respect de l'interligne des sacro-iliaques
c. Présence de syndesmophytes
d. Absence de pincement discal
e. Calcification de l'interligne sacro-iliaque

12 **Vous décidez d'introduire de l'adalimumab compte tenu de la contre-indication aux AINS et du non-contrôle de sa rectocolite hémorragique en accord avec son gastro-entérologue. Parmi les propositions suivantes, quelle(s) est (sont) celle(s) faisant partie du bilan biologique préthérapeutique des anti-TNFalpha ?**

a. Sérologie VIH
b. Sérologie CMV
c. Sérologie VHC
d. Quantiféron
e. Sérologie VHA

13 **Le quantiféron revient positif. Vous décidez d'instaurer une prophylaxie. Parmi les propositions suivantes, quelle(s) est (sont) celle(s) vraie(s) ?**

a. Une quadrithérapie peut être proposée
b. Une bithérapie associant isoniazide et rifampicine peut être proposée
c. Une monothérapie par éthambutol peut être proposée
d. La prophylaxie vise à prévenir l'infection tuberculeuse latente
e. La durée de la monothérapie est de 9 mois

14 **La patiente vous interroge sur les traitements non pharmacologiques de la spondyloarthrite. Parmi les propositions suivantes, quelle(s) est (sont) celle(s) vraie(s) ?**

a. Arrêt du tabac
b. Photoprotection
c. Kinésithérapie
d. Limitation de l'activité physique
e. Régime sans gluten

15 **Le traitement instauré est efficace. Vous revoyez la patiente à trois mois. Parmi les propositions suivantes, quelle(s) est (sont) celle(s) vraie(s) au sujet du suivi d'une spondyloarthrite ?**

a. Le DAS28 est utilisé pour le suivi
b. L'indice de Schöber est utilisé dans le suivi des spondyloarthrites périphériques
c. L'atteinte axiale peut être suivie par la mesure de l'ampliation thoracique
d. Il faut rechercher le nombre d'articulations gonflées
e. Il faut rechercher le nombre d'articulations douloureuses

■ **Question 1** (5 points)

Réponses EXACTES : C-D-E

Commentaires Les douleurs sont inflammatoires. Il faut évoquer une étiologie infectieuse, tumorale (bénigne ou maligne) ou inflammatoire.

■ **Question 2** (5 points)

Réponse EXACTE : A

Commentaires C'est la seule manœuvre en faveur d'une atteinte isolée de l'articulation coxofémorale. Le test de Fabre recherche une atteinte de l'articulation sacro-iliaque. La palpation du grand trochanter et la rotation interne contrariée douloureuses sont en faveur du syndrome douloureux du grand trochanter. La bande ténocellulomyalgique est en faveur d'une douleur projetée notamment du syndrome de la jonction thoracolombaire.

■ **Question 3** (5 points)

Réponses EXACTES : B-C

Commentaires Le bilan immunologique n'est pas à demander aux urgences.

■ **Question 4** (5 points)

Réponses EXACTES : A-C

Commentaires Ces deux radiographies sont normales.

■ **Question 5** (5 points)

Réponses EXACTES : B-D

Commentaires Le liquide est inflammatoire (>2 000 GB/mm³). Il est donc fluide. Un liquide puriforme a une cellularité supérieure à 10 000/mm³. L'examen au microscope à la lumière polarisée permet de visualiser les microcristaux. Ici, il est négatif. Il n'y a donc pas d'argument pour une arthrite microcristalline.

■ **Question 6** (10 points)

Réponse EXACTE : E

Commentaires Il n'y a pas d'argument pour une polyarthrite rhumatoïde (monoarthrite, bilan immunologique négatif), ni pour une sclérodermie (bilan immunologique négatif et clinique non compatible) et ni pour une maladie de Still (pas d'épisode de poussée fébrile, ni d'éruption cutanée). Les cultures stériles permettent d'éliminer l'arthrite septique à pyogène.

■ **Question 7** (5 points)

Réponse EXACTES : C-E

Réponse INDISPENSABLE : E

Commentaires C'est un allèle normal fortement associé à la spondyloarthrite (les mécanismes sont mal compris), mais toutes les personnes portant le HLA-B27 n'ont pas de spondyloarthrite. Il est associé seulement aux spondyloarthrites. Le consentement est obligatoire, car c'est un test génétique.

■ **Question 8** (5 points)
Réponses EXACTES : A-B-C

Commentaires Le volume injecté doit être adapté à la taille de l'articulation. Il est recommandé de réaliser une mise en décharge de toute articulation portante pendant 24 heures environ, ce qui renforce l'effet local par diminution de la diffusion systémique du corticoïde.

■ **Question 9** (10 points)
Réponses EXACTES : C-D-E

Commentaires La sclérite est associée à la polyarthrite rhumatoïde. Les papules de Gottron sont retrouvées dans la dermatopolymyosite. La conjonctivite et l'urétrite forment avec l'arthrite le syndrome de Fiessinger-Leroy-Reiter qui est la forme complète d'arthrite réactionnelle (une forme de spondyloarthrite).

■ **Question 10** (10 points)
Réponses EXACTES : A-D-E

Commentaires La douleur peut être soit unilatérale, soit bilatérale, soit à bascule. Elle est dénommée fessalgie, pygalgie ou sciatique tronquée. Elle n'est ni neurogène (pas de dysthésie ni de paroxysme douloureux) ni radiculaire (pas d'irradiation complète au membre inférieur, absence d'impulsivité à la toux). Il faut au moins trois manœuvres de cisaillement des sacro-iliaques positives pour poser le diagnostic.

■ **Question 11** (5 points)
Réponses EXACTES : B-D

Commentaires Ces radiographies sont normales.

■ **Question 12** (10 points)
Réponses EXACTES : A-C-D

Commentaires Le bilan préthérapeutique est à bien connaître. Les sérologies demandées sont VIH, VHB et VHC. Il faut également doser les anticorps antinucléaires, l'hémogramme, les transaminases et l'électrophorèse des protéines sériques.

■ **Question 13** (5 points)
Réponses EXACTES : B-E

Commentaires La prophylaxie antituberculeuse vise à prévenir la tuberculose maladie. C'est soit une monothérapie d'isoniazide de 9 mois, soit une bithérapie associant isoniazide et rifampicine pour 3 mois.

■ **Question 14** (5 points)
Réponses EXACTES : A-C

Commentaires L'arrêt du tabac est essentiel ainsi que la poursuite d'une activité physique régulière. La photoprotection ne concerne pas cette pathologie, car l'exposition solaire n'est pas un facteur aggravant, tout comme le régime riche en gluten.

■ **Question 15** (10 points)

Réponses EXACTES : C-D-E

Commentaires Le DAS 28 est utilisé dans la polyarthrite rhumatoïde. L'indice de Schöber et la mesure de l'ampliation thoracique sont utilisés dans le suivi des atteintes axiales.

ITEMS

N° 155 Tuberculose de l'adulte et de l'enfant

N° 193 Spondylarthrite inflammatoire

N° 196 Douleur et épanchement articulaires. Arthrite d'évolution récente

N° 198 Biothérapies et thérapies ciblées

RECOMMANDATIONS ET CONFÉRENCE DE CONSENSUS

Recommandations de la Société française de rhumatologie (SFR) pour la prise en charge en pratique courante des malades atteints de spondyloarthrite 2013

ANTÉRIORITÉ :

ECN 2010 Dossier n° 6

Dossier 23 *Un train peut en cacher un autre !*

Énoncé

Vous êtes rhumatologue libéral. Vous recevez Mme B., une femme âgée de 50 ans, pour des paresthésies du membre supérieur droit partant de la racine du membre jusqu'au bout des doigts apparues depuis trois mois.

1 Quel(s) diagnostic(s) évoquez-vous ?

a. Pathologie de la coiffe des rotateurs
b. Épicondylalgie
c. Syndrome du canal carpien
d. Névralgie cervicobrachiale
e. Syndrome du défilé cervico-thoraco-brachial

2 Une de vos hypothèses diagnostiques est le syndrome du canal carpien. Quel(s) est (sont) le(s) nerf(s) impliqué(s) dans ce syndrome ?

a. Médian
b. Ulnaire
c. Axillaire
d. Radial
e. Suprascapulaire

3 Parmi les propositions suivantes, quelle(s) est (sont) celle(s) faisant partie du territoire sensitif du nerf médian ?

a. Face palmaire des trois premiers doigts
b. Face dorsale des deuxième et troisième phalanges de l'index
c. Face palmaire de l'auriculaire
d. Éminence hypothénar
e. Face dorsale de l'auriculaire

4 Quelle(s) est (sont) le(s) manœuvre(s) positive(s) dans le syndrome du canal carpien ?

a. Yocum
b. Jobe
c. Phalen
d. Tinel
e. Neer

5 **Les manœuvres sont négatives. À l'interrogatoire, la patiente décrit des paresthésies prédominant en face interne du bras et l'avant-bras jusqu'aux 4e et 5e doigts. Quelle(s) est (sont) la (es) racine(s) touchée(s) ?**

a. C6
b. C8
c. C5
d. C7
e. T1

6 **Une de vos hypothèses est le syndrome du défilé cervico-thoraco-brachial. Vous recherchez des arguments à l'interrogatoire. Parmi les propositions suivantes, quelle(s) est (sont) celle(s) faisant partie de ce syndrome ?**

a. Symptômes majorés à l'élévation du membre supérieur
b. Symptômes améliorés en secouant la main
c. Céphalée occipitale
d. Recrudescence des symptômes la nuit
e. Symptômes améliorés par l'eau chaude

7 **La patiente des céphalées occipitales et des douleurs au niveau du trapèze droit. Quelle(s) est (sont) le(s) manœuvre(s) positive(s) dans le syndrome du défilé cervico-thoraco-brachial ?**

a. Zohlen
b. Morley
c. Gerber
d. Elvey
e. Roos

8 **Les manœuvres pour le syndrome du défilé cervico-thoraco-brachial sont positives. Quel(s) est (sont) l(es) examen(s) que vous prescrivez ?**

a. EMG
b. Radiographie du rachis cervical de 3/4
c. Scintigraphie osseuse
d. Échographie-doppler des carotides
e. Radiographies du rachis cervical de profil

9 **Vous réalisez des radiographies du rachis cervical.**

☛ *Voir photo dossier, p. VI*

Parmi les propositions suivantes, quelle(s) est (sont) celle(s) vraie(s) au sujet de ces radiographies ?

a. La radiographie de droite est une incidence 3/4
b. Il n'y a pas de rétrécissement foraminal cervical
c. Il n'y a pas de recul du mur postérieur
d. Il n'y a pas de fracture vertébrale
e. Il y a une côte surnuméraire

10 **L'EMG est normal. L'échographie-doppler est compatible avec un syndrome du défilé cervico-thoraco-brachial sur pince costo-claviculaire. Parmi les propositions suivantes, quelle(s) est (sont) L autre(s) étiologie(s) de ce syndrome ?**

a. Méga-apophyse transverse C7
b. Chondrocalcinose
c. Hypertrophie des scalènes
d. Traumatique
e. Diabète

11 **Parmi les propositions suivantes, quelle(s) est (sont) faisant partie du traitement du syndrome du défilé cervico-thoraco-brachial ?**

a. Colchicine
b. Antalgique
c. Chirurgie
d. Manipulations cervicales
e. Kinésithérapie

12 **Vous commencez initialement par un traitement médical avec notamment une kinésithérapie. Parmi les propositions suivantes, quelle(s) est (sont) celle(s) faisant partie des objectifs de la kinésithérapie ?**

a. Allongement musculaire
b. Détente musculaire
c. Rééducation respiratoire
d. Lutte contre les troubles trophiques
e. Reprogrammation proprioceptive oculo-cervicale

13 **Votre traitement est efficace. Quelques années plus tard, la patiente consulte pour des paresthésies des trois premiers doigts de la main droite. Les manœuvres de Tinel et de Phalen sont positives. Parmi les propositions suivantes, quelle(s) est (sont) celle(s) faisant partie des indications d'EMG dans un syndrome du canal carpien ?**

a. Avant infiltration
b. Présentation typique
c. En préopératoire
d. En diagnostic différentiel
e. En postopératoire si évolution défavorable

14 **Parmi les propositions suivantes, quelle(s) est (sont) celle(s) faisant partie des étiologies ?**

a. Goutte
b. Activités professionnelles
c. Hypothyroïdie
d. Brucellose
e. Ostéomalacie

15 **Parmi les propositions suivantes, quelle(s) est (sont) celle(s) faisant partie des indications du traitement médical ?**

a. Après un traitement chirurgical
b. Absence d'amyotrophie des muscles de l'éminence hypothénar
c. Absence d'atteinte axonale à l'EMG
d. Absence de trouble objectif de la sensibilité
e. En cas de résolution spontanée prévisible

■ **Question 1** (10 points)

Réponses EXACTES : C-D-E

Commentaires Ici, il faut évoquer un syndrome canalaire compte tenu des paresthésies du membre supérieur. Le syndrome du canal carpien peut donner parfois des présentations atypiques touchant parfois tous les doigts, ou plus rarement le versant ulnaire. Les douleurs peuvent remonter également jusqu'à l'épaule dans de rares cas.

■ **Question 2** (5 points)

Réponse EXACTE : A

Commentaires C'est le nerf médian. Cette question ne doit pas vous poser de problème.

■ **Question 3** (5 points)

Réponses EXACTES : A-B

Commentaires Le territoire sensitif du nerf médian regroupe la face palmaire des trois premiers doigts et de la moitié radiale de l'annulaire, de la face dorsale des deuxième et troisième phalanges de l'index, du majeur et de la moitié radiale de l'annulaire.

■ **Question 4** (5 points)

Réponses EXACTES : C-D

Réponses INDISPENSABLES : C-D

Commentaires La manœuvre de Phalen consiste en une flexion forcée du poignet pendant une minute. La manœuvre de Tinel est une percussion de la face antérieure du poignet. La manœuvre de Jobe est positive pour une tendinopathie du muscle sus-épineux. Les manœuvres de Yocum et Neer sont utilisées dans les conflits sous-acromiaux.

■ **Question 5** (5 points)

Réponses EXACTES : B-E

Réponses INDISPENSABLES : B-E

Commentaires Il faut bien connaître les racines nerveuses notamment pour les syndromes canalaires.

■ **Question 6** (5 points)

Réponses EXACTES : A-C

Commentaires Les autres symptômes sont en faveur d'un syndrome du canal carpien.

■ **Question 7** (10 points)

Réponse EXACTES : B-D-E

Commentaires La manœuvre de Morley est positive si la douleur est reproduite à la compression de l'apophyse transverse de C7 dans le creux sus-claviculaire. Celle d'Elvey consiste en une abduction à 90°/une rotation externe du membre supérieur, le poignet en extension et la tête du côté controlatéral. Dans celle de Roos, le patient a les épaules en abduction de 90°, les coudes fléchis à 90° (position « haut les mains »). Il doit exécuter des mouvements lents d'ouverture et de fermeture des mains. La manœuvre est positive si les symptômes réapparaissent en moins d'une minute. Les autres manœuvres sont celles d'Adson, d'Allen, de Wright, d'Eden et de Greenstone.

- **Question 8** (10 points)
Réponses EXACTES : A-B-E

Commentaires On peut proposer également une IRM du rachis cervical dans le diagnostic différentiel de la névralgie cervicobrachiale. L'échographie-doppler étudie la traversée cervico-thoraco-brachiale en statique et en dynamique.

- **Question 9** (5 points)
Réponses EXACTES : B-C-D

Commentaires La radiographie du milieu est une incidence de ¾, celle de droite est un profil. Il n'y a pas de côte surnuméraire (étiologie de syndrome du défilé cervico-thoraco-brachial).

- **Question 10** (5 points)
Réponses EXACTES : A-C-D

Commentaires On peut citer également la côte surnuméraire, les brides fibreuses reliant le dôme pleural aux apophyses transverses des vertèbres cervicales et les pathologies professionnelles.

- **Question 11** (5 points)
Réponses EXACTES : B-C-E

Commentaires Il faut réaliser en première intention le traitement médical (antalgiques et kinésithérapie).

- **Question 12** (5 points)
Réponses EXACTES : A-B-C

Commentaires La lutte contre les troubles trophiques est un objectif du traitement du syndrome douloureux régional complexe. La rééducation proprioceptive oculo-cervicale concerne les cervicalgies chroniques.

- **Question 13** (10 points)
Réponses EXACTES : C-D-E

Commentaires Ce sont les recommandations de l'HAS de 2013. Selon le tableau 57 des maladies professionnelles, il n'est pas nécessaire d'un EMG pour faire une déclaration de maladies professionnelles.

- **Question 14** (5 points)
Réponses EXACTES : A-B-C

Commentaires Il existe de nombreuses étiologies traumatiques, endocriniennes, rhumatismales ou par dépôts intracanalaires de microcristaux.

- **Question 15** (10 points)
Réponses EXACTES : C-D-E

Commentaires Ce sont les recommandations de l'HAS de 2013. Le traitement médical est à envisager avant le traitement chirurgical en l'absence de signes de gravité. L'amyotrophie touche les muscles de l'éminence thénar.

ITEMS

N° 93 Radiculalgie et syndrome canalaire

N° 118 Principales techniques de rééducation et de réadaptation

RECOMMANDATIONS ET CONFÉRENCE DE CONSENSUS

HAS 2013 – Syndrome du canal carpien : optimiser la pertinence du parcours patient.

ANTÉRIORITÉ :

Aucun dossier aux ECN

Dossier 24 *Une douleur testiculaire atypique !*

Énoncé

Vous êtes interne aux urgences. Vous recevez M. N., un homme âgé de 37 ans, qui consulte pour des douleurs testiculaires gauches apparues depuis quelques heures. Il craint une torsion testiculaire, un de ses amis en ayant fait une.

1 **Parmi les propositions suivantes, quel(s) est (sont) le(s) signe(s) clinique(s) en faveur d'une torsion testiculaire ?**

a. Signe de Prehn positif
b. Testicule ascensionné
c. Toucher rectal douloureux
d. Bourse sensible
e. Réflexe crémastérien aboli

2 **L'examen clinique est plus en faveur d'une orchite. À l'interrogatoire, le patient rapporte une fatigue, une perte de poids depuis 15 jours et des courbatures. Il n'a pas d'antécédent. Au moment où le patient se déshabille, vous remarquez des lésions purpuriques des jambes. Parmi les propositions suivantes, quelle(s) est (sont) celle(s) faisant partie des signes de gravité du purpura ?**

a. Fièvre
b. Arthralgies
c. Nécrose
d. Atteinte des muqueuses
e. Douleur abdominale

3 **Vous ne retrouvez pas de signe de gravité. Parmi les propositions suivantes, quelle(s) sont celle(s) en faveur d'un purpura vasculaire ?**

a. Infiltré
b. Nécrotique
c. Prédominant aux membres inférieurs
d. Atteinte des muqueuses
e. Associé à une thrombopénie

4 **Le patient vous informe également de douleurs abdominales évoluant depuis 15 jours. Elles sont épigastriques, à type de crampe, apparaissant après le repas (10 à 30 minutes), l'obligeant à diminuer ses apports alimentaires. Il n'existe pas de position antalgique. Il existe une perte de poids. L'abdomen est souple, dépressible, indolore. Quel(s) diagnostic(s) évoquez-vous ?**

a. Ulcère gastroduodénale
b. Reflux gastro-œsophagien
c. Angor mésentérique
d. Diverticulite sigmoïdienne
e. Cholécystite

5 **Lors de votre examen clinique, vous remarquez un déficit de la supination et de l'abduction du pouce droit. Les réflexes ostéotendineux tricipital et stylo-radial sont abolis. Il y a une hypoesthésie de la face dorsale de la main droite et de la face palmaire des trois premiers doigts gauches. Parmi les propositions suivantes, quelle(s) est (sont) l'(es)étiologie(s) possible(s) de ce tableau neurologique ?**

a. Myélopathie cervicarthrosique
b. Canal carpien bilatéral
c. Mononeuropathie multiple
d. Névralgie cervicobrachiale
e. Syndrome du défilé cervico-thoraco-brachial

6 **Voici les résultats du bilan réalisé aux urgences : Hb 11, 0 g/dL VGM 85 fL, leucocytes 17,5 g/l dont 12 g/l polynucléaires neutrophiles, plaquettes à 600 g/l et CRP à 56 mg/l. Parmi les propositions suivantes, quelle(s) est (sont) celle(s) vraie(s) au sujet de ce bilan biologique ?**

a. La CRP élevée est en faveur d'une infection bactérienne
b. La CRP élevée est en faveur d'une inflammation ancienne
c. L'hyperleucocytose est en faveur d'une hémopathie
d. La thrombocytose est en faveur d'une inflammation
e. L'anémie normocytaire est en faveur d'une anémie inflammatoire précoce

7 **Le patient est hospitalisé. Vous réalisez un bilan immunologique dont voici les résultats : anticorps antinucléaires positifs au 1/320ᵉ sans spécificité, ANCA négatifs, complément normal, anticorps antiphospholipides négatifs, cryoglobuline négative. Parmi les propositions suivantes, quelle(s) est (sont) celle(s) vraie(s) au sujet de ce bilan biologique ?**

a. Les anticorps antiphospholipides négatifs éliminent une vascularite lupique
b. Une cryoglobuline négative élimine une vascularite associée aux cryoglobulinémies
c. Le complément peut être normal dans le lupus
d. Les ANCA négatifs éliminent une vascularite à ANCA
e. Les anticorps antinucléaires positifs sont en faveur d'une connectivite

8 **En résumé, le patient présente un tableau associant orchite, mononeuropathie multiple, myalgie, purpura vasculaire, angor mésentérique et altération de l'état général. Quel(s) diagnostic(s) évoquez-vous ?**

a. Granulomatose avec polyangéite (ex-maladie de Wegener)
b. Granulomatose éosinophilique avec polyangéite (ex-maladie de Churg et Strauss)
c. Maladie de Behçet
d. Périartérite noueuse
e. Vascularite des cryoglobulinémies

9 **Vous évoquez le diagnostic de périartérite noueuse (PAN). Parmi les propositions suivantes, quelle(s) est (sont) celle(s) faisant partie des facteurs déclencheurs ?**

a. Infection par le VHB
b. Photoexposition
c. Régime au gluten
d. Tabac
e. Exposition à l'amiante

10 **Vous recherchez à votre examen clinique d'autres signes cutanés associés à la PAN. Parmi les propositions suivantes, quelle(s) est (sont) celle(s) faisant partie des signes cutanés associés à la PAN ?**

a. Lésions urticariennes
b. Nodules cutanés
c. *Livedo reticularis*
d. Sarcoïdes
e. Ulcération des jambes

11 **Hospitalisé depuis 48 heures, le patient présente une augmentation brutale de la créatininémie associée à une hypertension artérielle à 220/150 mmHg. Parmi les propositions suivantes, quelle(s) est (sont) celle(s) faisant partie des atteintes rénales de la PAN ?**

a. Glomérulaire
b. Vasculaire
c. Obstructive
d. Tubulaire
e. Interstitielle

12 **Quelle(s) exploration(s) demandez-vous pour explorer cette insuffisance rénale aiguë ?**

a. Échographie rénale
b. Urographie intraveineuse
c. Ponction-biopsie rénale
d. Protéinurie des 24 heures
e. Angiographie rénale

13 **Vous avez traité l'épisode d'insuffisance rénal. Vous réalisez un scanner abdominal pour explorer les douleurs digestives.**

☛ *Voir photo dossier, p. X*

Parmi les propositions suivantes, quelle(s) est (sont) celle(s) vraie(s) ?

a. La vertèbre est lombaire
b. La lésion marquée par la flèche est une calcification artérielle
c. Le temps d'injection est artériel
d. La structure notée 1 correspond au diaphragme
e. La structure notée 2 correspond à une tumeur

14 **Parmi les propositions suivantes, quelle(s) est (sont) celle(s) faisant partie des traitements habituels de la PAN ?**

a. Tocilizumab
b. Abatacept
c. Corticothérapie
d. Cyclophosphamide
e. Étanercept

15 **Votre traitement consiste en une corticothérapie et des bolus de cyclophosphamide. Parmi les propositions suivantes, quelle(s) est (sont) celle(s) vraie(s) au sujet interactions médicamenteuses avec les corticoïdes ?**

a. Diminue le risque d'ulcération des AINS
b. Majoration du risque de tendinopathie sous fluoroquinolone
c. Diminue l'efficacité de la contraception œstroprogestative
d. Augmentation de l'efficacité des anticonvulsivants
e. Diminution des concentrations en association avec la rifampicine

Question 1 (5 points)
Réponses EXACTES : B-D-E

Commentaires L'examen clinique permet de différencier la torsion testiculaire des autres diagnostics comme l'orchite. Il peut être étonnant d'avoir une question d'urologie dans un dossier de rhumatologie, mais la suite vous éclairera...

Question 2 (10 points)
Réponses EXACTES : A-C-D
Réponses INDISPENSABLES : A-C-D

Commentaires À connaître, car ce sont des situations urgentes notamment le purpura fulminans qui ne pardonne pas en cas de retard diagnostique. Les autres signes de gravité sont purpura extensif, ecchymotique, acral, avec signes hémorragiques.

Question 3 (5 points)
Réponses EXACTES : A-B-C

Commentaires La distinction entre purpura vasculaire et thrombopénique est fondamentale pour la recherche étiologique.

Question 4 (5 points)
Réponse EXACTE : C

Commentaires La symptomatologie est très évocatrice d'angor mésentérique.

Question 5 (10 points)
Réponse EXACTE : C

Commentaires Le tableau neurologique est une mononeuropathie multiple. En effet, il y a une atteinte pluritronculaire avec le nerf radial droit et le nerf médian gauche, donc canal carpien bilatéral impossible. L'atteinte radiculaire ne peut pas être retenue étant donné les réflexes ostéotendineux tricipital (C7) et stylo-radial (C8) sont atteints, éliminant les autres diagnostics.

Le défilé cervico-thoraco-brachial ne peut pas être retenu, car c'est une atteinte plexique.

Question 6 (5 points)
Réponses EXACTES : D-E

Commentaires On ne peut conclure qu'à un syndrome inflammatoire. Nous n'avons pas de résultat antérieur, donc nous ne pouvons pas dater le syndrome inflammatoire. L'hyperleucocytose est un signe d'inflammation.

Question 7 (5 points)
Réponse EXACTE : C

Commentaires La vascularite lupique ne s'intègre pas dans le syndrome des antiphospholipides, elle peut être présente en l'absence d'anticorps antiphospholipides.

Les ANCA ne sont pas toujours positifs dans les vascularites à ANCA.

Les anticorps antinucléaires positifs au 1/320e sont retrouvés dans 3 % de la population.

Une cryoglobulinémie négative n'élimine pas une vascularite associée aux cryoglobulinémies. En effet, il peut y avoir des faux négatifs.

Question 8 (10 points)
Réponse EXACTE : D

Commentaires L'ensemble du tableau est très évocateur de PAN notamment avec l'orchite et l'angor mésentérique.

Question 9 (5 points)
Réponse EXACTE : A

Commentaires L'association entre PAN et hépatite B est bien connue.

Question 10 (5 points)
Réponses EXACTES : B-C-E

Commentaires Les manifestations cutanées des vascularites sont souvent proches. Les sarcoïdes se trouvent dans la sarcoïdose.

Question 11 (5 points)
Réponse EXACTE : B

Commentaires La principale cause d'insuffisance rénale dans la PAN est liée à la survenue d'infarctus rénaux.

Question 12 (5 points)
Réponses EXACTES : A-D-E
Réponse INADMISSIBLE : C

Commentaires La ponction-biopsie rénale est contre-indiquée dans la PAN. En effet, les microanévrysmes peuvent se rompre et donner un hématome périrénal.

L'UIV n'est pas indiquée ici.

Question 13 (10 points)
Réponses EXACTES : A-C

Commentaires La vertèbre est lombaire, car la coupe passe par les deux reins. La lésion indiquée par la flèche est un anévrysme associé à un hématome (2). La PAN donne des anévrysmes et des hématomes. C'est une complication sévère.

Question 14 (10 points)
Réponses EXACTES : C-D

Commentaires Comme beaucoup de pathologies en médecine interne, la corticothérapie est une des thérapeutiques clés. Les biothérapies ne sont pas efficaces dans le traitement de la PAN.

Question 15 (5 points)
Réponses EXACTES : B-E

Commentaires Les interactions médicamenteuses sont à connaître. Les sujets thérapeutiques sont à la mode. Les corticoïdes majorent le risque d'ulcération des AINS, diminuent l'efficacité des anticonvulsivants et n'ont pas d'impact sur la contraception œstroprogestative.

ITEMS

N° 48 Pathologie génito-scrotale chez le garçon et chez l'homme
N° 90 Déficit moteur et/ou sensitif des membres
N° 94 Neuropathies périphériques
N° 181 Réaction inflammatoire : aspects biologiques et cliniques. Conduite à tenir
N° 189 Connaître les principaux types de vascularite systémique, les organes cibles, les outils diagnostiques et les moyens thérapeutiques
N° 211 Purpuras chez l'adulte et l'enfant
N° 260 Néphropathie vasculaire
N° 326 Prescription et surveillance des classes de médicaments les plus courantes chez l'adulte et chez l'enfant. Anti-inflammatoires stéroïdiens et non stéroïdiens.
N° 343 Insuffisance rénale aiguë -Anurie

RECOMMANDATIONS ET CONFÉRENCE DE CONSENSUS

HAS 2007 Vascularites nécrosantes systémiques Protocole National de Diagnostic et de Soins

ANTÉRIORITÉ

Aucun dossier aux ECN

Dossier 25

Des douleurs de dos inquiétantes !

Énoncé

Vous êtes interne aux urgences. Vous recevez Mme T., une femme âgée de 30 ans d'origine guinéenne, pour des dorsalgies hautes insomniantes, progressives avec réveils nocturnes et sueurs nocturnes, apparues depuis 4 mois. Les douleurs irradient dans les deux membres inférieurs (face interne de cuisse et de jambe et face externe de cuisse et de jambe).

1 **Parmi les propositions suivantes, quelle(s) est (sont) celle(s) vraie(s) au sujet de ses douleurs ?**

a. Douleur d'horaire inflammatoire
b. Pluriradiculaires
c. Évocatrices de lumbago
d. Symptomatiques
e. Aiguës

2 **La patiente vous informe également que sont apparues progressivement une faiblesse musculaire et une hypoesthésie des membres inférieurs. Actuellement, elle ne peut plus marcher et a des fuites urinaires. Votre examen clinique retrouve un déficit moteur des membres inférieurs à 0/5. Les réflexes ostéo-articulaires sont vifs, diffus, polycinétiques. Il y a des trépidations épileptoïques des pieds. L'hypoesthésie remonte jusqu'à l'appendice xiphoïdien. Parmi les propositions suivantes, quelle(s) est (sont) celle(s) vraie(s) au sujet du tableau neurologique présenté par la patiente ?**

a. Évocateur d'un syndrome de la queue de cheval
b. Patiente paraparétique
c. Niveau T6
d. Syndrome pyramidal bilatéral
e. Intégrité génito-sphinctérienne

3 **Parmi les propositions suivantes, quelle(s) imagerie(s) demandez-vous devant ce tableau de compression médullaire ?**

a. IRM
b. Scanner
c. Radiographies
d. Scintigraphie
e. PET-scanner

4 **Voici les résultats de l'IRM du rachis.**

☛ *Voir photo dossier, p. II*

Parmi les propositions suivantes, quelle(s) est (sont) celle(s) faisant vraie(s) ?

a. La séquence de droite est pondérée en T1
b. Il y a une fracture vertébrale de T5
c. Il y a une spondylodiscite T5-T6
d. Il y a un abcès prévertébrale
e. Il y a des anomalies de signal du cordon médullaire en T2 en regard de T4

5 **L'aspect de l'IRM rachidienne est en faveur d'une spondylodiscite infectieuse. Parmi les propositions suivantes, quelle(s) est (sont) celle(s) faisant partie du bilan étiologique ?**

a. NFS
b. CRP
c. Bilan hépatique
d. Ponction-biopsie disco-vertébrale
e. Écouvillon anal

6 **Voici les résultats de la ponction-biopsie disco-vertébrale.**

☛ *Voir photo dossier, p. II*

Parmi les propositions suivantes, quelle(s) est (sont) celle(s) vraie(s) au sujet de cette ponction-biopsie discovertébrale ?

a. Il y a présence d'un infiltrat inflammatoire
b. L'aspect est en faveur d'une tuberculose
c. La structure notée 1 correspond à de la nécrose caséeuse
d. L'aspect est en faveur d'une candidose
e. La structure notée 2 correspond à un amas de lymphocytes

7 **Le diagnostic de spondylodiscite tuberculeuse est posé. La patiente est originaire de Guinée. Parmi les propositions suivantes, quelle(s) est (sont) celle(s) faisant partie des zones de particulièrement à risque de multirésistance ?**

a. Brésil
b. Venezuela
c. Allemagne
d. Chine
e. Afrique du Sud

8 **Quelle(s) sérologie(s) est (sont) recommandée(s) chez cette patiente ?**

a. VIH
b. VHC
c. CMV
d. VHB
e. EBV

9 **Vous instaurez une quadrithérapie antituberculeuse. Parmi les propositions suivantes, quelle(s) est (sont) celle(s) faisant partie de cette quadrithérapie ?**

a. Streptomycine
b. Pyriméthamine
c. Rifampicine
d. Éthambutol
e. Isoniazide

10 **Parmi les propositions suivantes, quel(s) est (sont) le(s) traitement(s) que vous pouvez proposer ?**

a. Durée totale de traitement de 6 mois
b. Prise fractionnée par jour
c. Arrêt de l'éthambutol possible dans les deux premiers mois
d. Relais par une bithérapie
e. Prise pendant le repas

11 **Parmi les propositions suivantes, quelle(s) est (sont) celle(s) faisant partie du bilan préthérapeutique ?**

a. Uricémie
b. TP
c. Consultation ophtalmologique
d. Électrophorèse des protéines sériques
e. Transaminases

12 **Parmi les propositions suivantes, quelle(s) est (sont) celle(s) faisant partie des mesures associées au traitement antituberculeux ?**

a. Vérification des interactions médicamenteuses avec l'éthambutol
b. Ajout de vitamine B6
c. Déclaration obligatoire
d. Ajout de vitamine B12
e. Prise en charge à 100 %

13 **Vous réalisez la déclaration obligatoire. Parmi les propositions suivantes, quelle(s) est (sont) celle(s) vraie(s) ?**

a. Les infections de tuberculose latente chez l'enfant de moins 15 ans sont à déclarer
b. La notification est faite auprès de l'ARS
c. Les patients décédés ne sont pas à déclarer
d. La notification est nominative
e. Le signalement est anonyme

14 **Votre traitement est efficace. Parmi les propositions suivantes, quelle(s) est (sont) celle(s) faisant partie de la surveillance du traitement antituberculeux ?**

a. NFS
b. Deuxième consultation ophtalmologique à 6 mois
c. Surveillance initialement mensuelle
d. Créatininémie
e. Transaminases

15 **La patiente est paraplégique. Parmi les propositions suivantes, quelle(s) est (sont) celle(s) faisant partie des objectifs de la kinésithérapie ?**

a. Réduction de la rigidité musculaire
b. Lutte contre la spasticité
c. Entretien musculaire sus-lésionnel
d. Lutte contre l'hyperlordose thoracique
e. Verticalisation

■ **Question 1** (5 points)

Réponses EXACTES : A-B-D

Commentaires Les douleurs sont chroniques, car elles durent plus de 3 mois. Elles sont symptomatiques compte tenu de l'horaire inflammatoire et du caractère pluriradiculaire.

■ **Question 2** (10 points)

Réponses EXACTES : C-D

Réponse INADMISSIBLE : A

Commentaires C'est un tableau de compression médullaire T6 avec des signes pyramidaux, une paraplégie (testing < 3), un niveau sous-lésionnel et troubles génito-sphinctériens.

■ **Question 3** (10 points)

Réponse EXACTE : A

Réponse INDISPENSABLE : A

Commentaires Devant ce tableau de compression médullaire, une seule imagerie doit être demandée : l'IRM.

■ **Question 4** (10 points)

Réponses EXACTES : B-C-D

Commentaires Il y a également une fracture vertébrale de T6. L'aspect est évocateur de spondylodiscite tuberculeuse. La souffrance du cordon médullaire est en regard de T5.

■ **Question 5** (5 points)

Réponse EXACTE : D

Réponse INDISPENSABLE : D

Commentaires Ici, seule la ponction-biopsie disco-vertébrale fait partie du bilan étiologique.

■ **Question 6** (5 points)

Réponses EXACTES : A-B-C

Commentaires L'aspect est en faveur d'une tuberculose avec les granulomes giganto-cellulaires et la nécrose caséeuse.

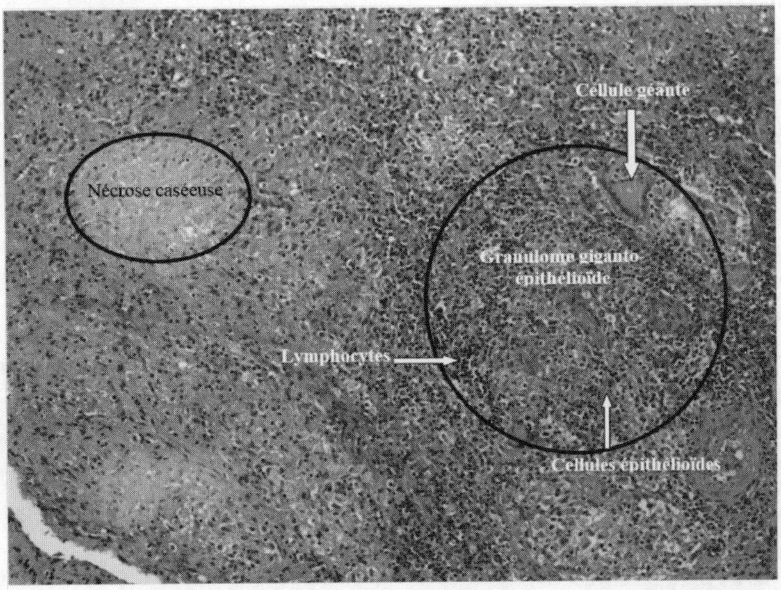

- **Question 7** (5 points)
Réponses EXACTES : D-E

Commentaires L'intitulé de l'item demande de connaître l'épidémiologie de résistance du BK. La Chine et Inde concentrent 50 % des cas mondiaux. En Europe de l'Est, ce sont surtout l'Estonie, la Lettonie, l'Ukraine, la Russie et la Moldavie. En Asie centrale, l'Azerbaïdjan, le Tadjikistan, l'Ouzbékistan et le Kazakhstan. En Afrique, c'est l'Afrique du Sud.

- **Question 8** (5 points)
Réponses EXACTES : A-B-D

Commentaires Elles sont proposées systématiquement, car il existe une association épidémiologique.

- **Question 9** (5 points)
Réponses EXACTES : C-D-E
Réponses INDISPENSABLES : C-D-E

Commentaires La streptomycine est en deuxième intention. Ce n'est pas le pyriméthamine, mais le pyrazinamide.

- **Question 10** (10 points)
Réponses EXACTES : A-C-D

Commentaires Seule l'indication neuro-méningée a une durée de 9 à 12 mois. Le traitement se prend en une seule prise à jeun. L'éthambutol peut être arrêté dans les deux premiers mois si la souche est sensible à l'isoniazide.

- **Question 11** (10 points)
Réponses EXACTES : A-C-E

Commentaires Le bilan préthérapeutique est à connaître. Il faut également doser la fonction rénale, rechercher une grossesse et faire les sérologies virales (VIH, VHB et VHC). La consultation ophtalmologique se compose d'un fond d'œil, d'un champ visuel et d'un contrôle de la vision des couleurs.

- **Question 12** (5 points)
Réponses EXACTES : B-C-E
Réponse INDISPENSABLE : C

Commentaires C'est la rifampicine qui est pourvoyeuse d'interactions médicamenteuses. La vitamine B6 est utilisée pour prévenir les neuropathies causées par l'isoniazide. Il faut évidemment toujours penser à la déclaration obligatoire dans le cadre d'une tuberculose.

- **Question 13** (5 points)
Réponses EXACTES : A-B

Commentaires Il faut déclarer toutes les tuberculoses maladies suspectées ou confirmées. La notification est anonyme et le signalement est nominatif.

■ **Question 14** (5 points)
Réponses EXACTES : A-D-E

Commentaires La consultation ophtalmologique est mensuelle. Pour la surveillance biologique, le Pilly recommande un suivi tous les 15 jours le premier mois puis à M2.

■ **Question 15** (5 points)
Réponses EXACTES : B-C-E

Commentaires La rigidité musculaire est dans le syndrome extra-pyramidal. Il faut lutter contre l'hyperCYPHOSE thoracique.

ITEMS

N° 92 Rachialgie
N° 93 Radiculalgie et syndrome canalaire
N° 153 Infections ostéo-articulaires (IOA) de l'enfant et de l'adulte
N° 155 Tuberculose de l'adulte et de l'enfant

RECOMMANDATIONS ET CONFÉRENCE DE CONSENSUS

2002 – Prévention et prise en charge de la tuberculose en France. Synthèse et recommandations du groupe de travail du Conseil Supérieur d'Hygiène Publique de France

ANTÉRIORITÉ

ECN 2009 Dossier n° 5

Dossier 26 — *Une épaule luxée ?*

Énoncé

Vous êtes interne aux urgences et vous recevez Madame V., 64 ans. Le motif d'entrée est suspicion de luxation de l'épaule droite. La patiente n'a pas d'antécédent particulier. L'examen clinique est très difficile, car la patiente ne vous laisse pas approcher son épaule tant la douleur est intense, mais vous retrouvez une déformation de l'épaule avec une tuméfaction à la face antérieure de l'articulation.

1 Que devez-vous faire avant d'envisager une réduction de luxation de l'épaule ?

a. Bilan biologique avec hémostase
b. Radiographie de l'épaule face et profil afin de confirmer la luxation
c. Antalgiques de palier adapté à la douleur
d. Radiographie de l'épaule face et profil à la recherche d'une fracture
e. Échographie de l'épaule afin de s'assurer de l'absence d'épanchement

2 Vous reprenez l'interrogatoire quelques minutes plus tard et Mme V vous dit ne pas être tombée, la douleur est apparue en quelques heures sans aucun facteur déclenchant. Elle a eu de la fièvre à son domicile à 38,5 °C. La radiographie ne montre pas de fracture ni de luxation et à l'examen vous retrouvez une tuméfaction à la face antérieure de l'épaule. Quel(s) diagnostic(s) évoquez-vous ?

a. Arthrite septique de l'épaule
b. Arthrite microcristalline de l'épaule
c. Tendinopathie de la coiffe des rotateurs
d. Tendinite calcifiante de l'épaule
e. Omarthrose

3 Le bilan biologique fait aux urgences retrouve NFS : 15 000 GB avec PNN 7 500/mm³, CRP : 45 mg/l, créatinine 62 µmol/l, calcium 2,40mmol/l, phosphore normal, uricémie 350 µmol/l. Que proposez-vous en urgence ?

a. Ponction articulaire de l'épaule
b. Scanner de l'épaule
c. IRM de l'épaule
d. Scintigraphie osseuse
e. Aucune de ces réponses n'est correcte

4 **Voilà la radiographie de la patiente. Que voyez-vous ?**

☛ *Voir photo dossier, p. XVIII*

a. Pincement de l'interligne gléno-huméral
b. Omarthrose
c. Diminution de l'espace sous acromial
d. Radiographie normale
e. Aucune de ses réponses n'est correcte

5 **Vous ponctionnez la patiente, l'analyse du liquide articulaire retrouve : 21 000 éléments, pas de cristaux, culture négative à 48 heures. Quel(s) diagnostic(s) suspectez-vous ?**

a. Arthrite septique de l'épaule
b. Tendinopathie du sus-épineux
c. Capsulite rétractile
d. Tendinite calcifiante de l'épaule
e. Arthrite microcristalline à cristaux d'hydroxyapatite

6 **Dans le cas d'une arthrite microcristalline à cristaux d'hydroxyapatite, quelle(s) est (sont) la (les) réponse(s) vraie(s) en ce qui concerne le liquide articulaire ?**

a. Mécanique
b. Inflammatoire
c. Présence de microcristaux d'hydroxyapatite en microscopie optique
d. Liquide stérile
e. Présence de microcristaux ayant le même aspect morphologique que les cristaux de pyrophosphate de calcium

7 **Vous proposez un traitement par AINS qui permet un soulagement rapide des douleurs. La patiente vous demande si un épisode similaire peut se reproduire et si un traitement permettrait de prévenir ce risque. Que lui répondez-vous ?**

a. Pas de risque de récidive
b. Risque de récidive d'un épisode similaire
c. Pas d'indication à un traitement préventif de nouvel épisode
d. Indication à un traitement préventif de nouvel épisode par Colchicine faible dose
e. Indication à une kinésithérapie en prévention d'un nouvel épisode

8 **Vous revoyez à votre consultation 3 mois plus tard Mme V, elle vous explique qu'elle n'a pas eu de douleur pendant 1 mois après le dernier épisode, mais que depuis plusieurs semaines, elle souffre à nouveau avec une douleur qui s'aggrave à la mobilisation de son épaule. Cette douleur est moins intense que la dernière fois, mais franchement invalidante. Que faites-vous dans votre examen clinique ?**

a. Recherche de signe de conflit sous acromial
b. Test de Yocum
c. Signe de Jobe
d. Signe de Phalen
e. Test de Hawkins

9 **Quel(s) tendon(s) fait (font) partie de la coiffe des rotateurs ?**

a. Sus-épineux
b. Triceps
c. Trapèze
d. Grand pectoral
e. Sous-scapulaire

10 **À l'examen clinique, vous n'avez pas de limitation des mobilités actives et passives, une douleur à la manœuvre de Jobe qui est par ailleurs bien tenue. Que suspectez-vous ?**

a. Tendinite du sus-épineux
b. Tendinite du sous-épineux
c. Capsulite rétractile
d. Rupture de la coiffe des rotateurs
e. Rupture du sus-épineux

11 **Quel(s) signe(s) clinique(s) doit (doivent) faire évoquer un conflit sous-acromial ?**

a. Test de Jobe
b. Signe de Hawkins
c. Signe de Yocum
d. Signe du flot
e. Test de Glibe

12 **Que retrouvez-vous à l'examen clinique d'une capsulite rétractile ?**

a. Limitation mobilités actives de l'épaule
b. Limitation mobilités passives de l'épaule
c. Aucune limitation des mobilités, mais douleur majorée en rotation interne
d. Aucune limitation de mobilités, mais douleur majorée en rotation externe
e. Épanchement de l'épaule

13 **Quel(s) est (sont) le(s) signe(s) clinique(s) évocateur(s) d'une rupture complète de la coiffe des rotateurs ?**

a. Limitation mobilités actives de l'épaule
b. Limitation mobilités passives de l'épaule
c. Aucune limitation des mobilités, mais douleur majorée en rotation interne
d. Aucune limitation des mobilités, mais douleur majorée en rotation externe
e. Épanchement de l'épaule

14 **Quel(s) est (sont) le(s) traitement(s) que vous proposez pour prendre en charge cet épisode ?**

a. Antalgiques
b. Lavage articulaire sous arthroscopie
c. Traitement chirurgical
d. Kinésithérapie
e. AINS

15 **Quel(s) est (sont) le(s) principe(s) de la prise en charge en kinésithérapie dans le cas d'une tendinite de la coiffe sur conflit sous acromial ?**

a. Entretien des mobilités articulaires
b. Renforcement musculaire
c. Travail de l'abaissement de la tête humérale
d. Travail de l'élévation de la tête humérale
e. Apprentissages de techniques d'auto rééducation

■ **Question 1** (5 points)
Réponses EXACTES : B-C-D

Commentaires Il est impératif avant d'envisager une réduction d'une luxation de l'épaule de faire un examen d'imagerie pour confirmer le diagnostic (la radiographie de profil permet de différencier une luxation antérieure et postérieure) et de vérifier l'absence de fracture qui contre indiquerait la réduction.

Pas d'intérêt du bilan biologique ou de l'échographie.

■ **Question 2** (10 points)
Réponses EXACTES : A-B-D

Commentaires Le cas de la patiente est épaule hyperalgique aiguë avec suspicion d'épanchement articulaire. Les hypothèses à évoquer sont :

- une arthrite septique, devant toute monoarthrite aiguë ;
- une arthrite microcristalline plutôt chondrocalcinose étant donné la localisation ;
- une tendinite calcifiante de l'épaule ;
- une omarthrose ou une tendinopathie de la coiffe donneraient un tableau douloureux d'installation plus progressive évoluant depuis plusieurs semaines, mois.

■ **Question 3** (10 points)
Réponse EXACTE : A

Commentaires L'urgence est de ponctionner l'épaule afin vérifier l'absence s'argument pour une arthrite septique. Les examens d'imagerie n'ont pas leur place à ce stade.

■ **Question 4** (5 points)
Réponse EXACTE : E

Commentaires Il n'y a pas de pincement, pas d'arthrose, pas de diminution de l'espace sous acromial.

La radiographie n'est pas normale, car on retrouve une calcification périarticulaire au niveau du sus-épineux.

■ **Question 5** (10 points)
Réponses EXACTES : D-E

Commentaires L'hypothèse est celle d'une tendinite calcifiante de l'épaule ou arthrite microcristalline à hydroxyapatite. La physiopathologie de cette atteinte est la présence d'une calcification péri articulaire, à l'épaule le plus souvent ou en péri trochantérien. La calcification peut se déliter dans l'articulation et provoquer un accès aigu hyperalgique avec présence de cristaux d'hydroxyapatite.

■ **Question 6** (5 points)
Réponses EXACTES : B-D

Commentaires Les cristaux d'hydroxyapatite ont la particularité de ne pas être détectés en pratique clinique, car non visible an microscopie optique (mais uniquement en microscopie électronique : non fait en pratique).

■ **Question 7** (5 points)
Réponses EXACTES : B-C

Commentaires La calcification se délite en partie, mais ne disparaît pas (dans la grande majorité des cas) donc il existe un risque de récidive homo ou controlatéral (calcification souvent bilatérale). Il n'existe aucun traitement préventif.

■ **Question 8** (10 points)
Réponses EXACTES : A-B-C-E

Commentaires Examen de l'épaule :

- évaluation des mobilités actives et passives ;
- recherche d'argument pour une atteinte des tendons de la coiffe (Jobe pour le sus-épineux, palm up test pour le long biceps, lift off test [test de Gerber] pour le sous-scapulaire, test de Patte pour le sous-épineux. En cas de perte de force on suspecte une rupture du tendon, en cas de manœuvre douloureuse [surtout pour le Jobe] une tendinite de la coiffe) ;
- recherche d'un conflit sousacromial (cf. question 10) ;
- recherche d'une atteinte de l'articulation acromio-claviculaire par palpation directe de l'articulation et cross body test.

Le test Phalen est utile pour le diagnostic de canal carpien

■ **Question 9** (5 points)
Réponses EXACTES : A-E

Commentaires Les tendons de la coiffe des rotateurs : le susépineux, le sous-épineux, le sous-scapulaire et le petit rond.

■ **Question 10** (5 points)
Réponse EXACTE : A

Commentaires La manœuvre de Jobe permet de détecter une atteinte du sus-épineux.

■ **Question 11** (5 points)
Réponses EXACTES : B-C

Commentaires Les manœuvres à réaliser à la recherche d'un conflit sous acromial sont le signe de Hawkins, Yocum et Neer.

■ **Question 12** (10 points)
Réponses EXACTES : A-B

Commentaires La capsulite rétractile donne une limitation des mobilités actives et passives en lien avec rétraction de la capsule articulaire de l'épaule.

Il est important avant de suspecter une capsulite de l'épaule de réaliser une radiographie afin d'éliminer une omarthrose qui peut expliquer alors les limitations de mobilités.

■ **Question 13** (5 points)
Réponse EXACTE : A

Commentaires La rupture de la coiffe provoque une limitation des mobilités actives, mais les mobilités passives sont conservées.

- **Question 14** (5 points)

Réponses EXACTES : A-D-E

Commentaires Tendinite de la coiffe des rotateurs, le traitement comporte des antalgiques, AINS à la demande et des séances de kinésithérapie.

Pas d'indication à un traitement chirurgical.

- **Question 15** (5 points)

Réponses EXACTES : A-B-C-E

Commentaires Le travail de l'abaissement de la tête humérale permet de limiter le frottement des tendons dans l'espace sous acromial.

ITEMS

N° 318 Principe du bon usage du médicament et des thérapeutiques non médicamenteuses
N° 194 Arthropathie microcristalline
N° 357 Lésions péri-articulaires et ligamentaires du genou, de la cheville et de l'épaule
N° 196 Douleur et épanchement articulaire. Arthrite d'évolution récente

RECOMMANDATIONS ET CONFÉRENCES DE CONSENSUS

HAS 2005 : Modalités de prise en charge d'une épaule douloureuse chronique non instable chez l'adulte

ANTÉRIORITÉ

Aucun Dossier aux ECN

Dossier 27 *Un mal de dos récurrent*

Énoncé

Mme B., 35 ans, vous consulte pour des douleurs du rachis dorso-lombaire évoluant depuis quelques mois. Elle a pour antécédent une thyroïdite d'Hashimoto et est actuellement traitée par Levothyrox. Ces douleurs du rachis prédominent la nuit et sont associées à des douleurs de la cheville gauche et du genou droit. La patiente rapporte des épisodes de gonflement du genou. Il existe un déverrouillage matinal de 45 minutes. À l'examen clinique, vous retrouvez un choc rotulien du genou droit, un gonflement de la cheville gauche et un syndrome rachidien à la charnière dorsolombaire.

1 Quel (s) diagnostic (s) évoquez-vous ?

a. Polyarthrite rhumatoïde
b. Spondylarthropathie axiale et périphérique
c. Rhumatisme psoriasique
d. Lupus érythémateux systémique
e. Arthrite réactionnelle

2 Quel(s) est (sont) le(s) examen(s) à faire lors de l'examen clinique pour explorer l'atteinte axiale ?

a. Signe de Lasègue
b. Manœuvre de Patrick
c. Indice de Schöber
d. Signe de la sonnette
e. Ampliation thoracique

3 Quel bilan radiologique faites-vous à visée diagnostique ?

a. Radiographies du rachis dorsolombaire face + profil
b. Radiographiques des épaules face en rotation neutre, rotation interne, rotation externe et profil
c. Scanner du rachis dorsolombaire
d. IRM du bassin
e. Scintigraphie osseuse

4 **Vous réalisez une IRM. De quelles séquences s'agit-il ? (de gauche à droite)**

☛ *Voir photo dossier, p. XVII*

a. IRM T1, T2
b. IRM T1, T1 avec injection de Gadolinium
c. IRM T1, T2 STIR
d. IRM T1, T1 STIR
e. IRM T1, T2 avec injection de Gadolinium

5 **Que voyez-vous sur cette IRM ?**

a. Mise au carré des vertèbres
b. Syndesmophytes
c. Enthésite
d. Lésions inflammatoires des coins de vertèbres
e. Lésions graisseuses des coins de vertèbres

6 **Quelle est la définition d'une sacro-iliite radiographique selon les critères de New York modifiés ?**

a. Sacro-iliite stade 1 bilatérale
b. Sacro-iliite stade 2 unilatérale
c. Sacro-iliite stade 2 bilatérale
d. Sacro-iliite stade 3 unilatérale
e. Sacro-iliite stade 3 bilatérale

7 **Voilà la radiographie du bassin de votre patiente.**

☛ *Voir photo dossier, p. XVII*

Qu'en concluez-vous ?

a. Sacro-iliite stade 2 bilatérale
b. Sacro-iliite stade 3 bilatérale
c. Pas d'anomalie des sacro-iliaque
d. Sacro-iliite stade 4 bilatérale
e. Sacro-iliite stade 5 bilatérale

8 **Votre patiente vous explique par ailleurs qu'elle a également de manière intermittente des douleurs de la plante du pied au niveau du talon dès qu'elle pose le pied par terre le matin au réveil. Comment pouvez-vous expliquer cette douleur ?**

a. Arthrite tibio-talienne
b. Dactylite
c. Enthésite de l'insertion du tendon d'Achille sur le calcanéum
d. Enthésite de l'insertion de l'aponévrose plantaire inférieure sur le calcanéum
e. Ténosynovite des tendons fléchisseurs du pied

9 **Quel(s) examen(s) proposez-vous afin d'explorer cette atteinte ?**

a. Échographie ostéo-articulaire
b. Radiographie du pied face + ¾
c. Radiographie des pieds profil
d. Scintigraphie osseuse
e. Scanner du pied

10 **Que recherchez-vous sur une radiographie du pied pour conforter votre diagnostic ?**

a. Érosion osseuse
b. Pincement de l'interligne articulaire tibio-talienne
c. Épine calcanéenne
d. Ostéophytes
e. Blindage calcanéen

11 **Quelle est votre prise en charge ?**

a. AINS
b. Méthotrexate
c. Imurel
d. Étanercept
e. Plaquenil

12 **Vous proposez à votre patiente une infiltration du genou, quelle(s) est (sont) la (les) contre-indication(s) ?**

a. Traitement antiagrégant plaquettaire
b. Traitement anticoagulant avec INR entre 2 et 3
c. Infection générale en cours
d. Infection au point de ponction
e. Insuffisance rénale sévère

13 **Deux ans plus tard, les douleurs rachidiennes de votre patiente récidivent, elle évalue sa douleur à 8/10 avec un dérouillage matinal de 2 heures. Elle est par ailleurs très fatiguée. La patiente ne présente pas de douleur ni de gonflement articulaire. Les différents AINS essayés par le médecin traitant de la patiente se sont avérés inefficaces. Elle vous rapporte une prise de sang qui montre : VS 52 mm, CRP 23 mg/l, fonction rénale et hépatique normales. Quel(s) traitement(s) pouvez-vous instaurer ?**

a. Étanercept
b. Cyclosporine
c. Léflunomide
d. Adalimumab
e. Imurel

14 **Vous décidez d'introduire un traitement par anti TNF alpha : sous quelle(s) condition(s) est-ce possible ?**

a. Maladie active : BASDAI > 20/100
b. Maladie active : BASDAI > 40/100
c. Maladie active BASFI > 40/100
d. Échec ou contre-indication d'un AINS
e. Échec ou contre-indication de 2 AINS

15 **Vous décidez de débuter un traitement par Enbrel. Quelle(s) est (sont) la (les) contre-indication(s) ?**

a. IDR > 5 mm
b. Cardiopathie ischémique
c. Antécédent de cancer en rémission depuis 3 ans
d. Antécédent personnel de sclérose en plaques
e. Syndrome inflammatoire biologique

■ **Question 1** (5 points)
Réponse EXACTE : B

Commentaires La patiente présente des douleurs inflammatoires axiale et périphérique associées à un tableau d'oligoarthrite asymétrique touchant plutôt les grosses articulations. Elle présente un tableau typique de Spondylarthropathie avec atteinte axiale et périphérique.

Le terrain est également évocateur, patiente jeune.

L'antécédent de thyroïdite auto immune orienterait plutôt vers une polyarthrite rhumatoïde ou un lupus érythémateux systémique (terrain auto-immun), mais il n'y a pas d'atteinte axiale dans ces deux pathologies.

L'absence de psoriasis élimine le diagnostic de rhumatisme psoriasique.

■ **Question 2** (5 points)
Réponses EXACTES : B-C-E

Commentaires Le signe de Lasègue explore une lombo-radiculalgie L5 ou S1.

La manœuvre de Patrick positive évoque le diagnostic de sacro-iliite.

L'indice de Schöber mesure la raideur rachidienne lombaire. Un indice de Schöber normal est > 10+ 3 cm.

Le signe de la sonnette est une douleur radiculaire déclenchée à la palpation du rachis. Sa présence oriente vers un conflit disco radiculaire.

L'ampliation thoracique mesure de l'enraidissement du rachis thoracique.

■ **Question 3** (10 points)
Réponses EXACTES : A-D

Commentaires Le bilan radiologique de l'atteinte axiale comporte :

- radiographies du rachis dorsolombaire F + P et du bassin : Ou cliché de de Sèze : cliché du rachis lombaire de face dans lequel doivent être présents la charnière dorsolombaire et le bassin avec les articulations coxofémorale = > afin d'évaluer l'atteinte structurale ;
- IRM du rachis et des sacro-iliaques à la recherche de signes inflammatoires évocateurs de SpA. Le bilan radiographique de l'atteinte périphérique comporte : des radiographies bilatérales et comparatives des articulations douloureuses et/ou gonflées

■ **Question 4** (10 points)
Réponse EXACTE : C

Commentaires T1 : liquide céphalorachidien en hyposignal, graisse en hypersignal.

T2 : liquide céphalorachidien en hypersignal, graisse en hypersignal.

T2 STIR : idem que T2, mais saturation du signal de la graisse donc liquide céphalorachidien en hypersignal, graisse en hyposignal.

L'injection de Gadolinium se fait sur la séquence T1.

■ **Question 5** (5 points)
Réponses EXACTES : C-D

Commentaires On ne voit pas sur cette IRM de mise au carré des vertèbres ni de syndesmophyte. Pour mémoire l'IRM n'est pas le meilleur examen pour étudier l'atteinte structurale osseuse : préférez la radiographie

L'enthésite (inflammation à l'insertion du ligament longitudinal antérieur ou postérieur) est montrée par les lésions inflammatoires (hyposignal T1, hypersignal T2, hypersignal STIR) des coins antérieurs et postérieurs des vertèbres.

Les lésions inflammatoires évoluent dans un second temps en lésions graisseuses : hypersignal T1, hypersignal T2, hyposignal STIR non visibles sur cette IRM.

- **Question 6** (5 points)
Réponses EXACTES : C-D-E

Commentaires Stade 1 : déminéralisation de l'os sous chondral aboutissant à un aspect de pseudo-élargissement de l'articulation.

Stade 2 : condensation de l'os sous chondral.

Stade 3 : érosions, élargissement ou ankylose partielle de l'articulation.

Stade 4 : ankylose totale de l'articulation sacro-iliaque.

La définition de la sacro-iliite radiographique selon les critères de New York modifiés est ≥ stade 2 bilatérale ou ≥ stade 3 unilatérale.

- **Question 7** (5 points)
Réponse EXACTE : D

- **Question 8** (5 points)
Réponse EXACTE : D

Commentaires Définition clinique de la talalgie dans la SpA.

Présence d'une douleur inflammatoire, c'est-à-dire présente aux premiers pas du matin et qui s'améliore au fur et à mesure de la journée.

Une talalgie inférieure correspond à une enthésite de l'insertion de l'aponévrose plantaire inférieure sur le calcanéum.

Une talalgie postérieure correspond à une enthésite de l'insertion du tendon achilléen sur le calcanéum.

- **Question 9** (5 points)
Réponses EXACTES : A-C

Commentaires La radiographie permet de rechercher une épine calcanéenne postérieure ou inférieure et à un stade plus avancé, un aspect de blindage calcanéen.

L'échographie permet de rechercher une inflammation (visible au doppler puissance) au niveau de l'insertion de l'enthèse sur l'os qui peut être associée à une érosion au niveau de cette insertion.

- **Question 10** (10 points)
Réponses EXACTES : A-C-E

Commentaires On recherche une érosion au niveau de la zone d'insertion de l'aponévrose plantaire inférieure ; un enthésophyte ou épine calcanéenne et un aspect de blindage calcanéen visible à un stade plus évolué.

■ **Question 11** (10 points)
Réponses EXACTES : A-B

Commentaires AINS en 1re intention associé à un DMARD, car atteinte périphérique : le Méthotrexate en 1re intention.

■ **Question 12** (10 points)
Réponses EXACTES : C-D

Commentaires La prise d'antiagrégants plaquettaires ne contre-indique pas les ponctions et infiltrations articulaires et rachidiennes :

- l'aspirine peut toujours être maintenue ;
- le plavix doit être remplacé par l'aspirine pour les infiltrations épidurales et coxofémorales. Recommandation HAS novembre 2013.

Un traitement anticoagulant bien équilibré ne contre-indique pas la ponction infiltration du genou (les infiltrations du rachis et coxo-fémorales sont, elles contre-indiquées sous anticoagulants).

Une infection en cours contre indique l'infiltration de corticoïdes étant donné le passage systémique des corticoïdes.

La présence d'une infection cutanée au point de ponction contre indique le geste, car il augmente le risque de contamination bactérienne pendant la ponction.

L'insuffisance rénale n'est pas une contre-indication à un traitement par corticoïdes par voie systémique ou articulaire.

■ **Question 13** (5 points)
Réponses EXACTES : A-D

Commentaires Indication d'une biothérapie. Il existe actuellement 5 antiTNF alpha : étanercept, adalimumab, infliximab, certolizumab et Golimumab.

■ **Question 14** (5 points)
Réponses EXACTES : B-E

Commentaires Fiches techniques et recommandations très utiles sur le site du cri (www.cri-net.com) pour toutes les indications des anti-TNF alpha, contre-indications, bilan prébiothérapie et surveillance.

En pratique, ils sont indiqués dans le cas d'une maladie certaine (critères de New York modifiés ou critères ASAS), active (BASDAI > 40/100), en échec du traitement conventionnel : 2 AINS différents donnés à posologie maximale pendant minimum 4 semaines pour l'atteinte axiale (recommandations ASAS et EULAR actualisées en 2010).

■ **Question 15** (5 points)
Réponses EXACTES : C-D

Commentaires Contre-indications des anti-TNF alpha :

- infections actives aiguës ou chroniques ;
- néoplasie ou hémopathie de moins de 5 ans ;
- insuffisance cardiaque classe III ou IV (NYHA) ;
- maladie démyélinisante ;
- grossesse et allaitement.

L'IDR > 5 mm ou d'un quantiféron positif n'est pas une contre-indication, mais nécessite l'instauration d'un antibioprophylaxie anti tuberculeuse.

ITEMS

N° 193 Spondylarthrite inflammatoire

N° 196 Douleur et épanchement articulaires. Arthrite d'évolution récente

N° 198 Biothérapies et thérapies ciblées

N° 326 Prescription et surveillance des classes de médicaments les plus courantes chez l'adulte et chez l'enfant. Connaître pour chacune les mécanismes d'action de classe et des produits individuels, les principes du bon usage, les critères de choix d'un médicament en première intention, les causes d'échec, les principaux effets indésirables et interactions : AINS et corticothérapie

RECOMMANDATIONS ET CONFÉRENCES DE CONSENSUS

Recommandations de la Société française de rhumatologie (SFR) pour la prise en charge en pratique courante des malades atteints de spondyloarthrite, 2014

Fiches techniques d'utilisation des biothérapies : www.cri-net.com

Antiagrégants plaquettaires : prise en compte des risques thrombotique et hémorragique pour les gestes percutanés chez le coronarien. Recommandations HAS 2013

ANTÉRIORITÉ

ECN 2010, dossier 6

Dossier 28 *Une mauvaise chute*

Énoncé

Vous êtes appelés par vos collègues orthopédistes pour voir Mme R., 78 ans, qui a eu il y a quelques jours un traitement chirurgical pour une fracture du col du fémur gauche suite à une chute de sa hauteur dans son jardin. Ils se demandent en effet s'il faut traiter cette patiente avec un traitement contre l'ostéoporose pour éviter une nouvelle fracture.

1 Qu'en pensez-vous ?

a. Oui, il y a une indication à débuter un traitement anti ostéoporotique
b. Non, il faut 2 fractures avant de débuter un traitement anti ostéoporotique
c. Non, après 75 ans il n'y a pas d'indication à débuter un traitement anti ostéoporotique
d. Peut-être, cela dépendra du chiffre de densité minérale osseuse
e. Non, la fracture du col du fémur n'est pas une indication à commencer un traitement ostéoporotique étant donné qu'il s'agit d'une fracture traumatique.

2 La patiente a déjà eu une mesure de la densité minérale osseuse qui retrouve. Tscore rachis -2,1 ; Tscore col du fémur -2,4. Qu'en pensez-vous ?

a. Pas d'indication à débuter un traitement anti ostéoporotique, car il est indiqué uniquement en cas de Tscore <-2,5 sur le site de la fracture
b. Pas d'indication à débuter un traitement anti ostéoporotique, car il est indiqué uniquement en cas de Tscore <-2,5 à au moins un site
c. Pas d'indication à débuter un traitement anti ostéoporotique, car il est indiqué uniquement en cas de Tscore <-2,5 à tous les sites
d. Indication à un traitement anti ostéoporotique, car Tscore <-2
e. Indication à un traitement anti ostéoporotique quels que soient les chiffres de densité minérale osseuse

3 Quel bilan prescrivez-vous en première intention ?

a. Calcémie
b. PTH 1-84
c. Créatinine
d. Calcémie ionisé
e. Albumine
f. PTH rp

4 **Votre patiente vous montre un bilan prescrit par son médecin traitant il y a quelques semaines : NFS : GB 5 900/mm³, Hb : 11,1 g/dl, créatinine 63µmol/l, calcium : 2,55 mmol/l, phosphore 0,68 mmol/l'albumine : 32 g/l, PTH 1-84 : 16 pmol/l (N : 4-17). Calculez la calcémie corrigée.**

a. 2,35 mmol/l
b. 2,65 mmol/l
c. 2,75 mmol/l
d. 2,85 mmol/l
e. Nous n'avons pas les données nécessaires pour la calculer

5 **Que vous évoque ce bilan biologique ?**

a. Hypercalcémie d'origine maline
b. Bilan phosphocalcique normal
c. Hypercalcémie en lien avec une hyperparathyroïdie primaire
d. Hypercalcémie en lien avec une hyperparathyroïdie secondaire
e. Autre cause d'hypercalcémie

6 **Quelle(s) est (sont) les causes d'hyperparathyroïdie secondaire ?**

a. Carence en vitamine D
b. Adénome parathyroïdien
c. Sécrétion anormale de PTHrp
d. Insuffisance rénale chronique
e. Hypocalcémie chronique

7 **Devant cette suspicion d'hyperparathyroïdie primaire, quel bilan faites-vous ?**

a. Échographie parathyroïdienne
b. Scintigraphie osseuse
c. Scintigraphie au MIBI
d. Exploration chirurgicale des glandes parathyroïdes
e. Aucun examen n'est nécessaire

8 **Vous confirmez la présence d'un adénome parathyroïdien, quelle(s) est (sont) la (les) indication(s) chirurgicale(s) ?**

a. Âge > 65 ans
b. Calcémie > 2,75 mmol/l
c. Présence d'un adénome parathyroïdien à l'échographie
d. Tscore < -2,5
e. Phosphore < 0,6 mmol/l

9 **Vous reprenez l'interrogatoire de votre patiente qui se plaint également de lombalgies depuis plusieurs semaines apparues brutalement, mais sans facteur déclenchant retrouvé. Que suspectez-vous ?**

a. Fractures vertébrales
b. Myélome multiple avec atteinte osseuse
c. Métastases vertébrales d'un cancer solide
d. Présence d'une tumeur osseuse secrétant de la parathormone
e. Arthrose inter apophysaire postérieure

10 **Voilà la radiographie de la patiente.**

Voir photo dossier, p. XV

Qu'en pensez-vous ?

a. Fracture vertébrale de L1
b. Fracture vertébrale de L4
c. Fracture vertébrale d'allure porotique
d. Fracture vertébrale suspecte de néoplasie
e. Aucune réponse n'est exacte

11 **Quel(s) est (sont) le(s) argument(s) qui doit (doivent) faire évoquer une fracture d'origine néoplasique ?**

a. Fracture vertébrale galette
b. Recul du mur postérieur
c. Déshydratation discale
d. Tassement d'allure symétrique
e. Fracture d'une vertèbre lombaire

12 **Si vous n'aviez pas trouvé de cause à l'ostéopathie de votre patiente, quel(s) traitement(s) auriez-vous proposé ?**

a. Alendronate
b. Teriparatide
c. Dénosumab
d. Acide zolédronique
e. Raloxifène

13 **Si vous aviez retrouvé 3 fractures vertébrales, qu'auriez-vous pu proposer ?**

a. Alendronate
b. Teriparatide
c. Dénosumab
d. Acide zolédronique
e. Raloxifène

14 **Quelle(s) est (sont) la (les) contre-indication(s) des bisphosphonates par voie intraveineuse ?**

a. Insuffisance rénale sévère
b. Hypercalcémie
c. Antécédent d'œsophagite
d. Hypophosphorémie
e. ACFA réduite

15 **Vous prescrivez finalement du Risédronate 35 mg par semaine. Quel(s) conseil(s) lui donnez-vous ?**

a. À prendre au milieu du repas
b. À prendre en même temps que son comprimé de calcium
c. À prendre à jeun
d. Se pas s'allonger 30 minutes après la prise
e. À prendre avec de l'eau minérale

■ **Question 1** (10 points)
Réponse EXACTE : A

Commentaires En cas de fracture sévère il y a une indication à débuter un traitement anti ostéoporotique.

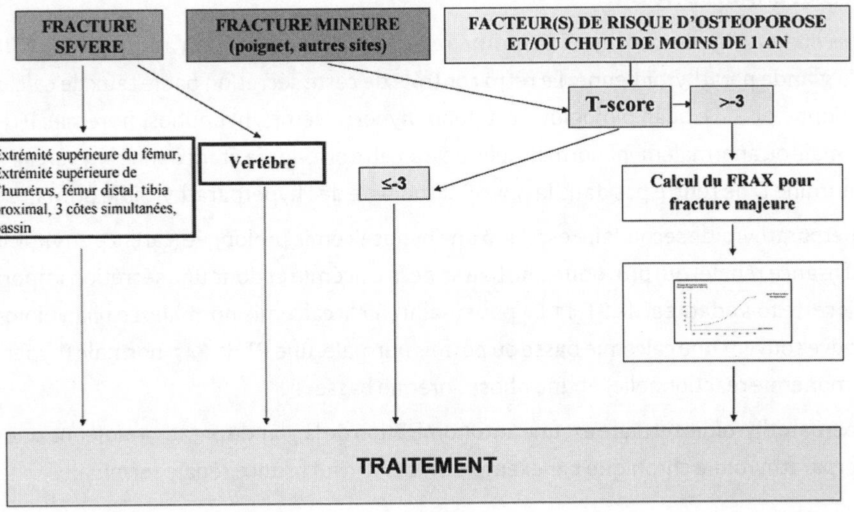

■ **Question 2** (5 points)
Réponse EXACTE : E

Commentaires Cf. commentaire précédent.

■ **Question 3** (5 points)
Réponses EXACTES : A-C-E

Commentaires Bilan de première intention devant une ostéopathie fragilisante :

- NFS, VS ;
- calcium, albumine, phosphore ;
- créatinine, clairance de la créatinine ;
- 25 OH vitamine D ;
- EPP ;
- TSH.

La PTH 1-84 ne sera prescrite qu'en cas d'anomalie du bilan phosphocalcique initial.

La PTH rp uniquement en cas de tableau biologique évocateur d'hyperparathyroïdie primitive avec une PTH 1-84 basse.

■ **Question 4** (10 points)
Réponse EXACTE : C

Commentaires Calcium corrigé = calcium + (40 – Albumine)/40.

■ **Question 5** (10 points)
Réponse EXACTE : C

Commentaires L'hyperparathyroïdie primaire est due à une sécrétion anormale de PTH 1-84 par la glande parathyroïdienne. Le rétro contrôle de cette sécrétion par le taux de calcium ne fonctionne plus. Le bilan biologique est donc : hypercalcémie, hypophosphorémie, PTH 1-84 > normale ou anormalement normale (elle devrait être effondrée étant donné l'hypercalcémie).

■ **Question 6** (5 points)
Réponses EXACTES : A-D-E

Commentaires L'hyperparathyroïdie primaire est due à une sécrétion anormale de PTH 1-84 par la glande parathyroïdienne. Le rétro contrôle de cette sécrétion par le taux de calcium ne fonctionne plus. Le bilan biologique est donc : hypercalcémie, hypophosphorémie, PTH 1-84 > normale ou anormalement normale (elle devrait être effondrée étant donné l'hypercalcémie). La vitamine D ne rentre pas dans la physiopathologie de l'hyperparathyroïdie primaire.

L'hyperparathyroïde secondaire est due à une hypocalcémie prolongée (carence en vitamine D, insuffisance rénale) qui provoque une baisse de la calcémie et donc une sécrétion importante (mais cette fois adaptée) de PTH 1-84 pour maintenir la calcémie normale. Le bilan biologique retrouve souvent une calcémie basse ou parfois normale, une PTH1-84 > normale (hyper parathormonémie réactionnelle) et une phosphorémie basse.

L'hyperparathyroïdie tertiaire est une autonomisation de la glande parathyroïdienne due à une hyperparathyroïdie chronique par exemple en cas d'insuffisance rénale terminale.

■ **Question 7** (5 points)
Réponses EXACTES : A-C

Commentaires Bilan à la recherche d'un adénome : scintigraphie au MIBI et échographie des parathyroïdes.

Si ce bilan est normal et en cas d'indication chirurgicale, on peut être amené à faire une chirurgie exploratrice à la recherche de l'adénome parathyroïdien.

■ **Question 8** (5 points)
Réponses EXACTES : B-D

Commentaires Indication chirurgicale devant hyperparathyroïdie primaire.

Recommandations SFE 2004 :

- âge < 50 ans ;
- symptômes cliniques ou atteintes tissulaires liés à l'hypercalcémie (lithiase urinaire, néphrocalcinose, signes osseux) ;
- hypercalcémie > 2,75 mmol/l ;
- calciurie > 400 mg/24 heures ;
- clairance < 60 ml/mn (plutôt MDRD ou Cockcroft) ;
- DMO <-2,5 à n'importe quel site.

■ **Question 9** (5 points)
Réponse EXACTE : A

Commentaires Le contexte (ostéoporose fracturaire), l'apparition brutale des douleurs font évoquer une fracture vertébrale. Il n'est pas rare de ne trouver aucun facteur déclenchant. L'arthrose postérieure est très fréquente, mais le mode d'apparition des douleurs n'est pas évocateur.

L'hypercalcémie est due à un adénome parathyroïdien, nous ne suspectons qu'à ce stade plus d'hypercalcémie maligne.

Question 10 (5 points)

Réponse EXACTE : E

Commentaires La radiographie est normale, il n'y a pas de fracture vertébrale.

Question 11 (10 points)

Réponses EXACTES : B-D

Commentaires Les signes radiologiques orientant vers une fracture pathologique sont :

- ostéolyse localisée corticale ou trabéculaire ;
- fracture tassement asymétrique de face ;
- recul ou convexité du mur postérieur ;
- fracture au-dessus de T5 ;
- vertèbre borgne (atteinte du pédicule).

La déshydratation discale est un signe de discopathies dégénératives.

Question 12 (10 points)

Réponses EXACTES : A-D

Commentaires Indication à commencer un traitement par bisphosophonates (Alendronate, Acide zolédronique ou Risédronate). Le Dénosumab (inhibiteur du Rank-L) est indiqué en seconde intention en cas d'échec ou de contre-indication aux bisphosphonates.

Le Tériparatide, analogue de la PTH n'est remboursé qu'à partir de 2 fractures vertébrales.

Le Raloxifène ne permet pas la prévention des fractures périphériques donc pas indiqué chez cette patiente avec un antécédent de fracture du col du fémur.

Question 13 (5 points)

Réponses EXACTES : A-B-D

Commentaires En présence de plus de 2 fractures vertébrales, indication à commencer un traitement par Tériparatide, celui-ci sera suivi après 18 mois d'un traitement par des bisphosphonates.

Question 14 (5 points)

Réponses EXACTES : A-E

Commentaires Effets indésirables des bisphosphonates IV :

- ostéonécrose la mâchoire ;
- hypocalcémie ;
- passage en ACFA (une ACFA réduite contre-indique la prescription de bisphosphonates IV, car risque de récidive) ;
- le risque d'œsophagite est présent avec les bisphosphonates par voie orale (ce qui nécessite de rester debout 30 minutes après la prise).

Question 15 (5 points)

Réponses EXACTES : C-D

Commentaires Les bisphosphonates PO doivent être pris :

- le matin à jeun ;
- à distance de la prise des autres traitements et surtout à distance du calcium ;
- avec de l'eau du robinet (pas d'eau minérale riche en calcium) ;
- ne pas s'allonger 30 minutes après la prise.

En cas de non-respect de ses règles, l'effet des bisphosphonates est annulé.

ITEMS

N° 92 Rachialgie
N° 107 Troubles de la marche et de l'équilibre
N° 115 La personne handicapée : bases de l'évaluation fonctionnelle et thérapeutique
N° 124 Ostéopathies fragilisantes
N° 266 Hypercalcémie
N° 359 Fractures fréquentes de l'adulte et du sujet âgé

RECOMMANDATIONS ET CONFÉRENCES DE CONSENSUS

Prise en charge de l'hyperparathyroïdie primaire asymptomatique SFE 2004
Actualisation 2012 des recommandations françaises du traitement médicamenteux de l'ostéoporose post-ménopausique (site du GRIO)

ANTÉRIORITÉS

ECN 2008, dossier 1
ECN 2008, dossier 3
ECN 2015, dossier 1

Dossier 29 *Des doigts plus blancs que blancs !*

Énoncé

Vous êtes généraliste. Mme P., une femme âgée de 73 ans, consulte pour des doigts devenant blancs.

1 Parmi les propositions suivantes, quelle(s) est (sont) celle(s) vraie(s) au sujet du phénomène de Raynaud ?

a. Il existe classiquement trois phases
b. Il peut toucher également le nez, les oreilles et les orteils
c. Dans la phase syncopale, les doigts sont bleus
d. La phase asphyxique est constante
e. Le blanchiment des doigts est douloureux

2 Vous évoquez le diagnostic de phénomène de Raynaud. À l'interrogatoire, vous cherchez à éliminer les diagnostics différentiels. Parmi les propositions suivantes, quelle(s) est (sont) celle(s) vraie(s) au sujet des diagnostics différentiels du phénomène de Raynaud ?

a. L'acrocyanose est une cyanose fluctuante
b. L'acrocyanose est associée à une anhidrose
c. L'érythermalgie est un acrosyndrome paroxystique déclenché par la chaleur
d. Les engelures sont déclenchées par temps froid et humide
e. Les engelures correspondent à des ulcérations

3 Vous concluez à un phénomène de Raynaud. Dans votre interrogatoire, quel(s) est (sont) le(s) élément(s) en faveur d'un phénomène de Raynaud secondaire ?

a. Âge jeune
b. Atteinte unilatérale
c. Antécédent familial de phénomène de Raynaud
d. Prise de médicament vasoconstricteur
e. Tabac

4 **Parmi les propositions suivantes, quelle(s) est (sont) celle(s) faisant partie des signes à rechercher dans le cadre d'un phénomène de Raynaud secondaire ?**

a. Ulcération digitale
b. Tophus
c. Mégacapillaire
d. Nodules de Bouchard
e. Ongle en « dé à coudre »

5 **Voici la photographie de ses mains.**

☛ *Voir photo dossier, p. X*

Parmi les propositions suivantes, quelle(s) est (sont) celle(s) vraie(s) au sujet des mains de la patiente ?

a. Tophus
b. Doigts boudinés
c. Nodules d'Heberden
d. Papules de Gottron
e. Lésions de lupus cutané aigu

6 **Vous décidez de réaliser un bilan. Parmi les propositions suivantes, quelle(s) est (sont) celle(s) faisant partie du bilan étiologique recommandé pour un phénomène de Raynaud ?**

a. Bilan hépatique
b. Radiographie des avant-pieds de face
c. Capillaroscopie périunguéale
d. Anticorps antinucléaires
e. EFR

7 **Parmi les propositions suivantes, quelle(s) est (sont) celle(s) faisant partie des étiologies de phénomène de Raynaud secondaire ?**

a. Sclérodermie systémique
b. Thromboangéite oblitérante
c. Bêta-agonistes
d. Sclérose latérale amyotrophique
e. Syndrome du marteau hypothénar

8 **Le bilan complémentaire du phénomène de Raynaud retrouve des mégacapillaires à la capillaroscopie périunguéale. Les anticorps antinucléaires sont positifs au 1/5120e de fluorescence centromère. Quelle est votre interprétation de ce bilan complémentaire ?**

a. La fluorescence centromère peut être évocatrice d'anticorps anti-ADN natifs
b. Les mégacapillaires sont spécifiques de la sclérodermie systémique
c. La fluorescence mouchetée est évocatrice d'anticorps anti-centromère
d. Le titre des anticorps antinucléaires est significatif
e. Le nombre d'anses capillaires est probablement réduit

9 **Votre patiente présente un phénomène de Raynaud secondaire avec doigts boudinés, avec infiltration cutanée touchant les mains, les avant-bras et la face. Il y a également des mégacapillaires à la capillaroscopie périunguéale. Les anticorps antinucléaires sont positifs au 1/5120e spécifiques des anticorps anti-centromères. Parmi les propositions suivantes, quel(s) diagnostic(s) retenez-vous ?**

a. Sclérodermie systémique cutanée limitée
b. Lupus érythémateux systémique
c. Sclérodermie systémique cutanée diffuse
d. Connectivite mixte (syndrome de Sharp)
e. Syndrome de Gougerot-Sjögren

10 **Vous posez le diagnostic de sclérodermie systémique cutanée limitée. Parmi les propositions suivantes, quelle(s) est (sont) celle(s) faisant partie des anticorps antinucléaires habituellement associés à la sclérodermie systémique ?**

a. Anticorps anti-ADN natifs
b. Anticorps anti-Scl70
c. Anticorps anti-SSA
d. Anticorps anti-ARN polymérase de type III
e. Anticorps anti-JO1

11 **Parmi les propositions suivantes, quelle(s) est (sont) celle(s) vraie(s) au sujet de la sclérodermie systémique ?**

a. Elle peut être associée à des cancers
b. Elle est souvent associée aux maladies inflammatoires chroniques de l'intestin
c. Elle touche plus les femmes
d. Le pic de fréquence est à l'âge de 80 ans
e. L'exposition à la silice est un facteur de risque de développer cette pathologie

12 **La patiente se plaint d'une dyspnée évoluant depuis 3 mois. Parmi les propositions suivantes, quelle(s) est (sont) celle(s) faisant partie du bilan paraclinique initial ?**

a. TEP scanner
b. EFR
c. ECG
d. Scanner thoracique
e. Fibroscopie bronchique

13 **Voici le scanner thoracique.**

Voir photo dossier, p. XI

Quelle est votre interprétation ?

a. Infiltrats réticulaires
b. Verre dépoli périphérique
c. Œsophage normal
d. Présence d'image en rayons de miel
e. Bronchiectasie

14 **La patiente a bien réalisé le bilan de dyspnée prescrit. L'échographie transthoracique (ETT) retrouve une FEVG à 60 %, une PAPs à 30+10 mmHg sans valvulopathie. Sur les EFR, la DLCO est à 60 % de la théorique, le VEMS/CVF > 70 % et la CPT est à 62 % de la théorique. Le scanner thoracique retrouve une pneumopathie interstitielle diffuse sans anomalie des artères pulmonaires. Parmi les propositions suivantes, quelle(s) est (sont) celle(s) vraie(s) au sujet de ce bilan de dyspnée ?**

a. L'ETT est en faveur d'une insuffisance cardiaque gauche.
b. L'ETT est en faveur d'une hypertension pulmonaire
c. La pression estimée dans l'oreille droite est de 10 mmHg
d. Les EFR sont en faveur d'un trouble ventilatoire obstructif
e. Une cause thromboembolique explique probablement la dyspnée

15 **La patiente bénéficie d'un cathétérisme cardiaque droit devant la suspicion d'hypertension pulmonaire. Parmi les propositions suivantes, quelle(s) est (sont) celle(s) vraie(s) au sujet de l'hypertension pulmonaire ?**

a. Le cathéter cardiaque droit est l'examen de référence pour le diagnostic
b. L'hypertension pulmonaire est définie par une PAPm > 20 mmHg
c. Les résistances vasculaires pulmonaires sont généralement diminuées
d. Une PAPO à 9 mmHg est en faveur d'une atteinte post-capillaire
e. La PAPO est le reflet de la pression capillaire pulmonaire

- **Question 1** (5 points)
  Réponses EXACTES : A-B-E

  Commentaires L'ordre de succession des phases dans le phénomène de Raynaud est le suivant : syncope, asphyxiante et hyperhémique. La phase syncopale correspond au blanchiment des doigts.

- **Question 2** (5 points)
  Réponses EXACTES : C-D

  Commentaires L'acrocyanose est une cyanose permanente, indolore des extrémités, majorée au froid souvent associée à une hyperhidrose. Elle correspond à un trouble fonctionnel lié à une hypotonie avec stase capillaro-veinulaire.

  L'érythermalgie est un acrosyndrome paroxystique déclenché par la chaleur et l'effort. Il s'agit d'un accès de vasodilatation. Les extrémités sont rouges, chaudes, douloureuses. Elle est idiopathique, secondaire à un syndrome myéloprolifératif ou à un médicament vasodilatateur.

  Les engelures correspondent à des poussées successives évoluant sur plusieurs semaines de papules violacées plus ou moins œdémateuses, douloureuses ou prurigineuses, siégeant surtout sur la face dorsale des doigts et des orteils. Elles surviennent par temps froid et humide sur un terrain féminin et familial.

- **Question 3** (5 points)
  Réponses EXACTES : B-D-E

  Commentaires L'âge jeune et l'antécédent familial sont en faveur d'une maladie de Raynaud.

- **Question 4** (10 points)
  Réponses EXACTES : A-C

  Commentaires Il faut rechercher des signes en faveur d'un trouble de la microcirculation comme des mégacapillaires et des ulcérations digitales. D'autres signes sont à rechercher comme une sclérodactylie, des doigts boudinés pour une connectivite ; une abolition des pouls, un souffle aux trajets vasculaires et une manœuvre d'Allen positive pour une artériopathie.

- **Question 5** (5 points)
  Réponse EXACTE : B

  Commentaires Les doigts sont seulement boudinés. Les papules de Gottron sont des lésions érythématosquameuses siégeant essentiellement en regard des MCP, des IPP et des IPD. Les lésions de lupus érythémateux cutané aigu sont des lésions érythémateuses, plus ou moins squameuses ou œdémateuses touchant les zones interarticulaires sur le dos des mains.

- **Question 6** (10 points)
  Réponses EXACTES : C-D

  Commentaires Selon la conférence de consensus de 2012, le bilan étiologique minimal paraclinique est composé d'une capillaroscopie périunguéale et d'un dosage des anticorps antinucléaires.

Question 7 (5 points)
Réponses EXACTES : A-B-E

Commentaires Les étiologies de phénomène de Raynaud peuvent être regroupées en différentes classes : médicaments, connectivites, vascularites, artériopathies, hémopathies, pathologies professionnelles et endocrinopathies.

Question 8 (5 points)
Réponses EXACTES : D-E

Commentaires L'association anticorps antinucléaires positifs avec fluorescence centromère à un titre significatif (> 1/320e) et mégacapillaires est évocatrice d'une sclérodermie, mais les mégacapillaires ne sont pas spécifiques de cette pathologie. Les anticorps anti-ADN natifs ont une fluorescence homogène.

Question 9 (5 points)
Réponse EXACTE : A

Commentaires Il n'y a pas d'autres diagnostics à évoquer. Les anticorps anti-centromères sont spécifiques de la sclérodermie systémique. Ils sont associés aux sclérodermies systémiques cutanées limitées dont l'atteinte cutanée peut toucher les mains et les avant-bras, la face, les pieds et les jambes, mais ne remonte pas au-dessus des coudes et des genoux.

Question 10 (10 points)
Réponses EXACTES : B-D

Commentaires Les anticorps anti-ADN natifs sont associés au lupus érythémateux disséminé, les anticorps anti-SSA au syndrome de Gougerot-Sjögren et au lupus érythémateux systémique.

Question 11 (5 points)
Réponses EXACTES : A-C-E

Commentaires La sclérodermie systémique peut être paranéoplasique. Le pic de fréquence se situe entre trente et cinquante ans. De façon générale, les maladies auto-immunes touchent les sujets jeunes. C'est la spondyloarthrite qui est associée aux maladies inflammatoires chroniques de l'intestin.

Question 12 (5 points)
Réponses EXACTES : B-C-D

Commentaires Chez une patiente atteinte de sclérodermie systémique, il faut rechercher une HTAP et une pneumopathie interstitielle diffuse. Il faudra également éliminer une cause cardiaque. Si le bilan initial est négatif, une fibroscopie bronchique pourra se discuter, mais pas en première intention.

Question 13 (5 points)
Réponses EXACTES : A-B-E

Commentaires La sémiologie radiologique est à bien connaître. Ces questions doivent vous permettre d'obtenir facilement des points. Il suffit juste de décrire les images. Dans la sclérodermie systémique, il existe fréquemment une distension aérique de l'œsophage.

- **Question 14** (10 points)

Réponses EXACTES : B-C

Commentaires La FEVG est normale sur l'ETT. Il n'y a donc pas d'insuffisance cardiaque systolique. Le seuil pour le diagnostic échographique d'hypertension pulmonaire est PAPs > 35 mmHg. Seul le cathétérisme cardiaque droit peut confirmer l'hypertension pulmonaire et en indiquer l'origine pré ou post-capillaire.

Les EFR sont en faveur d'un trouble ventilatoire restrictif (CPT < 80 % et VEMS/CVF > 0,7).

- **Question 15** (10 points)

Réponses EXACTES : A-E

Commentaires L'hypertension pulmonaire est définie par une PAPm ≥ 25 mmHg et elle est précapillaire si PAPO ≤ 15 mmHg. Les résistances vasculaires pulmonaires sont alors augmentées.

ITEMS

N° 188 Pathologies auto-immunes : aspects épidémiologiques, diagnostiques et principes de traitement

N° 199 Dyspnée aiguë et chronique

N° 206 Pneumopathie interstitielle diffuse

N° 222 Hypertension artérielle pulmonaire de l'enfant et de l'adulte

N° 237 Acrosyndromes (phénomène de Raynaud, érythermalgie, acrocyanose, engelures, ischémie digitale)

RECOMMANDATIONS ET CONFÉRENCE DE CONSENSUS

HAS 2008 -Sclérodermie systémique Protocole National de Diagnostic et de Soins

2012 Bilan étiologique minimal du phénomène de Raynaud : un consensus d'experts

ANTÉRIORITÉ

Aucun dossier aux ECN

Dossier 30 — *Un genou traître !*

Énoncé

Vous êtes interne aux urgences. Vous recevez Mme C., une femme âgée de 65 ans, qui consulte pour un genou droit gonflé et douloureux depuis 24 heures.

1 **Quel(s) sont le(s) signe(s) clinique(s) pour diagnostiquer un épanchement articulaire ?**

a. Signe du flot
b. Signe de Smilies
c. Signe de Zohlen
d. Signe du rabot
e. Choc rotulien

2 **Votre examen clinique confirme la présence d'un épanchement du genou droit. Il y a également une nette impotence fonctionnelle et la patiente est fébrile. Parmi les propositions suivantes, quelle(s) est (sont) celle(s) faisant partie du bilan diagnostic réalisé aux urgences ?**

a. Bilan hépatique
b. Hémogramme
c. CRP
d. Ponction de liquide articulaire
e. Facteur rhumatoïde

3 **Vous décidez de réaliser une ponction articulaire du genou. Parmi les propositions suivantes, quelle(s) est (sont) celle(s) faisant partie des règles d'hygiène lors de ce geste ?**

a. Port de gants stériles
b. Lavage des mains par friction hydroalcoolique
c. Nettoyage de la peau par un produit antiseptique
d. Détersion de la peau après l'antisepsie
e. Utilisation possible de produit de lavage et antiseptique de gamme différente

4 **Vous prélevez 70 cc de liquide articulaire. Parmi les propositions suivantes, quelle(s) est (sont) celle(s) faisant partie des analyses systématiques ?**

a. Cytologique
b. Dosage des protéines
c. Microbiologique
d. Recherche de microcristaux
e. Dosage des LDH

5 **Voici les résultats du liquide articulaire : 9 000 globules éléments/mm³ dont 90 % de polynucléaires neutrophiles. L'examen direct est négatif et l'examen au microscope à lumière polarisée retrouve des cristaux faiblement biréfringents. Parmi les propositions suivantes, quelle(s) est (sont) celle(s) vraie(s) ?**

a. Le liquide est puriforme
b. Le liquide est visqueux
c. L'arthrite septique peut être éliminée à ce stade
d. Le liquide est inflammatoire
e. Le liquide articulaire contient des cristaux de pyrophosphate de calcium

6 **Des radiographies du genou droit sont réalisées après la ponction articulaire.**

☛ *Voir photo dossier, p. VII*

Parmi les propositions suivantes, quelle(s) est (sont) celle(s) vraie(s) au sujet de cette radiographie ?

a. Radiographie de face
b. Présence d'un liseré calcique des interlignes articulaires
c. Pincement de l'interligne fémoropatellaire
d. Présence de syndesmophytes
e. Radiographie en faveur d'une polyarthrite rhumatoïde

7 **La patiente est fébrile avec un épanchement articulaire entraînant une impotence fonctionnelle. Le liquide articulaire retrouve des cristaux de pyrophosphate de calcium et la radiographie montre un liseré calcique des interlignes articulaires. Quel(s) diagnostic(s) évoquez-vous ?**

a. Lupus érythémateux systémique
b. Monoarthrite aiguë à pyrophosphate de calcium
c. Spondyloarthrite
d. Polyarthrite rhumatoïde
e. Arthrite septique

8 **Vous évoquez une monoarthrite aiguë à pyrophosphate de calcium. À l'interrogatoire, la patiente rapporte comme antécédents un diabète de type 2 et un ulcère gastrique tout juste diagnostiqué. Quel(s) traitement(s) mettez-vous en place aux urgences ?**

a. Anti-inflammatoires non stéroïdiens (AINS)
b. Kinésithérapie
c. Antalgiques
d. Glaçage
e. Corticothérapie *per os*

9 **Vous instaurez un traitement par colchicine et hospitaliser la patiente. 24 heures après son admission, le laboratoire de microbiologie vous appelle, car les cultures du liquide articulaire sont positives à un Cocci Gram positif. Parmi les propositions suivantes, quelle(s) est (sont) celle(s) vraie(s) au sujet de l'épidémiologie bactérienne des arthrites septiques ?**

a. L'arthrite à salmonelle est fréquente chez le patient atteint d'alpha-thalassémie
b. Les streptocoques bêta-hémolytiques ont comme porte d'entrée la sphère urinaire
c. Les bacilles Gram négatifs ont surtout comme porte d'entrée la sphère buccale
d. Les cocci Gram positifs sont en majorité des staphylocoques
e. Le gonocoque doit être évoqué devant des ténosynovites

10 **Parmi les propositions suivantes, quel(s) est (sont) le(s) traitement(s) que vous pouvez proposer ?**

a. Traitement parentéral initial
b. Durée totale de 4 à 6 mois
c. Association rifampicine-fluoroquinolone
d. Lavage articulaire
e. Association amoxicilline-amikacine

11 **Quelle(s) est (sont) le(s) mesure(s) associée(s) que vous réalisez ?**

a. Kinésithérapie dès l'instauration de l'antibiothérapie
b. Glaçage
c. Mise au repos de l'articulation initialement
d. Anticoagulation à dose hypocoagulante
e. Poursuite de la colchicine

12 **Votre traitement de l'arthrite septique est efficace. Vous décidez de réaliser le bilan de la chondrocalcinose. Parmi les propositions suivantes, quelle(s) est (sont) celle(s) faisant partie des autres localisations habituelles de chondrocalcinose ?**

a. Épaule
b. Symphyse pubienne
c. Poignet
d. Hanche
e. Coude

13 **Parmi les propositions suivantes, quelle(s) est (sont) celle(s) faisant partie du bilan biologique pour explorer les causes secondaires de chondrocalcinose ?**

a. PTHrp
b. 1,25 OH Vitamine D
c. Calcémie
d. Coefficient de saturation de la transferrine
e. Calciurie des 24 heures

14 **Voici les résultats du bilan biologique : calcémie 2,55 mmol/l (2,15-2,60), phosphatémie 0,7 mmol/l (0,8-1,25), albuminémie 36 g/l, PTH 60 pg/ml (15-65), 25 OH vitamine D 15 ng/ml (> 30), coefficient de saturation de transferrine 30 % (20-40). Parmi les propositions suivantes, quelle(s) est (sont) celle(s) vraie(s) ?**

a. Insuffisance en vitamine D
b. Bilan en faveur d'une hyperparathyroïdie secondaire
c. Patiente non atteinte d'hémochromatose
d. PTH adaptée
e. Calcémie normale

15 **Le bilan est en faveur d'une hyperparathyroïdie primitive. Parmi les propositions suivantes, quelle(s) est (sont) celle(s) faisant partie des examens morphologiques d'exploration d'une hyperparathyroïdie primitive ?**

a. Scanner cervical
b. Scintigraphie au MIBG
c. Échographie cervicale
d. Radiographies du rachis cervical
e. IRM cervicale

■ **Question 1** (5 points)

Réponses EXACTES : A-E

Commentaires Les autres signes recherchent une atteinte de l'articulation fémoro-patellaire.

■ **Question 2** (10 points)

Réponses EXACTES : B-C-D

Réponse INDISPENSABLE : D

Commentaires La ponction articulaire est systématique devant un épanchement articulaire fébrile.

■ **Question 3** (5 points)

Réponses EXACTES : A-B-C

Commentaires La détersion précède l'antisepsie. Produit de lavage et antiseptique doivent être choisis dans la même gamme (polyvidone iodée ou chlorhexidine, moussante puis dermique).

■ **Question 4** (10 points)

Réponses EXACTES : A-C-D

Réponses INDISPENSABLES : A-C-D

Commentaires Ils sont systématiques, car nécessaires pour la démarche diagnostique. L'analyse biochimique a peu d'intérêt.

■ **Question 5** (5 points)

Réponses EXACTES : D-E

Commentaires Le liquide est inflammatoire (> 2 000 GB/mm^3). Il est donc fluide. Un liquide puriforme a une cellurarité supérieure à 10 000/mm^3. Les cristaux de pyrophosphate de calcium sont courts, parallélépipédiques et faiblement biréfringents. L'arthrite septique ne peut pas être éliminée à ce stade.

■ **Question 6** (5 points)

Réponses EXACTES : A-B

Commentaires La radiographie est en faveur d'une chondrocalcinose qui est un diagnostic radiologique. Les syndesmophytes sont présents sur le rachis dans la spondyloarthrite. L'interligne fémoropatellaire n'est pas visible sur cette radiographie.

■ **Question 7** (5 points)

Réponses EXACTES : B-E

Commentaires Le diagnostic de monoarthrite aiguë à pyrophosphate de calcium est évident devant l'association cristaux de pyrophosphate de calcium dans le liquide articulaire+ radiographie+ début brutal.

L'arthrite septique ne peut pas être éliminée à ce stade. L'association entre poussée de chondrocalcinose et arthrite septique est bien connue.

■ **Question 8** (10 points)
Réponses EXACTES : C-D
Réponses INADMISSIBLES : A-E

Commentaires Les AINS sont certes efficaces dans une poussée de chondrocalcinose, mais contre-indiqués ici compte tenu de l'ulcère gastrique.

Plutôt que la kinésithérapie, il faut immobiliser l'articulation temporairement à visée antalgique.

Il faut également réaliser une ponction évacuatrice, mais cela a déjà été fait.

■ **Question 9** (5 points)
Réponses EXACTES : D-E

Commentaires L'arthrite à salmonelle est fréquente chez le patient atteint de drépanocytose. Les bacilles Gram négatifs ont comme portes d'entrée les sphères urinaire et digestive. Les streptocoques bêta-hémolytiques ont comme portes d'entrée les sphères dentaires et digestives.

■ **Question 10** (10 points)
Réponses EXACTES : A-C-D

Commentaires Le traitement est une biantibiothérapie parentérale visant les cocci Gram positif. On peut proposer l'association rifampicine-fluoroquinolone ou oxacilline (pénicilline M)-gentamicine (aminoside le plus adapté aux cocci Gram positif). La durée totale est entre 4 à 6 semaines.

Le lavage articulaire est réalisé par certaines équipes pour diminuer l'inoculum bactérien et accélérer la guérison pour les grosses articulations.

■ **Question 11** (5 points)
Réponses EXACTES : B-C-E

Commentaires La kinésithérapie sera débutée dès l'amélioration des douleurs et des signes locaux avec remise en charge progressive. L'anticoagulation est à dose isocoagulante.

■ **Question 12** (5 points)
Réponses EXACTES : A-B-C

Commentaires Il faut également penser à la chondrocalcinose dans les causes localisations arthrosiques rares comme l'épaule ou la cheville par exemple.

■ **Question 13** (5 points)
Réponses EXACTES : C-D-E

Commentaires Il faut doser la PTH et pas la PTHrp qui est souvent impliquée dans les syndromes paranéoplasiques. La 25 OH vitamine D est intéressante, car elle représente le stock de vitamine D.

■ **Question 14** (10 points)
Réponses EXACTES : A-C

Commentaires La calcémie corrigée est en faveur d'une hypercalcémie (2,65 mmol/l). La PTH devrait donc être effondrée. Le bilan est faveur d'une hyperparathyroïdie primitive, car il y a une hypercalcémie. En cas d'hyperparathyroïdie secondaire, la calcémie est normale ou basse.

■ **Question 15** (5 points)

Réponses EXACTES : A-C-E

Commentaires La scintigraphie pour l'hyperparathyroïdie primitive est au MIBI, le MIBG est utilisé pour le phéochromocytome.

ITEMS

N° 4	La sécurité du patient. La gestion des risques. Les événements indésirables associés aux soins (EIAS)
N° 153	Infections ostéo-articulaires (IOA) de l'enfant et de l'adulte
N° 194	Arthropathie microcristalline
N° 196	Douleur et épanchement articulaire. Arthrite d'évolution récente
N° 266	Hypercalcémies

RECOMMANDATIONS ET CONFÉRENCE DE CONSENSUS

Prise en charge de l'hyperparathyroïdie primaire asymptomatique. Consensus d'experts de la SFE. 2004

ANTÉRIORITÉ

ECN 2008 Dossier n° 2

Dossier 31 *Un pied bien lourd !*

Énoncé

Vous êtes interne aux urgences. Vous recevez Mme W., une femme âgée de 78 ans, qui consulte pour des troubles de la marche apparus depuis une semaine. En effet, quand elle marche, elle doit lever son genou droit comme pour « monter un escalier », car son pied traîne. De plus, elle sent moins bien le dos de son pied droit.

1 **Parmi les propositions suivantes, quelle(s) est (sont) celle(s) vraie(s) au sujet du trouble de la marche de cette patiente ?**

a. Il est lié à une atteinte périphérique
b. Il s'appelle une démarche fauchante
c. Il fait partie des marches ataxiques
d. Il est lié à une atteinte des muscles fléchisseurs des orteils
e. Il peut entraîner des chutes

2 **À l'examen neurologique, la patiente ne peut pas lever ses orteils droits ni fléchir la cuisse gauche sur l'abdomen contre résistance et présente une hypoesthésie de la face dorsale de son pied droit, de la face latérale de la jambe droite et de la face antéromédiale de l'avant-bras gauche. Les réflexes ostéotendineux ne sont pas abolis. Il n'y a pas de réflexe pathologique. Parmi les propositions suivantes, quelle(s) est (sont) celle(s) vraie(s) ?**

a. Le muscle fléchisseur de la cuisse sur l'abdomen est le quadriceps
b. La face antéromédiale de l'avant-bras est dans les dermatomes C8-T1
c. Le testing moteur des muscles releveurs des orteils est coté à 3/5
d. Le tableau clinique est celui d'une mononeuropathie multiple
e. La face dorsale du pied et la face latérale de la jambe sont innervées par le nerf saphène

3 **La patiente est hospitalisée en service de neurologie pour un tableau de mononeuropathie multiple. Quel(s) examen(s) complémentaire(s) demandez-vous ?**

a. EMG
b. IRM cérébrale
c. IRM médullaire
d. EEG
e. DAT-scan

4 **La patiente est hospitalisée en service de neurologie pour un tableau de mononeuropathie multiple. Parmi les propositions suivantes, quelle(s) est (sont) celle(s) faisant partie du bilan étiologique de mononeuropathie multiple ?**

a. Hémogramme
b. TP
c. Lipase
d. ANCA
e. Sérologie VHB

5 **Sur le bilan biologique sanguin, il est retrouvé une CRP à 71 mg/l (N < 5) et un fibrinogène à 3,8 g/l (N < 4). Parmi les propositions suivantes, quelle(s) est (sont) celle(s) vraie(s) au sujet de l'inflammation ?**

a. La CRP a une demi-vie longue
b. La CRP et le fibrinogène sont produits par le foie
c. Le fibrinogène s'élève rapidement
d. La CRP et le fibrinogène peuvent s'élever dans les cancers
e. La CRP est toujours positives dans les vascularites

6 **L'hémogramme retrouve une hyperéosinophilie. Parmi les propositions suivantes, quelle(s) est (sont) celle(s) faisant partie des étiologies fréquentes d'hyperéosinophilie ?**

a. Parasitose
b. Iatrogénie
c. Hémopathie
d. Maladie cœliaque
e. Atopie

7 **À l'interrogatoire, la patiente rapporte des antécédents d'asthme bien contrôlé sous corticoïdes inhalés depuis 1995 et de polypose naso-sinusienne. Le bilan biologique réalisé retrouve l'absence d'anticorps antinucléaires, d'ANCA, de facteur rhumatoïde et de cryoglobulinémie. Les sérologies VHB, VIH et VHC sont négatives. L'hémogramme retrouve une hyperéosinophilie à 20 g/l. La CRP est à 71 mg/l et le fibrinogène à 3,8 g/l. L'EMG confirme le diagnostic de mononeuropathie multiple. Quel(s) diagnostic(s) évoquez-vous ?**

a. Maladie de Takayasu
b. Périartérite noueuse
c. Granulomatose éosinophilique avec polyangéite (ex-maladie de Churg et Strauss)
d. Maladie de Behçet
e. Vascularite des cryoglobulinémies

8 **À l'examen cutané, on note des lésions purpuriques. Parmi les propositions suivantes, quelle(s) est (sont) celle(s) faisant partie des signes cutanés de la granulomatose éosinophilique avec polyangéite (GEPA) ?**

a. Papules de Gottron
b. Érythème en vespertilio du visage
c. *Livedo reticularis*
d. Lésions urticariennes
e. Nécrose cutanée

9 **Quelques jours après son admission, la patiente présente une dyspnée aiguë. Parmi les propositions suivantes, quelle(s) est (sont) celle(s) faisant partie des causes de dyspnée aiguë à évoquer en priorité chez une patiente atteinte de GEPA ?**

a. Myocardite
b. Pneumothorax
c. Péricardite
d. Hémorragie alvéolaire
e. Pleurésie

10 **Le diagnostic de myopéricardite est retenu. Parmi les propositions suivantes, quelle(s) est (sont) celle(s) faisant partie des facteurs de mauvais pronostic dans la GEPA ?**

a. Âge < 65 ans
b. Atteinte rénale
c. Atteinte cardiaque
d. Atteinte ORL
e. Atteinte digestive

11 **L'évolution de la myopéricardite est favorable sous traitement. Vous instaurez un traitement spécifique de la GEPA. Parmi les propositions suivantes, quelle(s) est (sont) celle(s) faisant partie du traitement habituel de première ligne de la GEPA avec signes de gravité ?**

a. Corticothérapie
b. Cyclophosphamide
c. Anti-TNFa
d. Abatacept
e. Tocilizumab

12 **Devant les facteurs de mauvais pronostic, vous traitez la patiente par corticothérapie et bolus de cyclophosphamide. Parmi les propositions suivantes, quelle(s) est (sont) celle(s) faisant partie des effets indésirables du cyclophosphamide ?**

a. Glaucome
b. Neuropathie
c. Alopécie
d. Cystite hémorragique
e. Tumeurs secondaires

13 **Quelques jours après votre traitement, la patiente se plaint de troubles digestifs. Parmi les propositions suivantes, quelle(s) est (sont) celle(s) faisant partie des effets indésirables digestifs des corticoïdes ?**

a. Responsables de dyspepsie
b. Favorisent les œsophagites
c. Favorisent les perforations intestinales
d. Fort pouvoir ulcérogène
e. Favorisent la pathologie hémorroïdaire

14 **Dans le cadre de la prévention de l'ostéoporose cortico-induite, vous faites réaliser à la patiente une ostéodensitométrie. Parmi les propositions suivantes, quelle(s) est (sont) celle(s) faisant partie des critères de remboursement d'une première ostéodensitométrie en cas de prise d'une corticothérapie ?**

a. Femme ménopausée
b. Posologie ≥ 7,5 mg/jour d'équivalent prednisone
c. Tout type de galénique
d. Au moins trois mois consécutifs
e. Seulement en cas de fracture ostéoporotique

15 **Votre traitement est efficace. Vous revoyez en consultation la patiente 6 mois plus tard. Elle est toujours sous 5 mg/jour de prednisone et se plaint d'une douleur de hanche gauche d'horaire mécanique majorée lorsqu'elle se lève. Parmi les propositions suivantes, quel(s) diagnostic(s) évoquez-vous ?**

a. Ostéonécrose aseptique de la hanche
b. Pseudopolyarthrite rhizomélique
c. Hémarthrose
d. Arthrite septique
e. Coxarthrose

Question 1 (5 points)

Réponses EXACTES : A-E

Commentaires Le trouble de la marche s'appelle un steppage. Il est lié à un déficit des releveurs du pied, fait partie des marches déficitaires et signe une atteinte périphérique. Les patients lèvent leur genou trop haut à chaque pas pour éviter que la pointe du pied ne heurte le sol. Il peut bien sûr entraîner des chutes.

Question 2 (5 points)

Réponses EXACTES : B-C-D

Commentaires Il faut bien connaître l'anatomie en neurologie. C'est important pour identifier les différents tableaux sémiologiques. C'est le muscle psoas qui permet la flexion de la cuisse sur l'abdomen.

Le déficit moteur du pied et l'hypoesthésie de la face latérale de la jambe et de la face dorsale du pied sont liés à une atteinte du nerf fibulaire commun.

Le testing moteur doit être également maîtrisé pour pouvoir évaluer correctement un déficit moteur.

Le tableau est bien celui d'une mononeuropathie multiple, car il y a une atteinte de plusieurs troncs nerveux.

Question 3 (5 points)

Réponse EXACTE : A

Commentaires L'EMG confirme le diagnostic en montrant l'atteinte pluritronculaire. Il dépiste les anomalies infracliniques. Il peut guider la biopsie sur le nerf sensitif le plus atteint pour la recherche de vascularite si l'hypothèse est évoquée.

Question 4 (10 points)

Réponses EXACTES : A-D-E

Commentaires Il faut doser l'hémogramme, la VS, la CRP, la protéinurie des 24 heures, les sérologies VHB-VHC-VIH, la cryoglobulinémie, le facteur rhumatoïde, le complément (facteur rhumatoïde et hypocomplémentémie sont des signes indirects de la présence d'une cryoglobulinémie), les anticorps antinucléaires et les ANCA.

Question 5 (5 points)

Réponses EXACTES : B-D

Commentaires La CRP et le fibrinogène sont deux paramètres de l'inflammation. La CRP a une demi-vie courte (un jour) et un délai de réponse courte (six à douze heures). Le fibrinogène a un délai de réponse plus long (douze à quatorze heures) et une demi-vie allongée. Dans les poussées de vascularites, la CRP peut (rarement) être négative.

Question 6 (5 points)

Réponses EXACTES : A-B-E

Commentaires Les trois étiologies les plus fréquentes sont l'atopie, la iatrogénie et les parasitoses.

■ **Question 7** (10 points)
Réponse EXACTE : C
Réponse INDISPENSABLE : C

Commentaires Tous les diagnostics proposés sont des vascularites. La granulomatose associant typiquement mononeuropathie multiple, asthme et hyperéosinophilie est la granulomatose éosinophilique avec polyangéite.

■ **Question 8** (5 points)
Réponses EXACTES : C-D-E

Commentaires Les papules de Gottron sont présentes dans la dermatomyosite et l'érythème en vespertilio du visage dans le lupus érythémateux systémique.

■ **Question 9** (10 points)
Réponses EXACTES : A-C-D

Commentaires L'atteinte cardiaque est une des manifestations les plus sévères de la GEPA. La pleurésie existe, mais elle est exceptionnellement symptomatique.

■ **Question 10** (5 points)
Réponses EXACTES : B-C-E

Commentaires La question est limite hors programme, étant donné que l'intitulé de l'item ne demande pas précisément la connaissance des facteurs pronostic. Cependant, l'atteinte de certains organes cibles (au programme) conditionne le pronostic, qui lui-même permet de choisir le traitement (les principaux moyens thérapeutiques sont au programme). Dans les vascularites à ANCA, le score pronostic FFS (Five Factor Score) est utilisé. L'âge supérieur à 65 ans est un facteur de mauvais pronostic, l'atteinte ORL est un facteur de bon pronostic.

Facteurs péjoratifs	Facteurs protecteurs
Âge > 65 ans	Atteinte ORL
Atteinte cardiaque	
Atteinte rénale	
Atteinte digestive	

■ **Question 11** (10 points)
Réponses EXACTES : A-B
Réponse INDISPENSABLE : A

Commentaires Le traitement principal de la GEPA reste la corticothérapie. Les immunosuppresseurs sont ajoutés en cas de mauvais pronostic. En termes de biothérapies, le Rituximab est la seule biothérapie ayant l'autorisation de mise sur le marché (AMM). Les anticorps anti-récepteur de l'IL-6 ou les anti-TNF alpha sont en cours d'évaluation.

■ **Question 12** (10 points)
Réponses EXACTES : C-D-E
Réponses INDISPENSABLES : C-D-E

Commentaires Les effets indésirables des chimiothérapies sont à bien connaître.

■ **Question 13** (5 points)

Réponses EXACTES : A-C

Commentaires Les effets indésirables des corticoïdes sont également à bien connaître. Les corticoïdes sont peu ulcérogènes.

■ **Question 14** (5 points)

Réponses EXACTES : B-D

Commentaires Les indications d'ostéodensitométrie sont à connaître. Il y a déjà eu des questions aux ECN sur ce thème. La corticothérapie doit être systémique.

■ **Question 15** (5 points)

Réponses EXACTES : A-E

Commentaires Il faut évoquer l'ostéonécrose aseptique de la tête fémorale dans un contexte de corticothérapie à forte dose. Les symptômes apparaissent des mois voire des années après le traitement.

ITEMS

N° 90 Déficit moteur et/ou sensitif des membres

N° 94 Neuropathies périphériques

N° 181 Réaction inflammatoire : aspects biologiques et cliniques. Conduite à tenir

N° 188 Pathologies auto-immunes : aspects épidémiologiques, diagnostiques et principes de traitement

N° 189 Connaître les principaux types de vascularite systémique, les organes cibles, les outils diagnostiques et les moyens thérapeutiques.

N° 214 Éosinophilie

N° 326 Prescription et surveillance des classes de médicaments les plus courantes chez l'adulte et chez l'enfant. Traitements anticancéreux.

RECOMMANDATIONS ET CONFÉRENCE DE CONSENSUS

HAS 2007 Vascularites nécrosantes systémiques Protocole National de Diagnostic et de Soins

ANTÉRIORITÉ

Aucun dossier aux ECN

Dossier 32 *Des os bien fragiles !*

Énoncé

Vous êtes rhumatologue libéral. Vous recevez Mme A., une femme âgée de 80 ans, qui vous est adressée par son médecin traitant pour bilan d'ostéoporose dans le cadre d'une fracture du col du fémur suite à une chute.

1 **Parmi les propositions suivantes, quelle(s) est (sont) celle(s) faisant partie du bilan initial d'ostéopathie fragilisante ?**

a. Tryptase
b. NFS
c. Myélogramme
d. Calcémie
e. Électrophorèse des protéines sériques

2 **Voici les résultats du bilan biologique prescrit. NFS normale, bilan hépatique retrouve des phosphatases alcalines à 1 208 UI/l (N = 32-104), créatininémie normale, phosphatémie à 0,70 mmol/l (N = 0,8-1,3), calcémie à 1,95 mmol/l (N = 2,2-2,6), albumine à 33 g/l (N = 35-45), 25 (OH) D3 < 5 ng/ml (N = 30-70) PTH à 80 pg/ml (N = 15-60). Parmi les propositions suivantes, quelle(s) est (sont) celle(s) vraie(s) au sujet de ce bilan biologique ?**

a. Phophatases élevées en rapport au taux de vitamine D
b. PTH inadaptée à la calcémie
c. Bilan en faveur d'une ostéomalacie
d. Patiente dénutrie
e. Calcémie corrigée normale

3 **Vous posez le diagnostic d'ostéomalacie. Vous réexaminez les radiographies faites lors de la fracture du col de fémur. Parmi les propositions suivantes, quelle(s) est (sont) celle(s) vraie(s) au sujet de l'imagerie dans l'ostéomalacie ?**

a. Présence de bandes radio-opaques sur les radiographies
b. Atteinte des os non porteurs
c. Multiples foyers d'hyperfixation sur la scintigraphie osseuse
d. Présence d'hypersignaux perpendiculaires à la corticale en T1 et T2
e. Présence de condensations multiples sur les radiographies du squelette

4 **Vous retrouvez sur les radiographies des pseudofractures notamment sur les branches ischiopubiennes. Vous évaluez l'intérêt d'une biopsie osseuse. Parmi les propositions suivantes, quelle(s) est (sont) celle(s) faisant partie des marqueurs utilisés pour la biopsie osseuse ?**

a. Inexium
b. Tétracycline
c. Zolédronate
d. Méthotrexate
e. Anti-inflammatoires non stéroïdiens (AINS)

5 **Parmi les propositions suivantes, quelle(s) est (sont) celle(s) faisant partie des étiologies d'ostéomalacie ?**

a. Excès d'apports en calcium
b. Hyperthyroïdie
c. Malabsorption en vitamine D
d. Corticothérapie
e. Intoxication aux métaux lourds

6 **Vous réalisez un bilan qui confirme un syndrome de malabsorption digestive. Parmi les propositions suivantes, quel(s) est (sont) l(es) anticorps associé(s) à la maladie cœliaque ?**

a. Anticorps anti-transglutaminases
b. Anticorps anti-cellules pariétales
c. Anticorps anti-facteur intrinsèque
d. Anticorps anti-endomysium
e. Anticorps anti-GAD

7 **Les anticorps IgA anti-transglutaminases sont positifs. Vous faites réaliser des biopsies. Parmi les propositions suivantes, quel(s) est (sont) le(s) site(s) de prélèvement ?**

a. Cardia
b. Fundus
c. Jéjunum
d. Œsophage
e. Duodénum

8 **Vous concluez à une ostéomalacie liée à une malabsorption de la vitamine D sur maladie cœliaque. Quel(s) traitement(s) mettez-vous en place ?**

a. Dénosumab
b. Bisphosphonates
c. Régime sans gluten
d. Supplémentation en vitamine D
e. Supplémentation en calcium

9 **Vous évaluez les apports calciques et retrouvez une carence en calcium. Parmi les propositions suivantes, quelle(s) est (sont) celle(s) vraie(s) au sujet des apports calciques recommandés ?**

a. 1 200 mg/jour chez la femme âgée de plus de 55 ans
b. 1 200 mg/jour chez la femme enceinte
c. 1 200 mg/jour chez l'homme âgé de plus de 55 ans
d. 500 mg/jour chez l'adulte
e. 900 mg/jour chez l'adolescent

10 **La patiente vous demande des conseils diététiques afin d'augmenter ses apports calciques. Parmi les propositions suivantes, quel(s) est (sont) le(s) aliment(s) riche(s) en calcium ?**

a. Lait
b. Riz
c. Fromages à pâte dure
d. Sardine
e. Pomme

11 **La patiente ayant eu sa fracture du col de fémur en tombant, vous réalisez un bilan de chutes. Parmi les propositions suivantes, quel(s) est (sont) le(s) médicament(s) connu(s) comme facteur de risque de chute ?**

a. Paracétamol
b. Benzodiazépines
c. Statines
d. Bêtabloquants
e. Antiagrégants plaquettaires

12 **Parmi les propositions suivantes, quelle(s) est (sont) celle(s) faisant partie des tests cliniques d'évaluation des troubles de la marche chez la personne âgée ?**

a. Station unipodale
b. Test d'Adson
c. "Time-up and go" test
d. Test de McMurray
e. Test de Froment

13 **La patiente vous rapporte que lors de son hospitalisation pour sa fracture, elle refusait de se lever les premiers jours et était très anxieuse. Elle a pu bénéficier d'une prise en charge permettant la correction de ses symptômes. Parmi les propositions suivantes, quel(s) syndrome(s) évoquez-vous ?**

a. Hypotension orthostatique
b. Syndrome post-chute
c. Syndrome de glissement
d. Syndrome de Stockholm
e. Syndrome d'Evans

14 **Parmi les propositions suivantes, quelle(s) est (sont) celle(s) faisant partie des mesures préventives des chutes chez la personne âgée ?**

a. Mise en place de tapis
b. Correction des troubles de vue
c. Révision de la prescription de médicaments
d. Téléalarme
e. Port de chaussures à talon haut

15 **Votre traitement a été efficace concernant l'ostéomalacie et la patiente n'a pas rechuté. Lors d'une consultation, elle vous parle de crénothérapie. Parmi les propositions suivantes, quelle(s) est (sont) celle(s) faisant partie des contre-indications ?**

a. Insuffisance veineuse
b. Hypertension artérielle sous quadrithérapie
c. Rhumatisme inflammatoire
d. Arthrose en poussée
e. Maladie contagieuse

- **Question 1** (10 points)
Réponses EXACTES : B-D-E

Commentaires Le myélogramme ni la tryptase ne sont pas indiqués en première intention. Le myélogramme sera réalisé pour le diagnostic de myélome multiple des os et la tryptase celui de mastocytose. Le Cofer recommande également la réalisation d'une CRP, d'une phosphatémie, d'une créatininémie, d'une calciurie des 24 heures et du dosage de la 25 OH vitamine D.

- **Question 2** (10 points)
Réponses EXACTES : A-C-D

Commentaires Le bilan biologique est en faveur d'une ostéomalacie devant la carence profonde en vitamine D, l'hypocalcémie, l'hypophosphatémie, l'augmentation des phosphatases alcalines et de la PTH.

- **Question 3** (5 points)
Réponses EXACTES : B-C

Commentaires Les bandes radiotransparentes correspondent aux stries ou pseudo-fractures de Looser-Milkman. Les radiographies montrent également un aspect délavé des travées osseuses. L'IRM montre des hyposignaux en T1 et T2 correspondant aux pseudo-fractures.

- **Question 4** (5 points)
Réponse EXACTE : B

Commentaires La biopsie osseuse est réservée en cas de doute diagnostique. On utilise le double marquage à la tétracycline pour voir la quantité d'os minéralisé, car la tétracycline se fixe sur l'os. L'ostéomalacie est un trouble de la minéralisation osseuse. Il y a donc moins de tissu minéralisé et plus de tissu ostéoïde (tissu non minéralisé).

- **Question 5** (5 points)
Réponses EXACTES : C-E

Commentaires Les étiologies de l'ostéomalacie sont classées en trois groupes : troubles du métabolisme de la vitamine D, troubles du métabolisme du phosphate et inhibition directe de la minéralisation.

- **Question 6** (5 points)
Réponses EXACTES : A-D

Commentaires Les anticorps anti-GAD sont associés au diabète, ceux anti-facteur intrinsèque et anti-cellules pariétales à la maladie de Biermer.

- **Question 7** (5 points)
Réponse EXACTE : E

Commentaires Le site de prélèvement est le duodénum. Les biopsies montrent une atrophie villositaire totale ou subtotale, une augmentation du nombre de lymphocytes intraépithéliaux et une infiltration lymphoplasmocytaire du chorion avec présence de polynucléaires éosinophiles.

- **Question 8** (10 points)
Réponses EXACTES : C-D-E
Réponses INDISPENSABLES : C-D-E
Réponses INADMISSIBLES : A-B

Commentaires Le traitement de l'ostéomalacie est la correction de la carence en vitamine D, ici par le régime sans gluten et la supplémentation en vitamine D. Il faut ajouter une supplémentation calcique, car elle est également carencée.

Il ne faut surtout pas donner de traitements anti-ostéoporotiques qui ne traiteront pas l'ostéopathie fragilisante, mais apporteront leurs effets indésirables.

- **Question 9** (5 points)
Réponses EXACTES : A-B

Commentaires Les apports calciques sont à connaître. Un dossier aux ECN demandait d'évaluer les apports calciques. Pour l'adolescent, les apports sont de 1 200 mg/jour compte tenu de la croissance. C'est l'homme âgé de plus de 65 ans qui a des apports de 1 200 mg/jour. Les apports chez l'adulte sont de 900 mg/jour.

- **Question 10** (5 points)
Réponses EXACTES : A-C-D

Commentaires Les aliments les plus riches sont les fromages, les laitages et certaines eaux minérales.

- **Question 11** (10 points)
Réponses EXACTES : B-D

Commentaires On peut également citer les neuroleptiques, les antihypertenseurs, la L-dopa et les agonistes dopaminergiques et les antiarythmiques.

- **Question 12** (5 points)
Réponses EXACTES : A-C

Commentaires Ce sont les deux tests recommandés par l'HAS.

- **Question 13** (10 points)
Réponse EXACTE : B

Commentaires C'est une urgence gériatrique entraînant une perte d'autonomie complète.

- **Question 14** (5 points)
Réponses EXACTES : B-C-D
Réponses INADMISSIBLES : A-E

Commentaires Il faut évidemment limiter les tapis et préférer le port de chaussures à talons larges et bas.

- **Question 15** (5 points)
Réponses EXACTES : A-E

Commentaires Les cures thermales sont toujours au programme. Les contre-indications sont les altérations sévères de l'état général ou les affections débilitantes, l'insuffisance cardiaque grave, l'hypertension artérielle labile, l'insuffisance veineuse, les lésions cutanées non cicatrisées, les maladies contagieuses ou évolutives, les cancers récents, rhumatisme inflammatoire sous traitement immunomodulateur ou immunosuppresseur ou en poussée.

ITEMS

N° 128 Troubles de la marche et de l'équilibre

N° 124 Ostéopathies fragilisantes

N° 324 Thérapeutiques non médicamenteuses et dispositifs médicaux

RECOMMANDATIONS ET CONFÉRENCE DE CONSENSUS

HAS 2009 -Évaluation et prise en charge des personnes âgées faisant des chutes répétées

ANTÉRIORITÉ

ECN 2008 Dossier n° 1

Dossier 33 *L'habit ne fait pas le moine !*

Énoncé

Vous êtes rhumatologue libéral. Vous recevez M. D., un homme âgé de 31 ans fumeur, pour des douleurs des mains, du coude droit et du genou gauche.

1 Parmi les propositions suivantes, quelle(s) est (sont) celle(s) vraie(s) au sujet des douleurs articulaires ?

a. La douleur est plus importante en mobilisation passive
b. Tous les mouvements sont douloureux
c. Les mouvements sont autant limités en passifs qu'en actif
d. Il n'y a pas de projection de la douleur
e. L'interligne articulaire est sensible à la palpation

2 Les douleurs sont bien articulaires. Elles touchent les poignets, la 4e articulation métacarpophalangienne (MCP) droite, les 2e et 3e articulations interphalangiennes proximales (IPP) gauches, le coude droit et le genou gauche. Vous recherchez l'horaire de la douleur. Parmi les propositions suivantes, quelle(s) est (sont) celle(s) vraie(s) au sujet de la douleur articulaire d'horaire inflammatoire ?

a. Elles réveillent la nuit
b. Elles sont prédominant le matin au réveil
c. Le dérouillage matinal dure moins de 45 minutes
d. Elles sont améliorées par le repos
e. Il y a un caractère positionnel

3 À l'interrogatoire, les douleurs sont d'horaire inflammatoire et sont apparues il y a une semaine. Elles sont localisées au niveau des poignets, de la 4e MCP droites, des 2e et 3e IPP, du coude droit et du genou gauche. Le reste de l'examen clinique est sans particularité, mis à part une pharyngite. Parmi les propositions suivantes, quelle(s) sont celle(s) vraie(s) au sujet de ce rhumatisme ?

a. Mécanique
b. Nu
c. Polyarticulaire
d. Symétrique
e. Aigu

4 **Vous concluez à une polyarthrite virale et commencez un traitement par anti-inflammatoires non stéroïdiens (AINS). Parmi les propositions suivantes, quelle(s) est (sont) celle(s) vraie(s) au sujet des mécanismes d'action des AINS ?**

a. L'enzyme Cox-1 est la Cox principalement impliquée dans la douleur
b. Les AINS ciblent les enzymes cyclo-oxygénase (Cox)
c. Les enzymes Cox synthétisent l'acide arachidonique à partir des prostaglandines
d. Certains AINS ciblent de façon sélective la Cox-2
e. Certains AINS dont l'aspirine à faible dose cible préférentiellement la Cox-1

5 **Trois semaines plus tard, le patient vous reconsulte. Les douleurs persistent malgré la prise pluriquotidienne d'AINS. Il vous parle également d'une rhinite croûteuse et d'une toux apparues il y a une semaine. L'examen ORL retrouve des ulcérations amygdaliennes et des lésions croûteuses endonasales. Le tableau polyarthrite s'est un peu amélioré sous AINS. Quel(s) diagnostic(s) évoquez-vous ?**

a. Lupus
b. Polyarthrite rhumatoïde
c. Maladie de Still
d. Granulomatose avec polyangéite
e. Sclérodermie systémique

6 **Devant la suspicion de granulomatose avec polyangéite (GPA), le patient est hospitalisé. Quel(s) est (sont) L examen(s) biologique(s) à demander en urgence chez ce patient ?**

a. ANCA
b. Créatinine
c. CRP
d. Lipase
e. Anticorps antinucléaires

7 **Les ANCA dosés en urgence reviennent positifs. Parmi les propositions suivantes, quelle(s) est (sont) celle(s) vraie(s) au sujet des ANCA dans la GPA ?**

a. Les ANCA ont habituellement une spécificité anti-protéinase 3 (PR3)
b. Les ANCA ont habituellement une fluorescence périnucléaire
c. Les ANCA peuvent être négatifs
d. Les ANCA ne sont utilisés que pour le diagnostic
e. Les ANCA associés à la GPA ne sont pas très spécifiques

8 **Le patient présente depuis quelques jours une élévation continue de sa créatinine avec apparition d'une hématurie et d'une protéinurie. Parmi les propositions suivantes, quelle(s) est (sont) celle(s) faisant partie des atteintes rénales dans la GPA ?**

a. Nécrose tubulaire aiguë
b. Néphropathie vasculaire aiguë
c. Insuffisance rénale fonctionnelle aiguë
d. Glomérulonéphrite aiguë
e. Néphropathie interstitielle aiguë

9 **Vous décidez de réaliser une ponction-biopsie rénale. Parmi les propositions suivantes, quelle(s) est (sont) celle(s) faisant partie des contre-indications de la ponction-biopsie rénale ?**

a. Hypertension artérielle non contrôlée
b. Insuffisance cardiaque
c. Troubles de l'hémostase
d. Rein unique
e. Grossesse

10 **Le compte-rendu de l'histologie rénale conclut à des lésions compatibles avec une atteinte rénale de la GPA. Parmi les propositions suivantes, quelle(s) est (sont) celle(s) compatible avec ce compte-rendu ?**

a. Présence de dépôts d'immunoglobuline en immunofluorescence
b. Prolifération extracapillaire avec croissants extracapillaires
c. Hyalinose segmentaire et focale
d. Présence de granulomes
e. Nécrose de la paroi des capillaires glomérulaires

11 **Vous réalisez un scanner thoracique dans le bilan d'extension de la GPA.**

☛ *Voir photo dossier, p. VII*

Parmi les propositions suivantes, quelle(s) est (sont) celle(s) vraie(s) ?

a. Présence de verre dépoli
b. Présence d'image en rayons de miel
c. Épaississement diffus des parois bronchiques
d. Condensation alvéolaire
e. Présence de nodules excavés

12 **Parmi les propositions suivantes, quel(s) est (sont) le(s) traitement(s) habituel(s) de la GPA ?**

a. AINS
b. Corticoïdes
c. Plaquenil
d. Anti-TNFa
e. Léflunomide

13 **Vous instaurez une corticothérapie associée à du Rituximab. Parmi les propositions suivantes, quelle(s) est (sont) celle(s) faisant partie des caractéristiques des corticoïdes ?**

a. Action anti-inflammatoire
b. Action ostéoprotectrice
c. Action immunosuppressive
d. Action proliférative
e. Action minéralocorticoïde

14 **Vous instaurez une corticothérapie associée à du Rituximab. Parmi les propositions suivantes, quelle(s) est (sont) celle(s) vraie(s) au sujet du Rituximab ?**

a. Il peut être pris *per os*
b. C'est un anticorps anti-CD20
c. C'est un anticorps humanisé
d. C'est un anticorps dirigé contre les lymphocytes B
e. Il est également indiqué dans la polyarthrite rhumatoïde

15 **Votre traitement est efficace et vous décidez de réaliser un traitement d'entretien par Rituximab. Parmi les propositions suivantes, quelle(s) est (sont) celle(s) vraie(s) au sujet de la surveillance biologique du Rituximab ?**

a. NFS
b. TP
c. TCA
d. Transaminases
e. Dosage pondéral des immunoglobulines

■ **Question 1** (5 points)
Réponses EXACTES : B-C-E

Commentaires Il est important de bien connaître la sémiologie de la douleur articulaire. L'intensité de la douleur est identique en actif et en passif. Les douleurs articulaires peuvent se projeter : la classique douleur du genou qui est une douleur de hanche.

■ **Question 2** (5 points)
Réponses EXACTES : A-B

Commentaires C'est une question également à bien connaître. La douleur inflammatoire est souvent nocturne (c'est la douleur qui réveille et pas le mouvement contrairement à la douleur mécanique qui a un caractère positionnel) et s'améliore à l'activité. Le dérouillage matinal est souvent plus de 45 minutes.

■ **Question 3** (5 points)
Réponses EXACTES : C-E

Commentaires C'est une polyarthrite (plus de 4 articulations et des douleurs d'horaire inflammatoire) asymétrique et aiguë (< 3 mois). Il y a un signe extra-articulaire : la pharyngite.

■ **Question 4** (5 points)
Réponses EXACTES : B-D-E

Commentaires Question très physiopathologique, mais l'énoncé de l'item 326 mentionne bien la connaissance des mécanismes d'action des AINS. L'aspirine est bien un AINS.

■ **Question 5** (10 points)
Réponse EXACTE : D
Réponse INDISPENSABLE : D

Commentaires Parmi ces propositions, le seul diagnostic à évoquer devant polyarthrite et rhinite croûteuse est la granulomatose avec polyangéite (ex-maladie de Wegener).

■ **Question 6** (5 points)
Réponses EXACTES : A-B-C
Réponses INDISPENSABLES : A-B-C

Commentaires Les ANCA sont dosés pour le diagnostic et pour le suivi du titre. La CRP permettra également un suivi. La créatinine est importante, car l'atteinte rénale est un facteur de mauvais pronostic de cette pathologie.

■ **Question 7** (10 points)
Réponses EXACTES : A-C

Commentaires Les anticorps anti-PR3 sont très spécifiques de la GPA autour de 98 %, ont une fluorescence cytoplasmique et sont utilisés pour le suivi de la maladie.

Question 8 (5 points)
Réponse EXACTE : D

Commentaires L'atteinte majoritaire est glomérulaire. Il existe quelques insuffisances rénales obstructives sur sténoses urétérales secondaires à des lésions granulomateuses de la muqueuse urothéliale.

Question 9 (10 points)
Réponses EXACTES : A-C-D

Commentaires Les contre-indications de cet examen de routine en néphrologie sont à bien connaître. On s'éloigne de la rhumatologie, mais le dossier de vascularite sera forcément transversal.

Question 10 (5 points)
Réponses EXACTES : B-D-E

Commentaires Il n'y a pas de dépôt d'immunoglobuline en immunofluorescence dans la GPA. La nécrose des capillaires du flocculus entraîne une réaction proliférative des cellules épithéliales formant les croissants extracapillaires. La hyalinose segmentaire et focale donne un syndrome néphrotique.

Question 11 (5 points)
Réponses EXACTES : C-E

Commentaires Les nodules excavés pulmonaires sont l'atteinte la plus caractéristique de la GPA. L'épaississement des parois bronchiques est lié à l'inflammation bronchique chronique chez ce patient fumeur.

Question 12 (10 points)
Réponse EXACTE : B
Réponse INDISPENSABLE : B

Commentaires Le traitement de la GPA associe une corticothérapie générale à un immunosuppresseur (cyclophosphamide, azathioprine, mycophénolate mofétil, méthotrexate) et du Cotrimoxazole qui a une action immunomodulatrice.

Question 13 (5 points)
Réponses EXACTES : A-C-E

Commentaires Les corticoïdes ont une action antiproliférative. Ils constituent un facteur de risque d'ostéoporose, ils ne sont donc pas ostéoprotecteurs.

Question 14 (5 points)
Réponses EXACTES : B-D-E

Commentaires Le rituximab est un anticorps chimérique qui n'existe que sous forme IV. C'est une biothérapie à bien connaître, car utilisée par de nombreuse spécialités, donc tombables dans de multiples dossiers.

■ **Question 15** (5 points)
Réponses EXACTES : A-E

Commentaires Le nouvel item 198 mentionne les principes de surveillance pour les biothérapies. Le Rituximab est un anti-lymphocyte B, il faut donc surveiller l'hémogramme ainsi que le dosage pondéral des immunoglobulines.

ITEMS

N° 131 Bases neurophysiologiques, mécanismes physiopathologiques d'une douleur aiguë et d'une douleur chronique

N° 189 Connaître les principaux types de vascularite systémique, les organes cibles, les outils diagnostiques et les moyens thérapeutiques

N° 198 Biothérapies et thérapies ciblées

N° 258 Néphropathie glomérulaire

N° 326 Prescription et surveillance des classes de médicaments les plus courantes chez l'adulte et chez l'enfant. Anti-inflammatoires stéroïdiens et non stéroïdiens

RECOMMANDATIONS ET CONFÉRENCE DE CONSENSUS

HAS 2007 Vascularites nécrosantes systémiques Protocole National de Diagnostic et de Soins

ANTÉRIORITÉ

Aucun dossier aux ECN

Dossier 34 « J'en ai plein le dos, Docteur ! »

Énoncé

Vous recevez dans votre cabinet Monsieur F., 71 ans. Cet ancien cadre supérieur a pour antécédents un adénome de prostate opéré, une hypertension artérielle bien contrôlée sous monothérapie et une chirurgie de la cataracte bilatérale. Il se plaint de dorsalgies apparues brutalement il y a 2 mois sans traumatisme, alors qu'il aidait son fils à déménager, et qui s'aggravent progressivement depuis. Il prend des antalgiques de palier II, inefficaces. Il a vu son médecin traitant il y a quelques jours pour d'autres soucis (il est épuisé, est constipé, et a perdu 5 kg en 2 mois) qui vous l'a adressé avec les examens d'imagerie (en annexe) et la biologie ci-dessous. À l'examen clinique, il existe des douleurs du rachis à la palpation et à la mobilisation, en dorsal. L'examen neurologique est normal. Leucocytes 7 500/mm^3, polynucléaires neutrophiles 3 590/mm^3, lymphocytes 2 010/mm^3, hémoglobine 9,3/dl, VGM 94 fl, plaquettes 270 000/mm^3, Na 140 mmol/l, K 4,4 mmol/l, créatinine 85 µmol/l, CRP 7 mg/l, TSH 1,2 UI (N 0,2-2,5).

Voir photo dossier, p. XXII

1 Quel est l'examen présenté en annexe ?

a. Une IRM en séquence T2 fat-sat du rachis dorsal
b. Une IRM en séquence T1 du rachis dorsal
c. Une IRM lombaire
d. Un scanner dorsal en fenêtre osseuse
e. Une saccoradiculographie

2 Que voit-on sur l'imagerie ?

a. Une fracture de la vertèbre T7
b. Une fracture de la vertèbre L2
c. Un recul du mur postérieur
d. Une lyse du pédicule
e. Un aspect poivre et sel

3 Quelles sont les propositions exactes concernant l'anémie ?

a. Il s'agit d'une anémie microcytaire par inflammation chronique
b. Il s'agit d'une anémie microcytaire par carence martiale
c. Il s'agit d'une anémie par hémolyse
d. L'origine de l'anémie peut être centrale
e. Il y a une indication à une transfusion

4 **Quelles sont les hypothèses diagnostiques les plus probables ?**

a. Fracture ostéoporotique
b. Discopathie dégénérative
c. Métastases osseuses
d. Myélome multiple des os
e. Ostéomalacie

5 **Quel(s) examen(s) indispensable(s) manque(nt) sur le bilan ?**

a. Un bilan hépatique
b. Bilan martial
c. Calcémie
d. Électrophorèse des protéines plasmatiques
e. 25 OH Vitamine D

6 **Un bilan complémentaire est réalisé : calcium 2,50 mmol/l, phosphore 0,98 mmol/l, albumine 37 g/l, PSA 1,2 ng/ml. Quelle(s) est (sont) la (les) proposition(s) exacte(s) ?**

a. Calcémie corrigée = 2,56 mmol/l
b. Calcémie corrigée = 3,10 mmol/l
c. Calcémie corrigée = 2,44 mmol/l
d. Il existe une hypercalcémie
e. Il existe une hypocalcémie

7 **L'électrophorèse des protéines plasmatiques est présentée en annexe.**

Voir photo dossier, p. XXIII

Que montre-t-elle ?

a. Un pic monoclonal
b. Un pic d'allure monoclonale
c. Un pic dans les gammaglobulines
d. Une hypergammaglobulinémie polyclonale
e. Une dénutrition
f. Un excès de chaînes légères

8 **Quel examen demandez-vous pour confirmer votre principale hypothèse diagnostique ?**

a. Aucun, l'électrophorèse suffit à affirmer le diagnostic
b. Un phénotypage lymphocytaire
c. Une biopsie osseuse de la vertèbre atteinte
d. Une biopsie ostéo-médullaire
e. Un myélogramme

9 **Le(s) quel(s) de ces résultats permettrai(en)t d'affirmer un diagnostic de myélome ?**

a. 6 % de plasmocytes dystrophiques sur le myélogramme
b. 11 % de plasmocytes sur le myélogramme
c. 23 % de plasmocytes sur le myélogramme
d. 12 % de plasmocytes sur la biopsie de la vertèbre T7
e. Un pic monoclonal > 10 g/l

10 **Le diagnostic suspecté est confirmé. Comment prenez-vous en charge la douleur de Monsieur F. ?**

a. Corset sur mesure
b. Introduction d'AINS
c. Changement de Palier II
d. Arrêt du palier II et introduction d'un palier III
e. Bisphosphonates IV

11 **Quel est le reste de la prise en charge thérapeutique ?**

a. Après RCP
b. Infiltration épidurale
c. Chimiothérapie
d. Chirurgie : arthrodèse
e. Prise en charge à 100 % – ALD30

12 **Monsieur F. reçoit à présent des perfusions mensuelles de biphosphonates en hôpital de jour. Quel bilan faut-il réaliser avant ce traitement ?**

a. NFS
b. ASAT-ALAT
c. Créatinine
d. Calcémie
e. Bilan dentaire

13 **Quels sont les effets indésirables des biphosphonates par voie intraveineuse ?**

a. Œsophagite
b. Syndrome pseudo-grippal transitoire
c. Cytolyse
d. Ostéonécrose de la mâchoire
e. Hypokaliémie

14 **Quels sont les éléments indispensables de votre surveillance mensuelle ?**

a. Recherche d'un syndrome pyramidal
b. Calcémie
c. Fond d'œil
d. Recherche d'une hépatomégalie
e. Myélogramme

15 **Quelle est l'évolution habituelle de cette pathologie à ce stade ?**

a. Rémission sous chimiothérapie dans la majorité des cas, car pas d'atteinte rénale
b. Rémission sous chimiothérapie dans la plupart des cas, car lésion osseuse unique
c. Reprises évolutives très fréquentes
d. Pronostic vital forcément engagé à court terme, car atteinte vertébrale
e. Médiane de survie d'environ 5 ans

- **Question 1** (5 points)
  Réponse EXACTE : D

  Commentaires Il s'agit d'un scanner en fenêtre osseuse et non d'une IRM, où les parties molles seraient plus visibles et analysables. On se trouve à l'étage dorsal, car il y a une cyphose d'allure physiologique, alors qu'en lombaire ou en cervical il y aurait une lordose. Une saccoradiculographie se présente comme une radiographie standard avec une injection de produit de contraste radio-opaque dans l'espace intradural.

- **Question 2** (10 points)
  Réponses EXACTES : A-C

  Commentaires Il existe une fracture vertébrale, visible par la perte de hauteur du corps de la vertèbre. Il est difficile de compter les vertèbres si L5 ou C1 ne sont pas visibles, mais on est ici en thoracique et en l'occurrence en T7. L2 aurait été dans le creux de la lordose lombaire. On voit un recul du mur postérieur dans la partie supérieure de la vertèbre, modéré. Les pédicules ne sont pas visibles donc on ne peut pas dire s'il y a lyse pédiculaire. L'aspect poivre et sel est un signe IRM de myélome.

- **Question 3** (5 points)
  Réponse EXACTE : D

  Commentaires Le VGM est supérieur à 80 µ donc ce n'est pas une anémie microcytaire. On ne peut pas affirmer l'hémolyse, car le contexte n'est pas évocateur et il n'y a ni réticulocytes, ni LDH, ni haptoglobine disponibles pour s'orienter. Dans ce contexte et en étant normocytaire, l'anémie peut être centrale. L'indication à une transfusion est Hb < 8 g/dl chez le non coronarien.

- **Question 4** (10 points)
  Réponses EXACTES : C-D

  Commentaires L'absence de traumatisme, l'altération de l'état général majeure, l'anémie et l'allure de la fracture rendent peu probable une fracture ostéoporotique. Métastases et myélome sont à évoquer en 1er.

- **Question 5** (5 points)
  Réponses EXACTES : C-D

  Commentaires La calcémie est urgente, car dans ce contexte l'hypercalcémie est fréquente et peut tuer le patient. L'EPP permet de s'orienter vers le diagnostic. Il n'y a pas d'indication à un bilan martial devant une anémie non microcytaire (et en tout cas pas de façon indispensable) et la vitamine D et le bilan hépatique ne sont pas indispensables non plus (ne répondent pas à des urgences ni à une orientation diagnostique).

- **Question 6** (5 points)
  Réponse EXACTE : A

  Commentaires Toujours corriger la calcémie sur l'albumine.

  Ca corrigée = Ca mesurée + 0,02 x (40 – albumine).

■ **Question 7** (10 points)
Réponses EXACTES : B-C

Commentaires Le caractère monoclonal du pic ne peut s'affirmer qu'après immunoélectrophorèse, même si on le suspecte sur son allure. Les chaînes légères ne sont pas visibles. Une hypergammaglobulinémie polyclonale donnerait une augmentation de toute la courbe dans les gamma, pas en pic. Pas de dénutrition, car albumine 37 g/l.

■ **Question 8** (5 points)
Réponse EXACTE : E

Commentaires L'électrophorèse est insuffisante. Le diagnostic est confirmé par un myélogramme, systématique devant une suspicion de myélome. La biopsie de la vertèbre concernée est nécessaire en cas de suspicion de métastase sans idée sur le primitif.

■ **Question 9** (10 points)
Réponses EXACTES : B-C

Commentaires Le diagnostic de myélome est défini par la présence de plus de 10 % de plasmocytes au myélogramme. La présence d'une tumeur plasmocytaire sur la vertèbre atteinte ne permet pas de distinguer myélome et plasmocytome. Le pic ne permet pas de distinguer avec certitude MGUS et myélome.

■ **Question 10** (5 points)
Réponses EXACTES : A-D-E

Commentaires Le palier 2 étant inefficace d'après l'énoncé, il faut l'arrêter pour passer au palier 3. Les AINS ne sont pas indiqués. Il faut toujours penser aux mesures physiques antalgiques d'immobilisation, et donc de corset pour le rachis. Les bisphosphonates ont un effet antalgique sur les douleurs osseuses.

■ **Question 11** (5 points)
Réponses EXACTES : A-C-D

Commentaires Toujours faire une RCP avant traitement étiologique en cancéro/hémato. Toujours penser à la prise en charge sociale. La chimiothérapie est indiquée chez tout myélome symptomatique (atteinte osseuse, rénale, anémie, etc.). Pas de chirurgie indiquée en l'absence de signe neurologique ou d'instabilité de la fracture. Pas d'infiltration (traitement des lombosciatiques).

■ **Question 12** (10 points)
Réponses EXACTES : C-D-E

Commentaires Le bilan obligatoire avant bisphosphonates IV comprend une créatininémie (contre-indication si clairance < 30 ml/min ou adaptation de dose et de débit si traitement indispensable), une calcémie (correction d'une hypocalcémie avant traitement), un bilan dentaire avec panoramique (risque d'ostéonécrose de la mâchoire).

■ **Question 13** (5 points)
Réponses EXACTES : B-D

Commentaires Effets indésirables des bisphosphonates par voie intraveineuse : hypocalcémie, ostéonécrose de la mâchoire, syndrome pseudo-grippal transitoire. L'œsophagite est un EI de la forme *per os*. Pas de cytolyse ni hypokaliémie.

- **Question 14** (5 points)
  Réponses EXACTES : A-B

  Commentaires La surveillance neurologique est indispensable devant une fracture vertébrale avec recul du mur postérieur, risque d'autres fractures et d'épidurite. La calcémie doit être surveillée, car risque d'hypercalcémie si évolution de la maladie et risque d'hypocalcémie sous bisphosphonates. Le myélogramme n'est pas refait systématiquement. La surveillance de l'efficacité des traitements se fait sur le pic à l'EPP.

- **Question 15** (5 points)
  Réponses EXACTES : C-E

  Commentaires Le myélome est de mauvais pronostic dès qu'il est symptomatique, avec notamment des reprises évolutives quasi systématiques même après bonne réponse à un premier traitement. L'atteinte vertébrale ne fait pas le pronostic.

ITEMS

N° 317 Myélome multiple des os
N° 208 Hémogramme chez l'adulte et l'enfant : indications et interprétation
N° 209 Anémie chez l'adulte et l'enfant

RECOMMANDATIONS ET CONFÉRENCE DE CONSENSUS

HAS recommandations ALD Myélome multiple décembre 2010

ANTÉRIORITÉ

ECN 2008, dossier 3

Iconographie

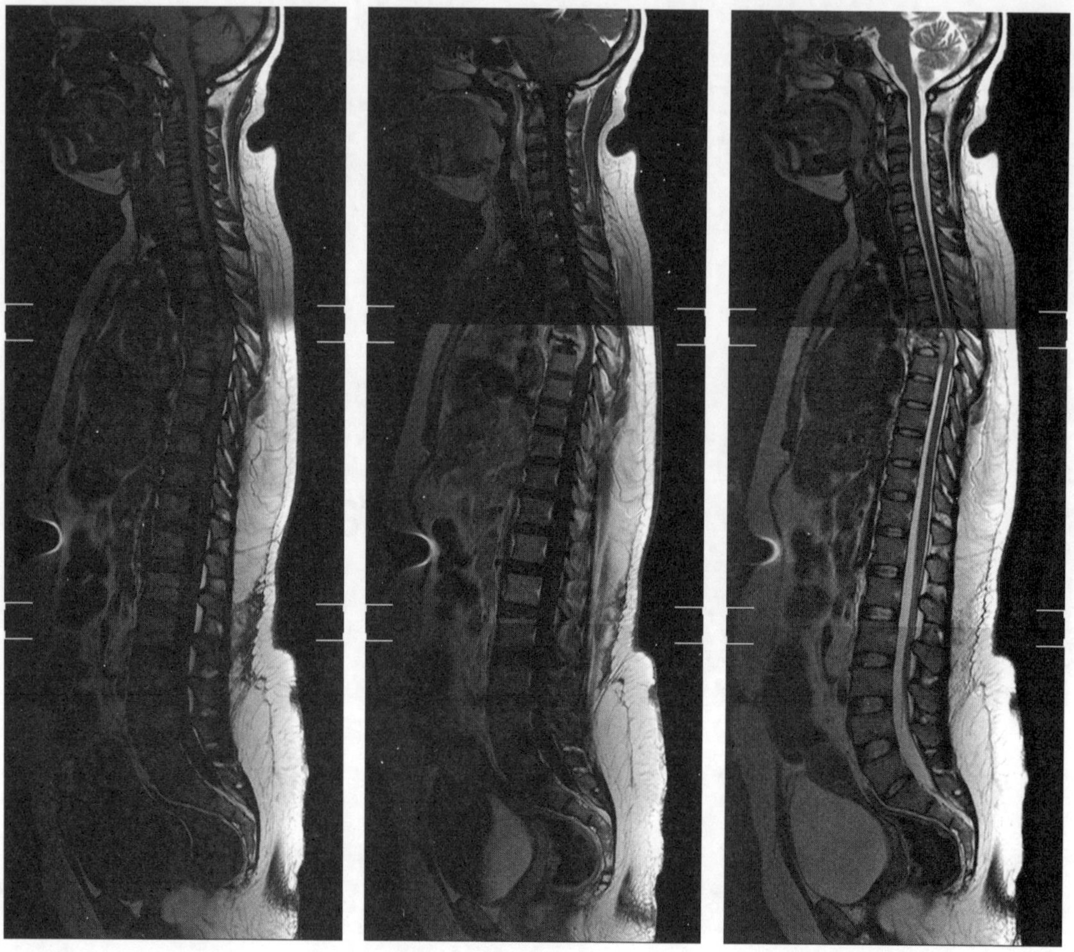

Dossier 25 – Question 4

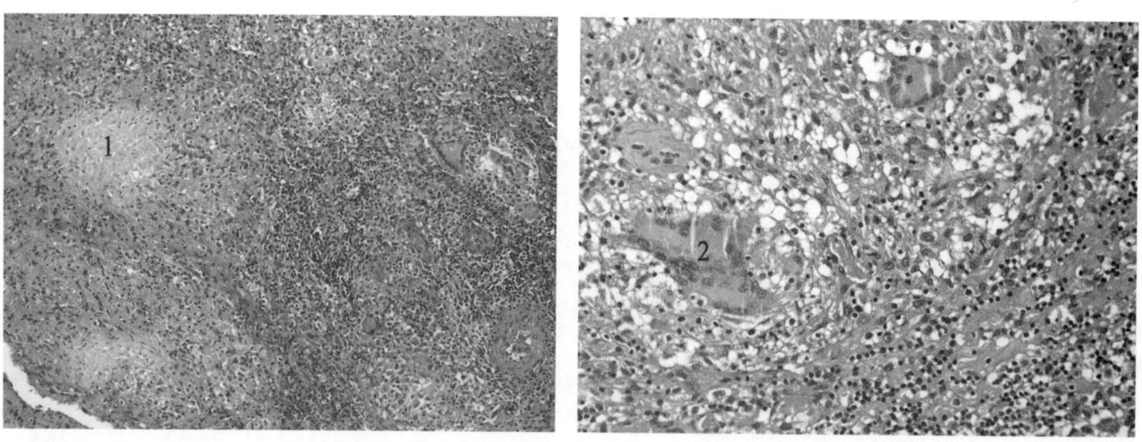

Dossier 25 – Question 6

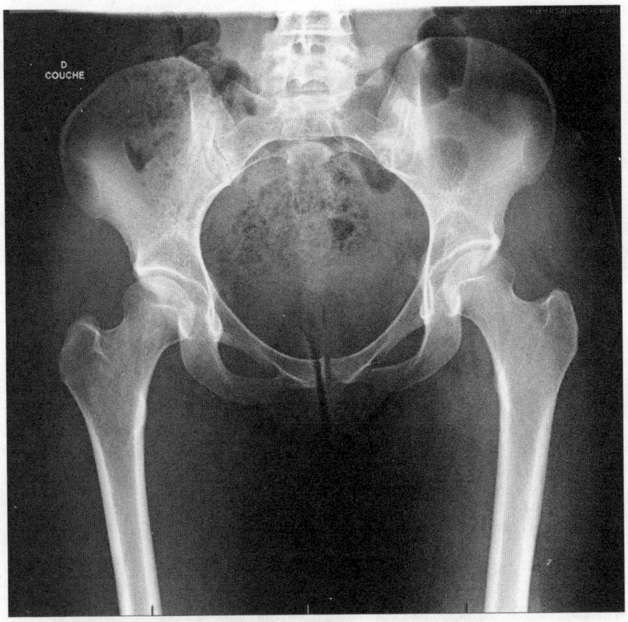

Dossier 22 – Question 4

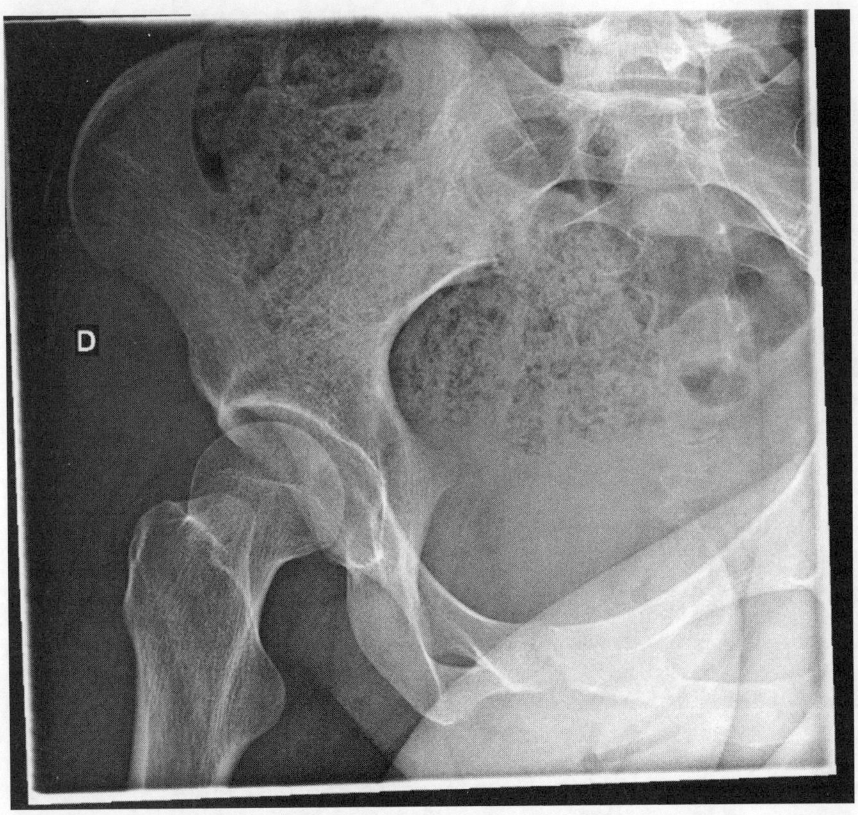

Dossier 22 – Question 4

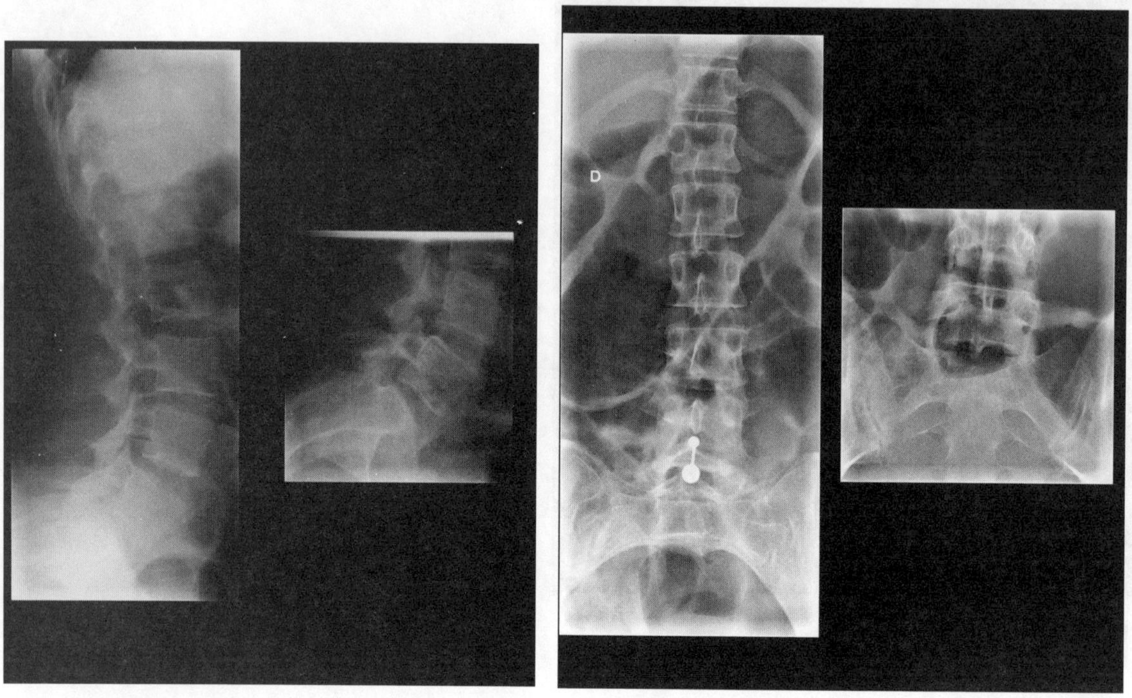

Dossier 22 – Question 11

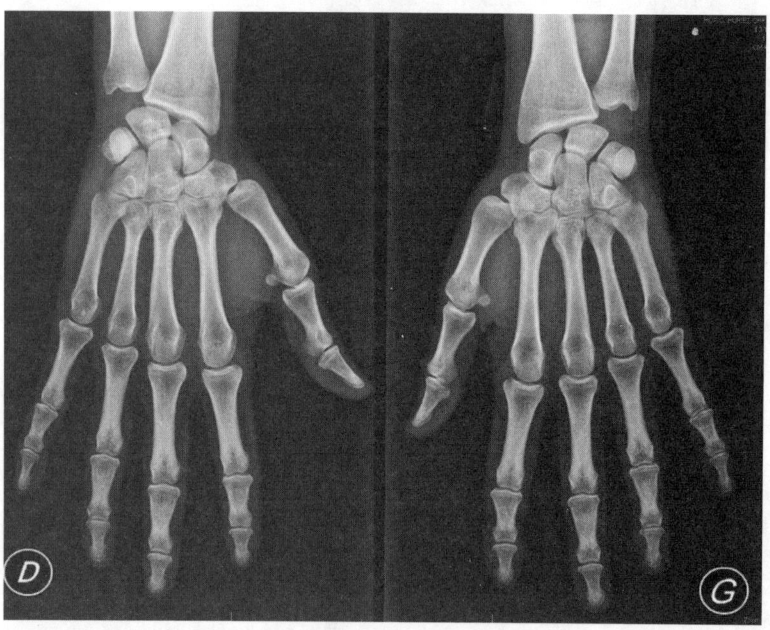

Dossier 3 – Question 6

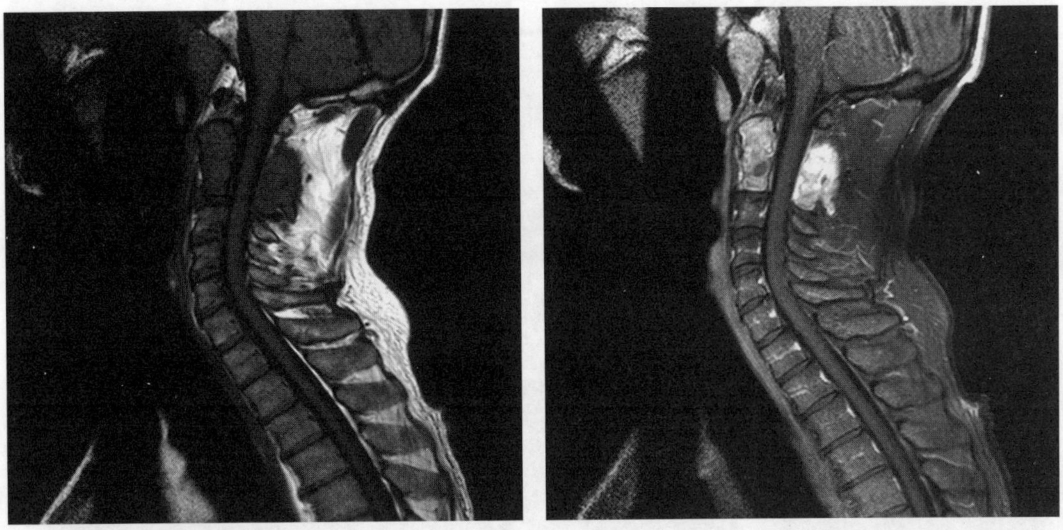

Dossier 11 – Question 2

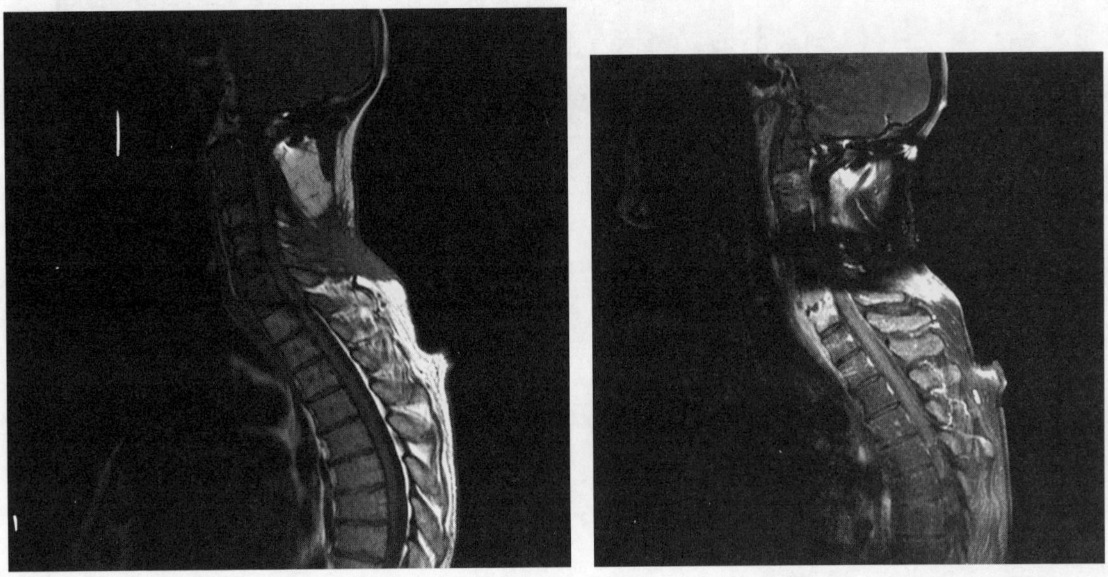

Dossier 11 – Question 10

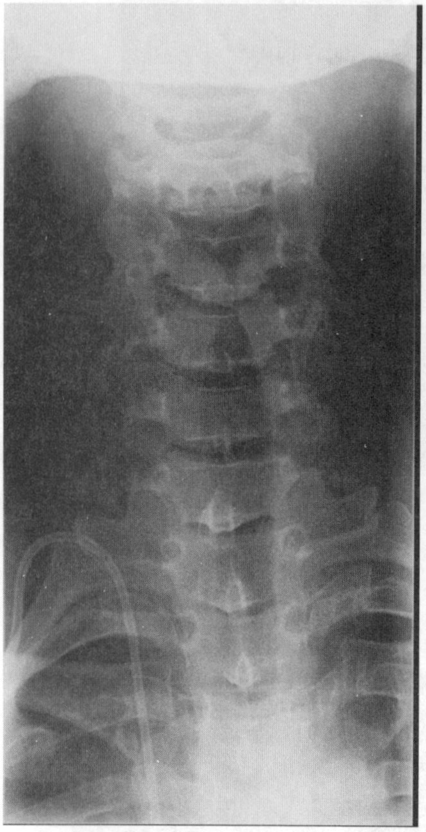

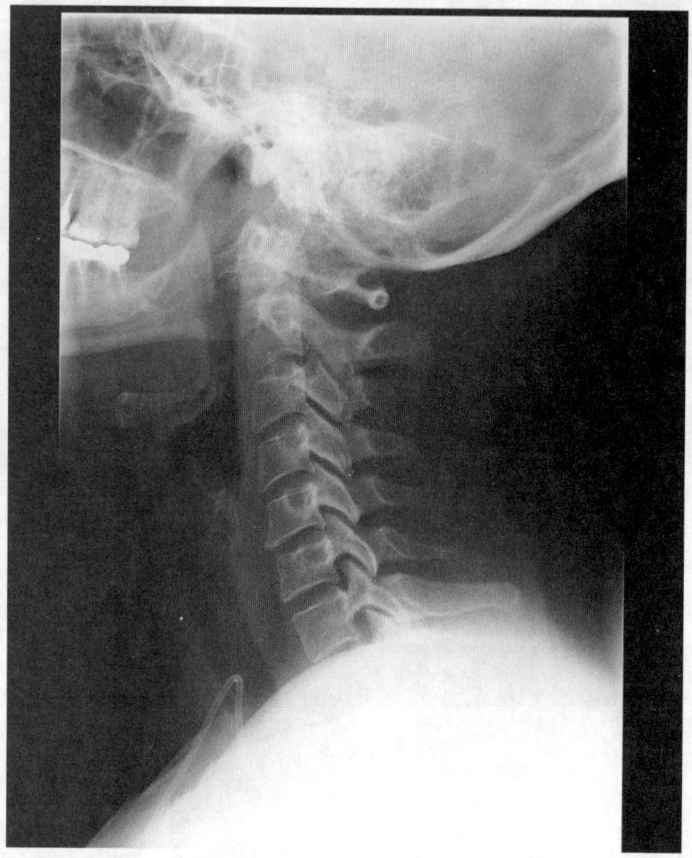

Dossier 23 – Question 9

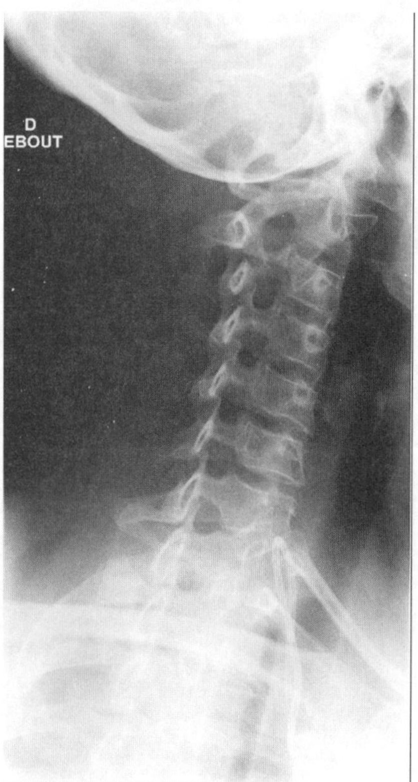

Dossier 23 – Question 9

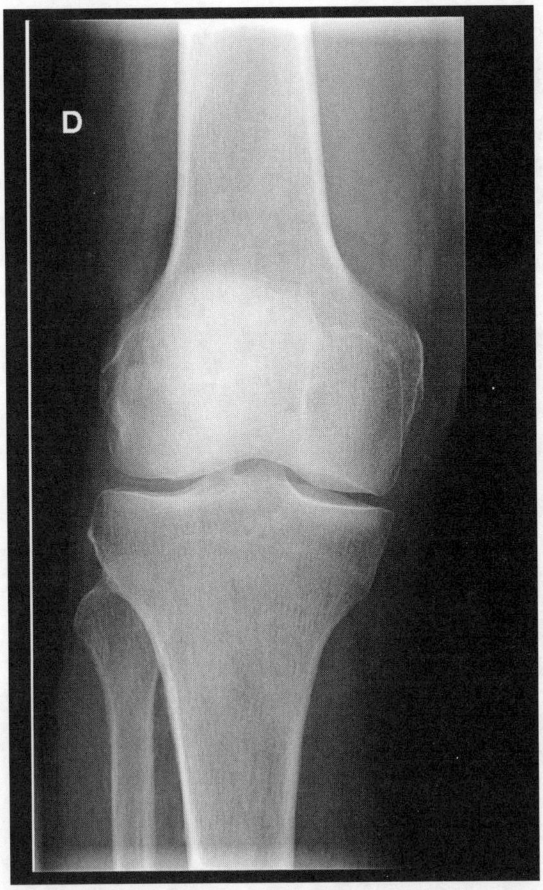

Dossier 30 – Question 6

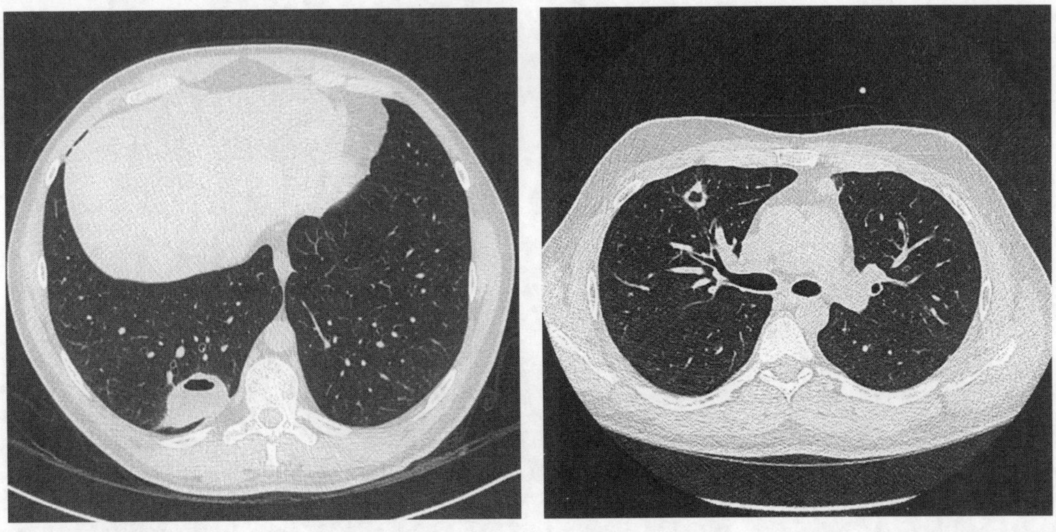

Dossier 33 – Question 11

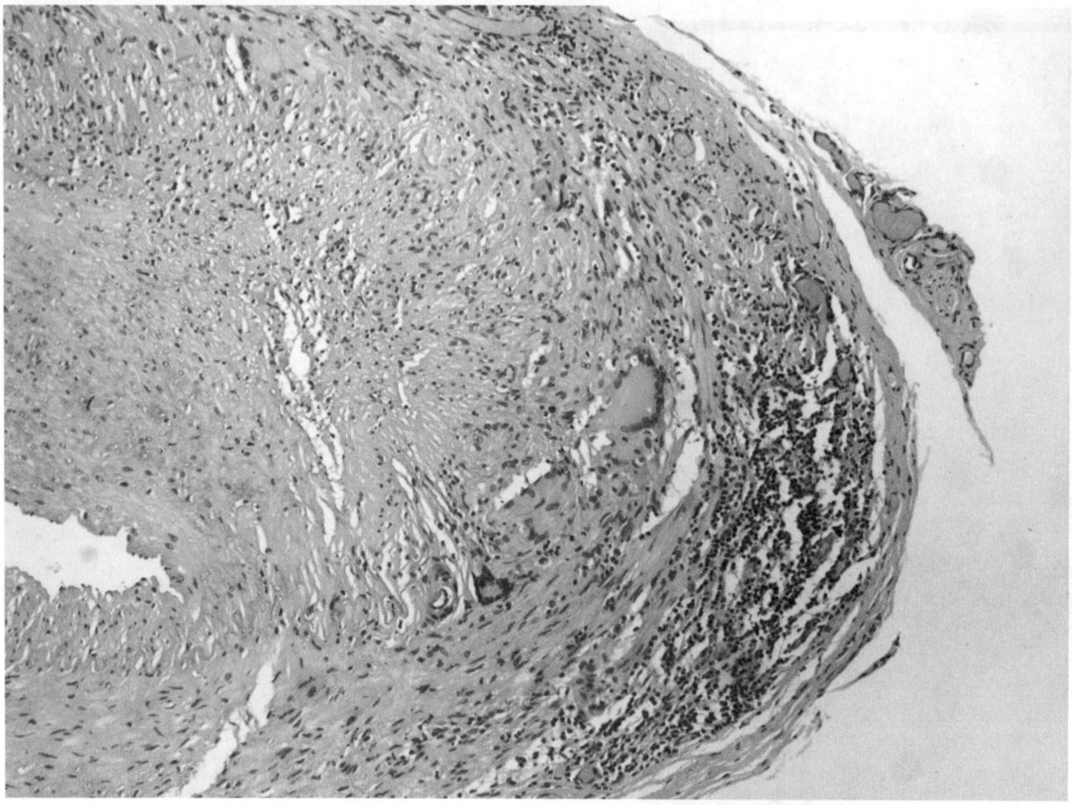

Dossier 15 – Question 9

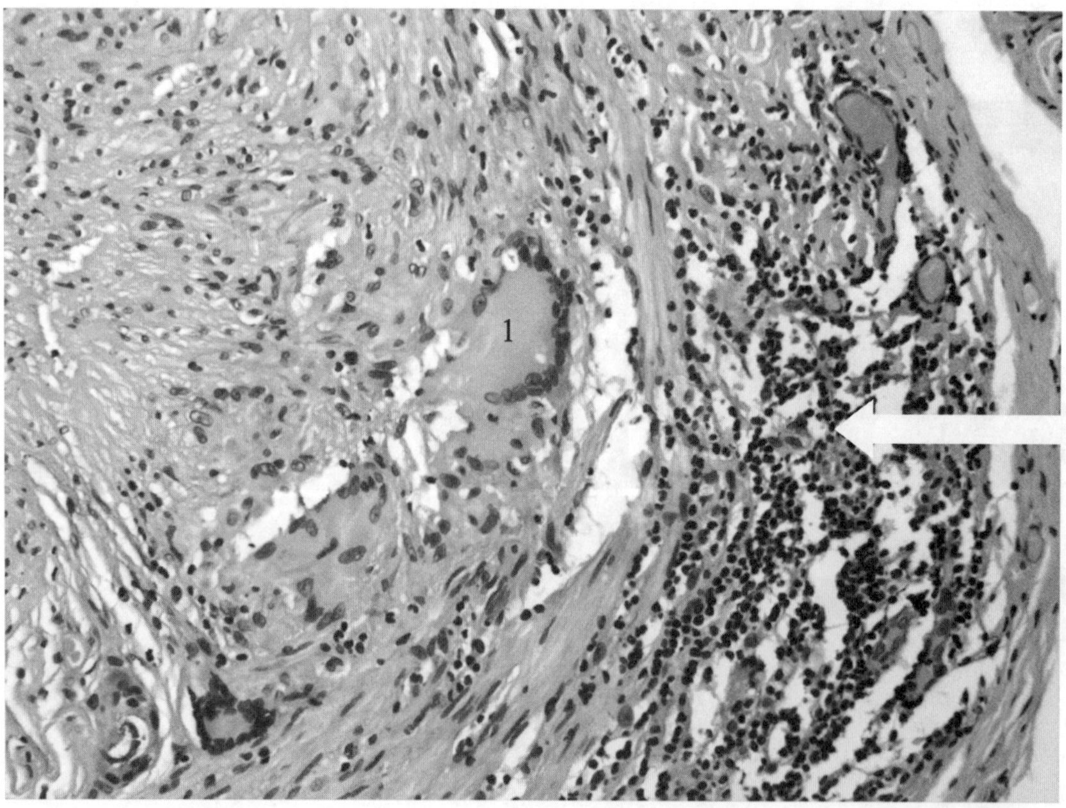

Dossier 15 – Question 9

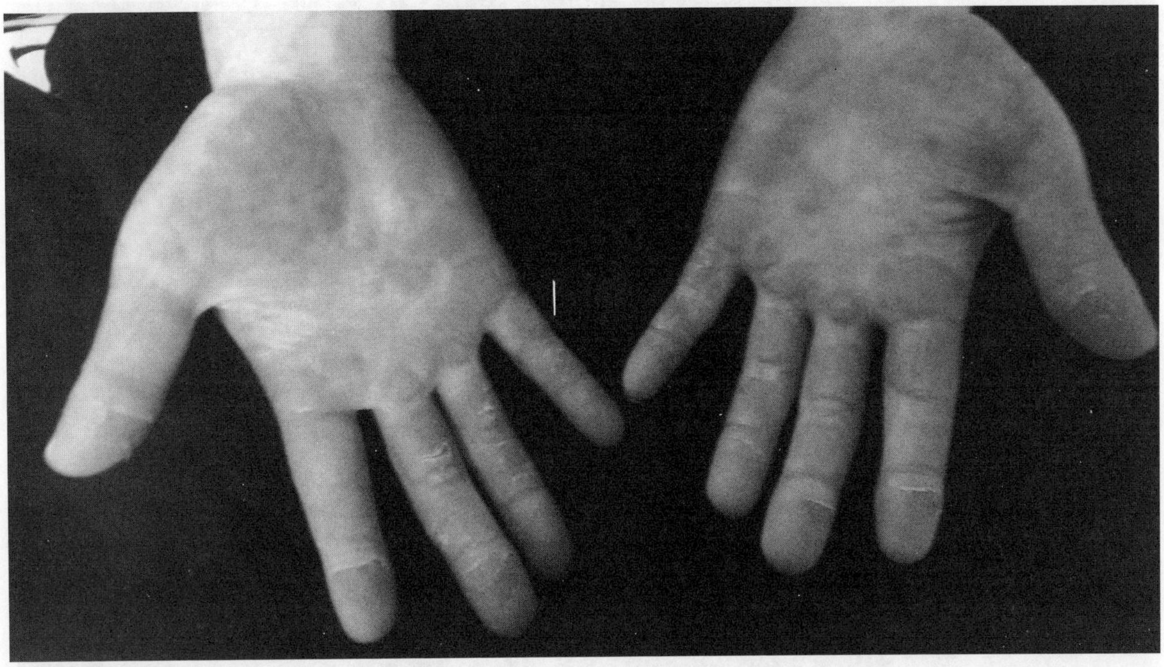

Dossier 7 – Question 2

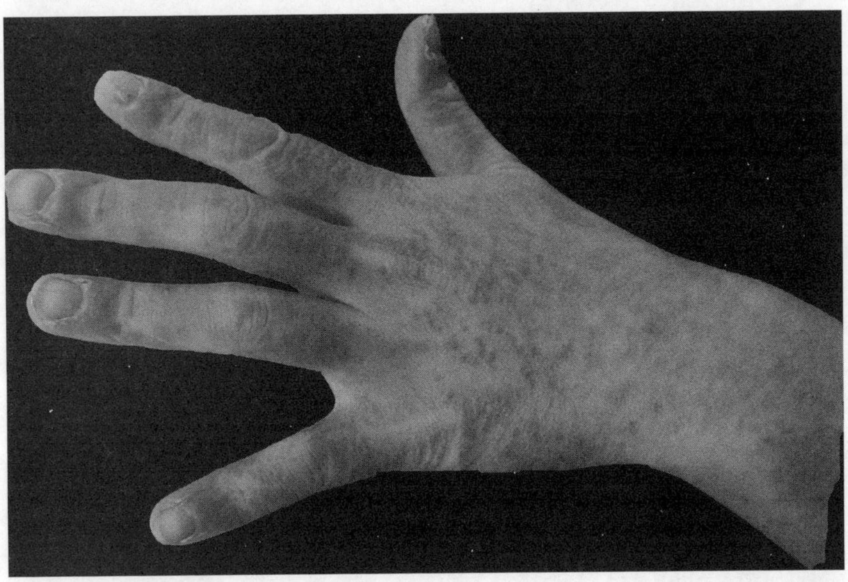

Dossier 7 – Question 2

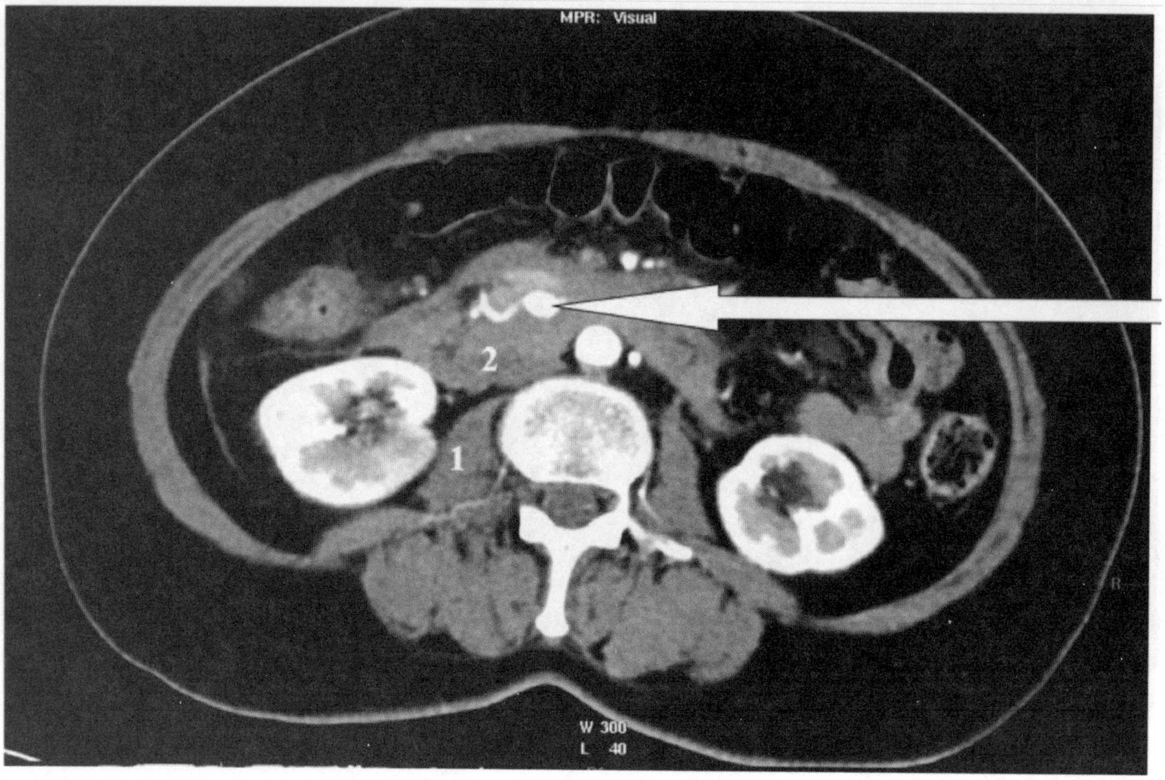

Dossier 24 – Question 13

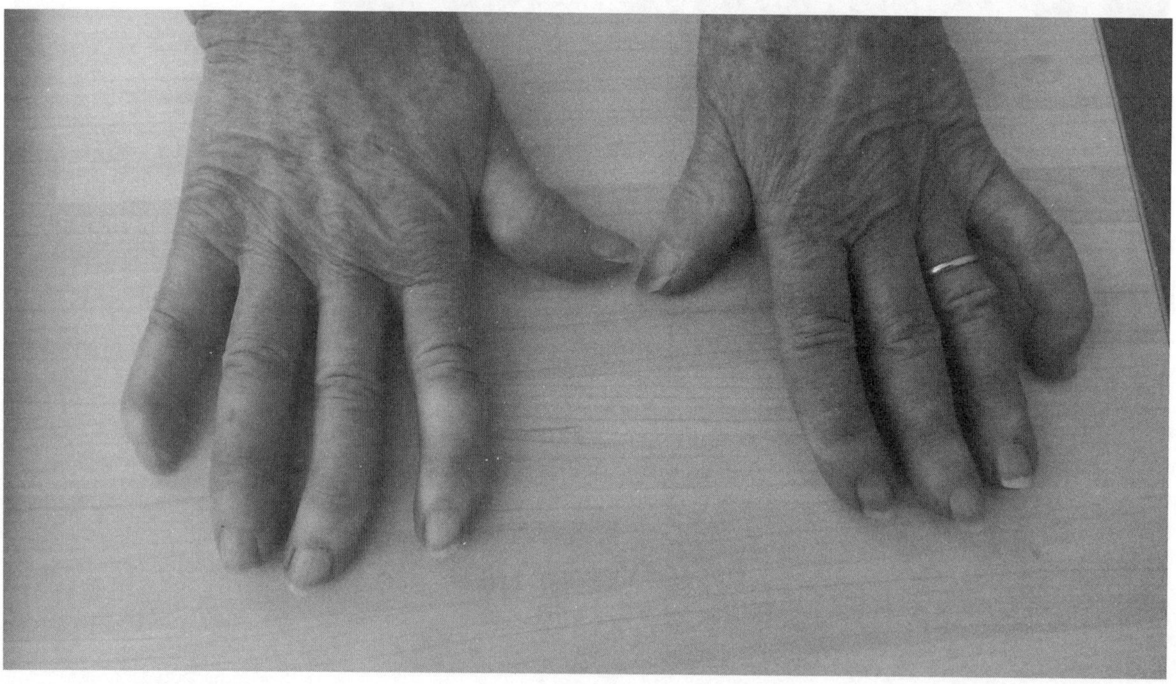

Dossier 29 – Question 5

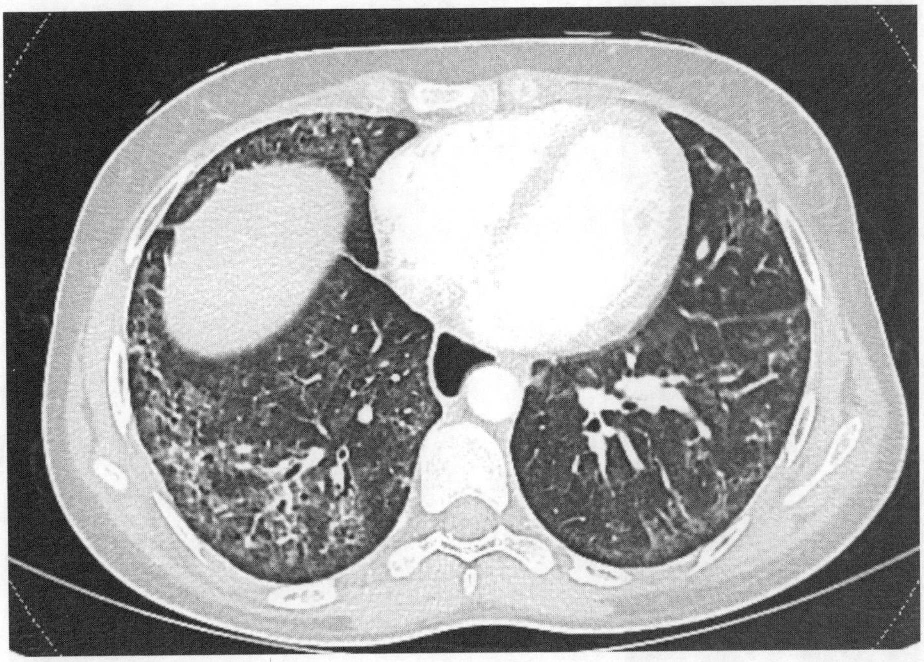

Dossier 29 – Question 13

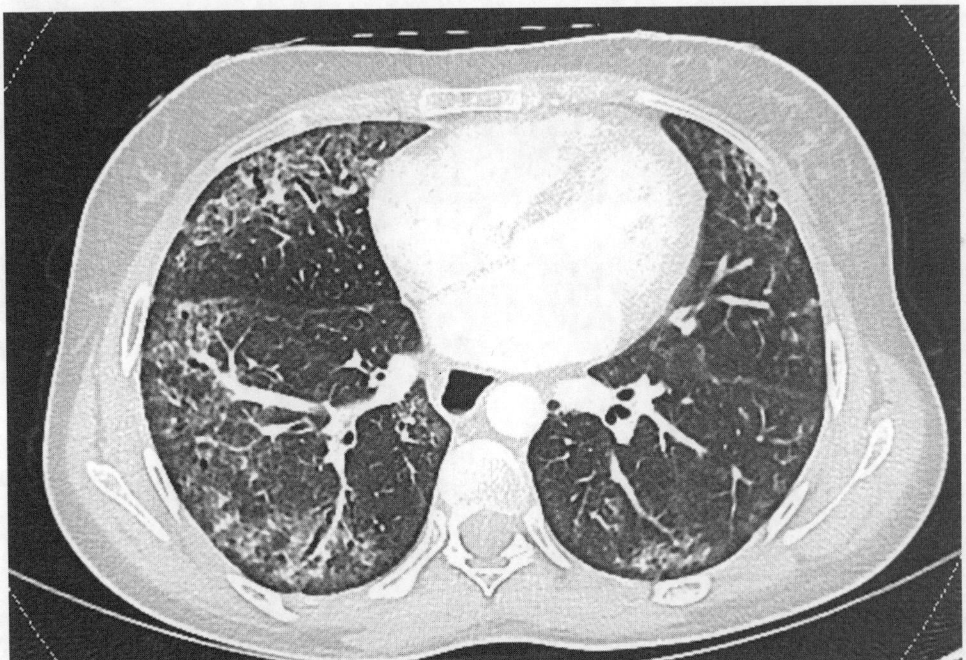

Dossier 29 – Question 13

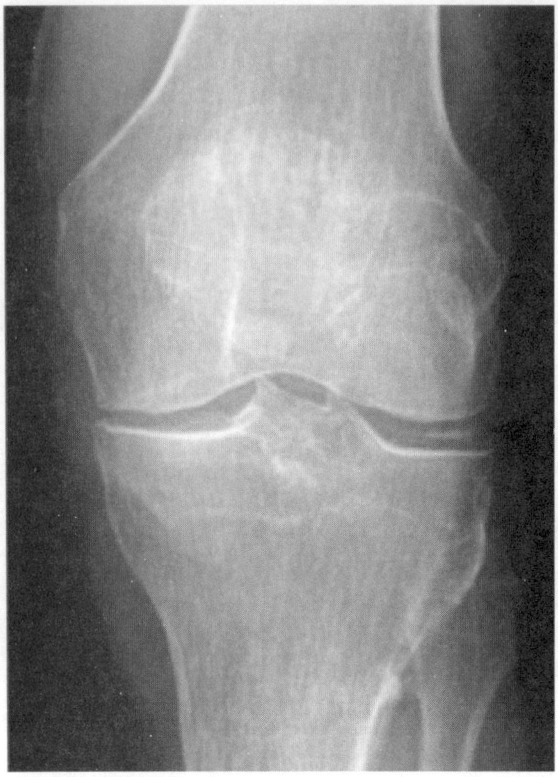

Dossier 10 – Question 6

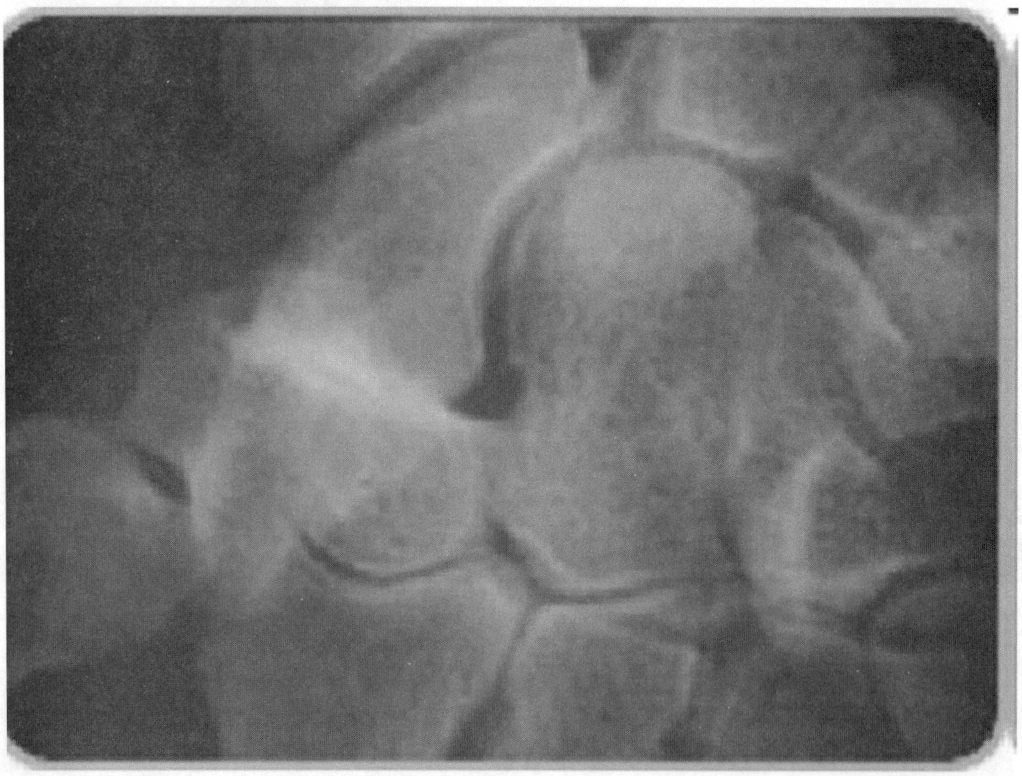

Dossier 10 – Question 12

INDICATIONS:

RESULTATS

Mesures réalisées sur un appareil GE Lunar iDXA mis en service en juin 2014

Site	Région	Date de l'examen	DMO	Jeune Adulte T-score	Age Egal Z-Score
Rachis AP	L1-L2	05/02/2016	0,844 g/cm²	-2,5	-0,1
DualFemur	Col Gauche	05/02/2016	0,750 g/cm²	-1,9	0,5
DualFemur	Col Droit	05/02/2016	0,774 g/cm²	-1,7	0,7
DualFemur	Total Gauche	05/02/2016	0,832 g/cm²	-1,4	1,0
DualFemur	Total Droit	05/02/2016	0,779 g/cm²	-1,8	0,5
Av.-bras Gauche	Radius 33 %	05/02/2016	0,692 g/cm²	-2,1	0,8

*variation significative avec 95% de confiance à partir d'une variation moyenne de 0,030 g/cm²

Dossier 20 – Question 13

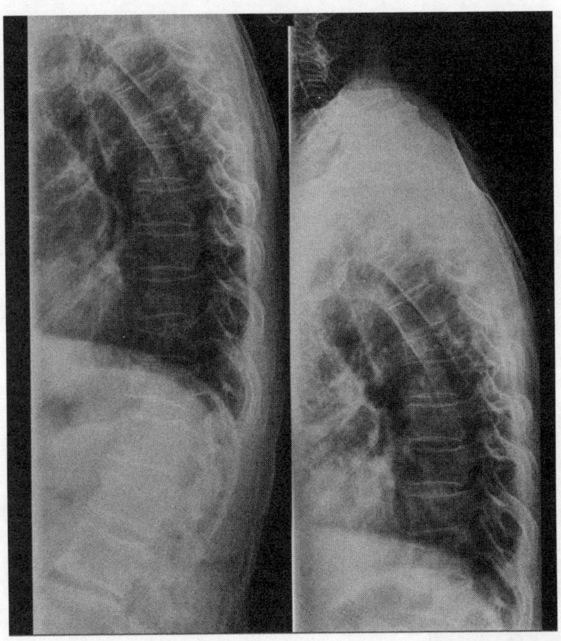

Dossier 20 – Question 3

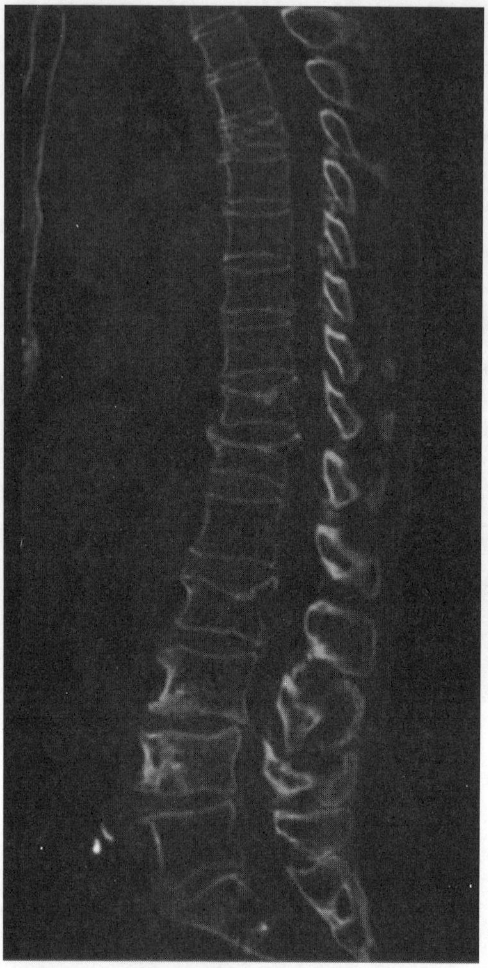

Dossier 20 – Question 5

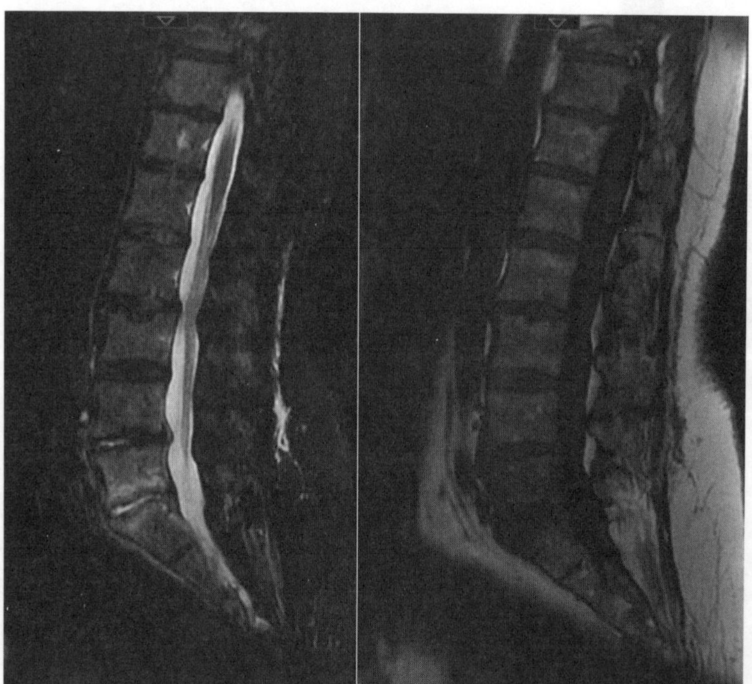

Dossier 9 – Question 6

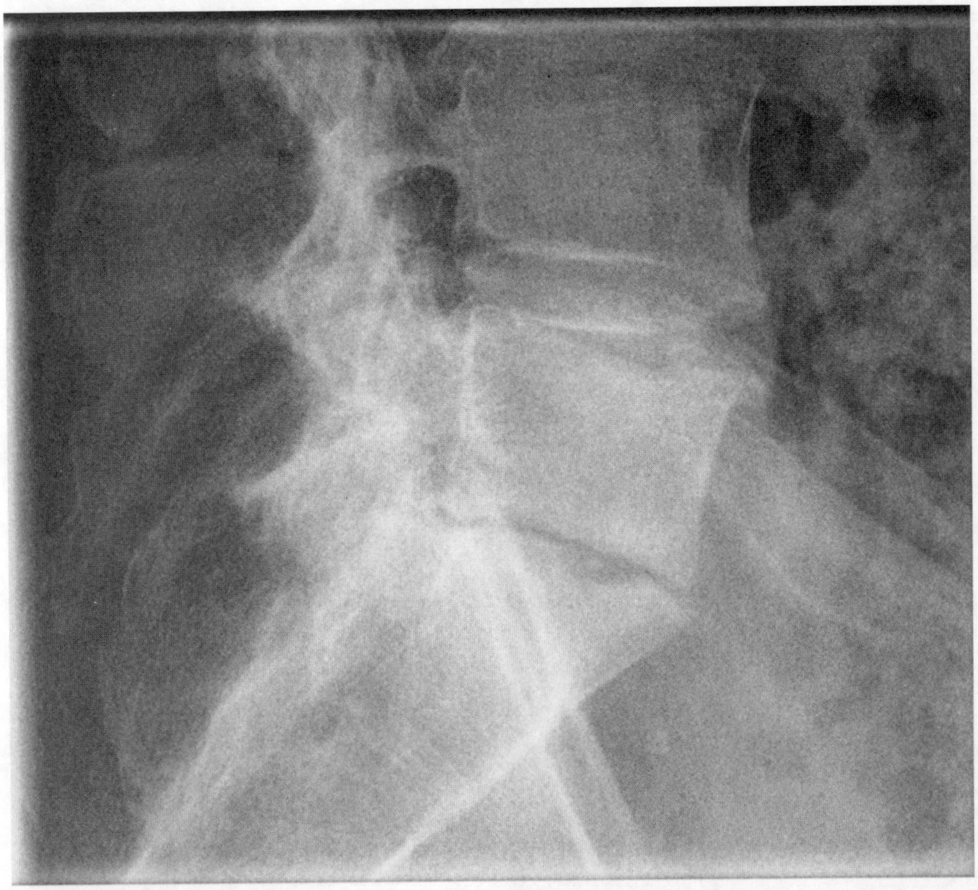

Dossier 9 – Question 15

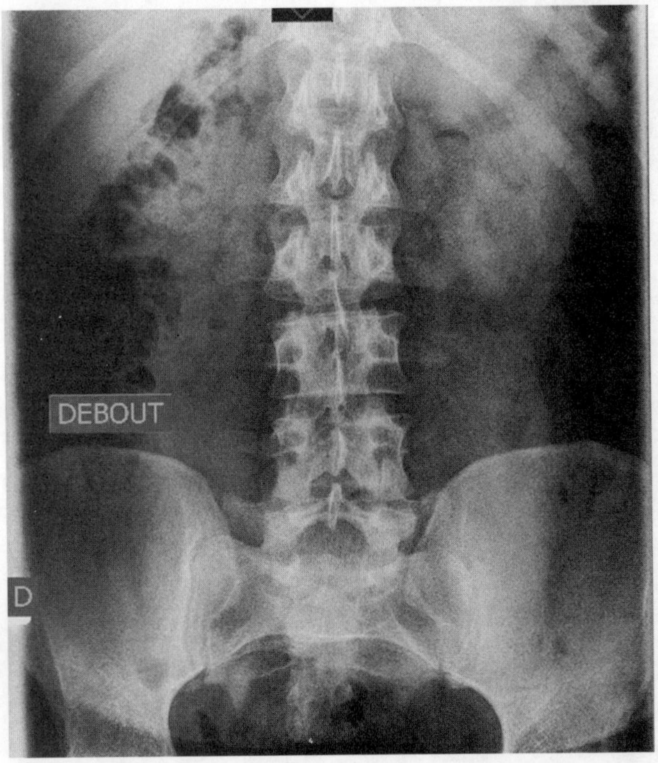

Dossier 28 – Question 10

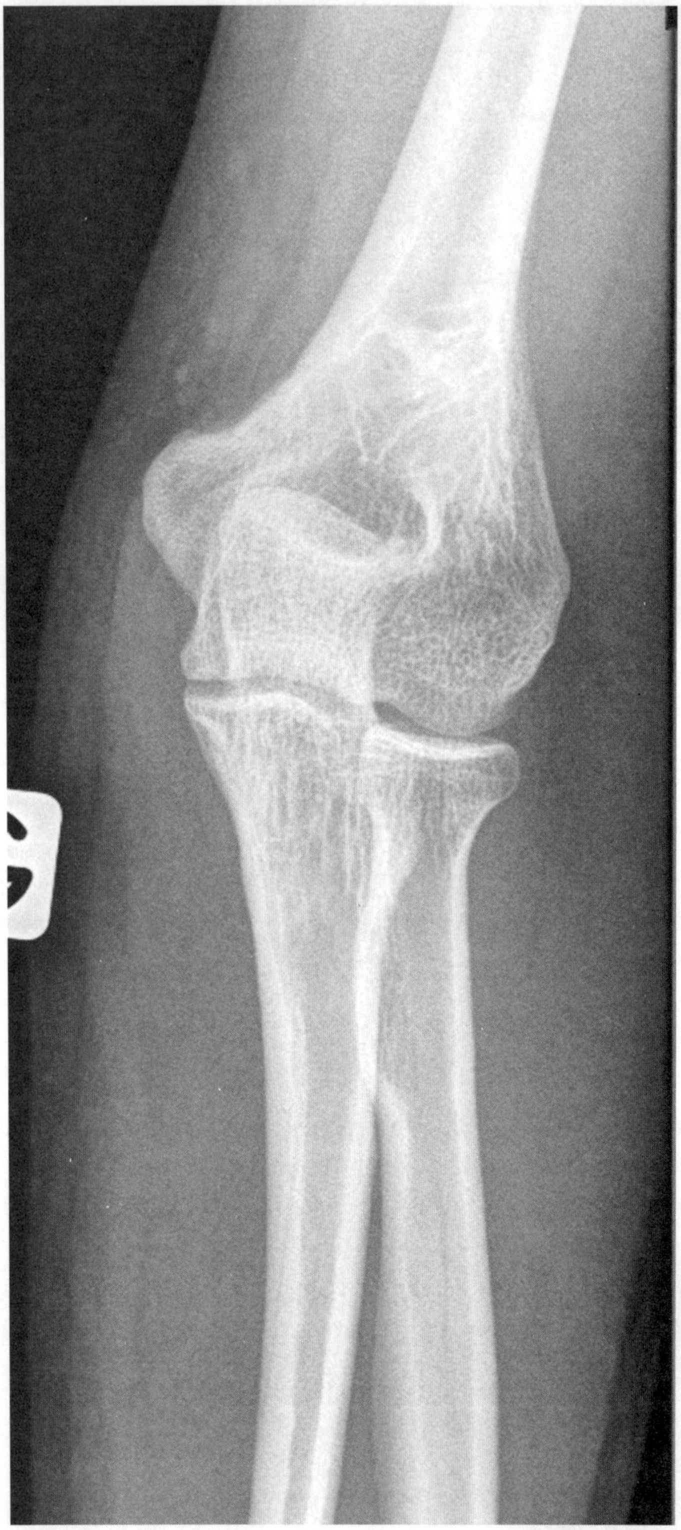

Dossier 17 – Question 5

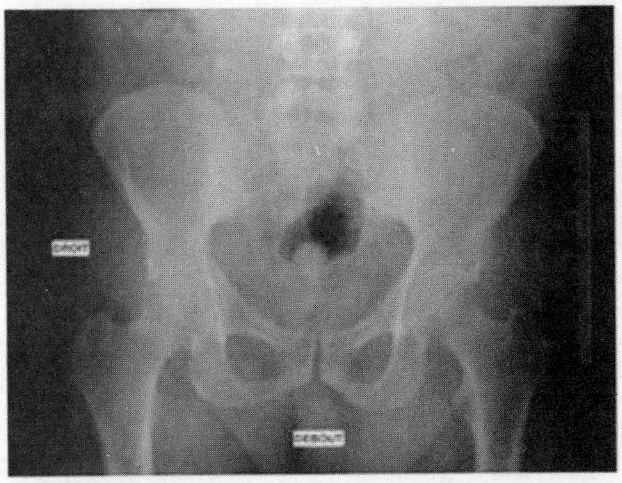

Dossier 27 – Question 7

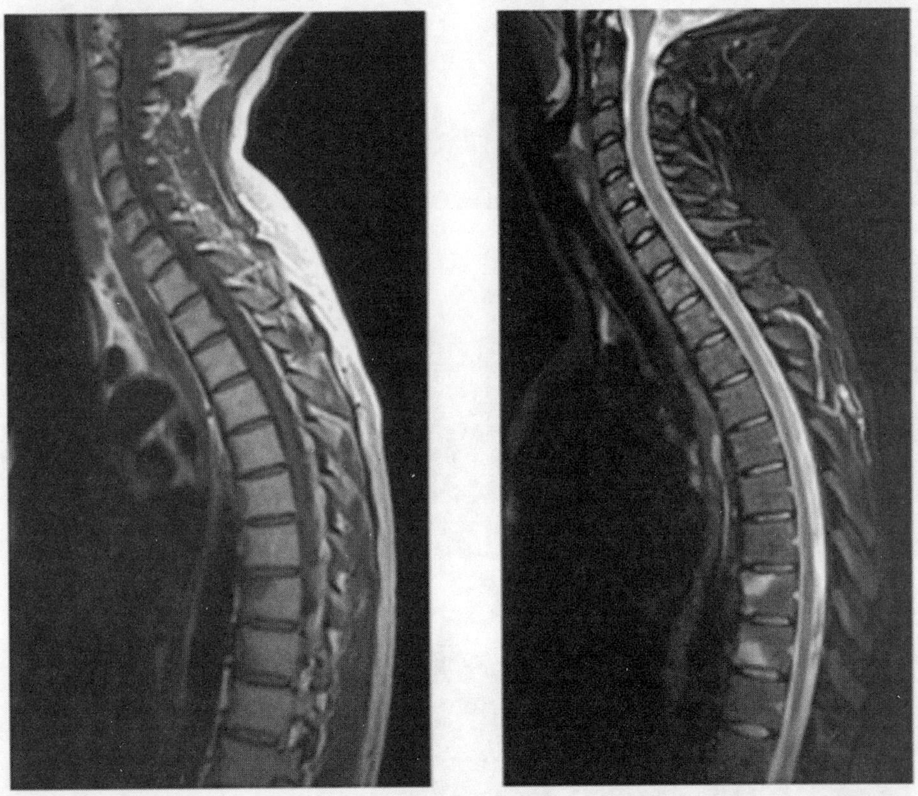

Dossier 27 – Question 4

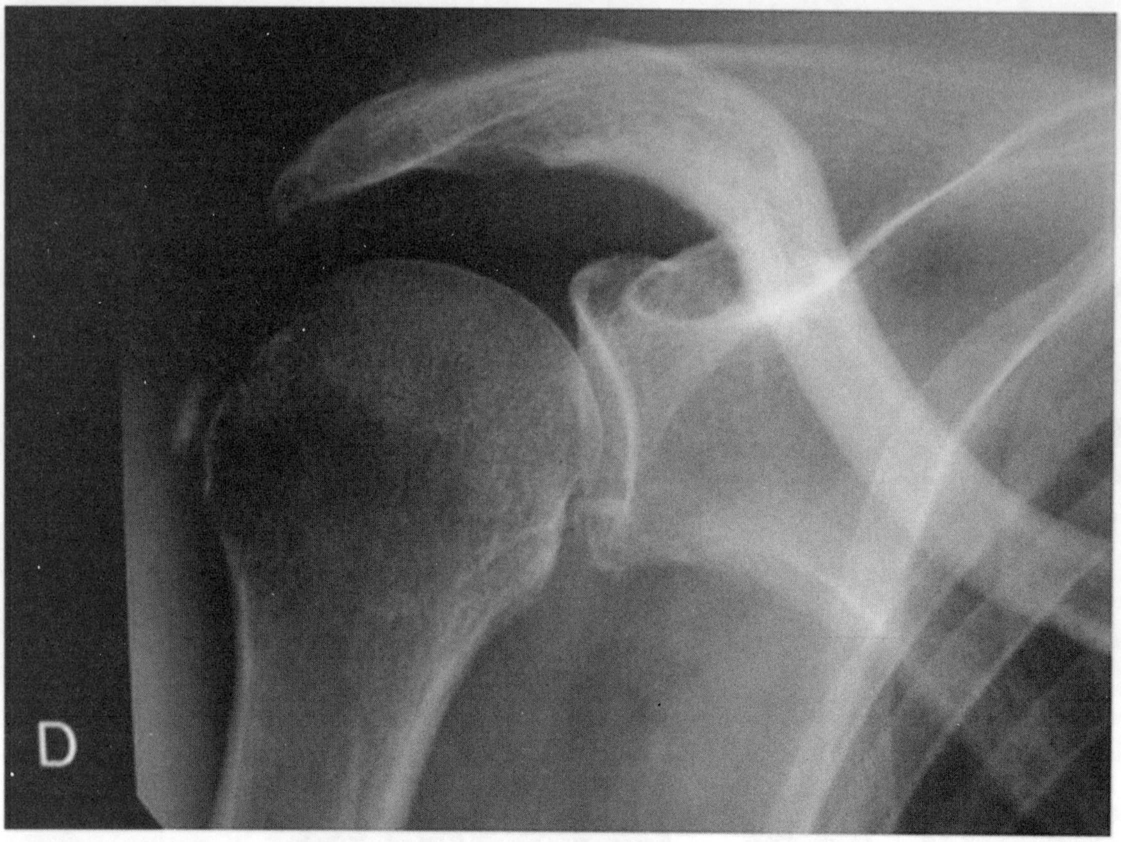

Dossier 26 – Question 4

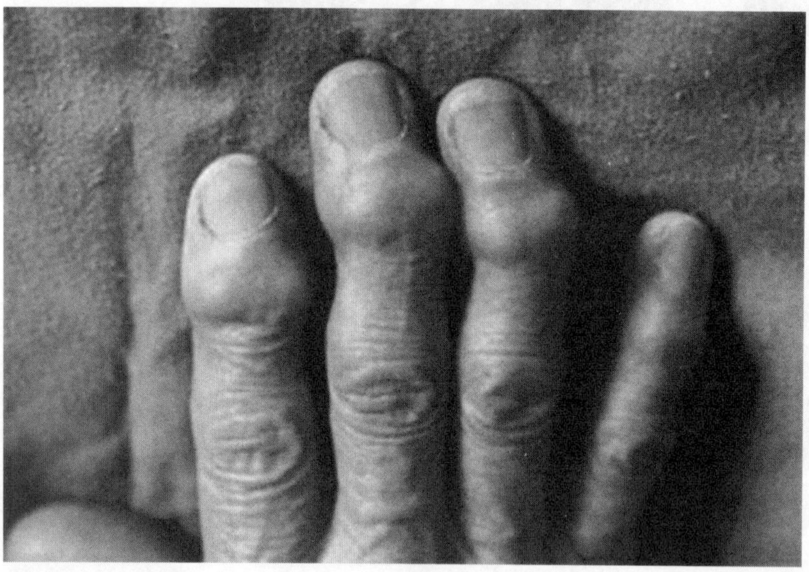

Dossier 5 – Question 8

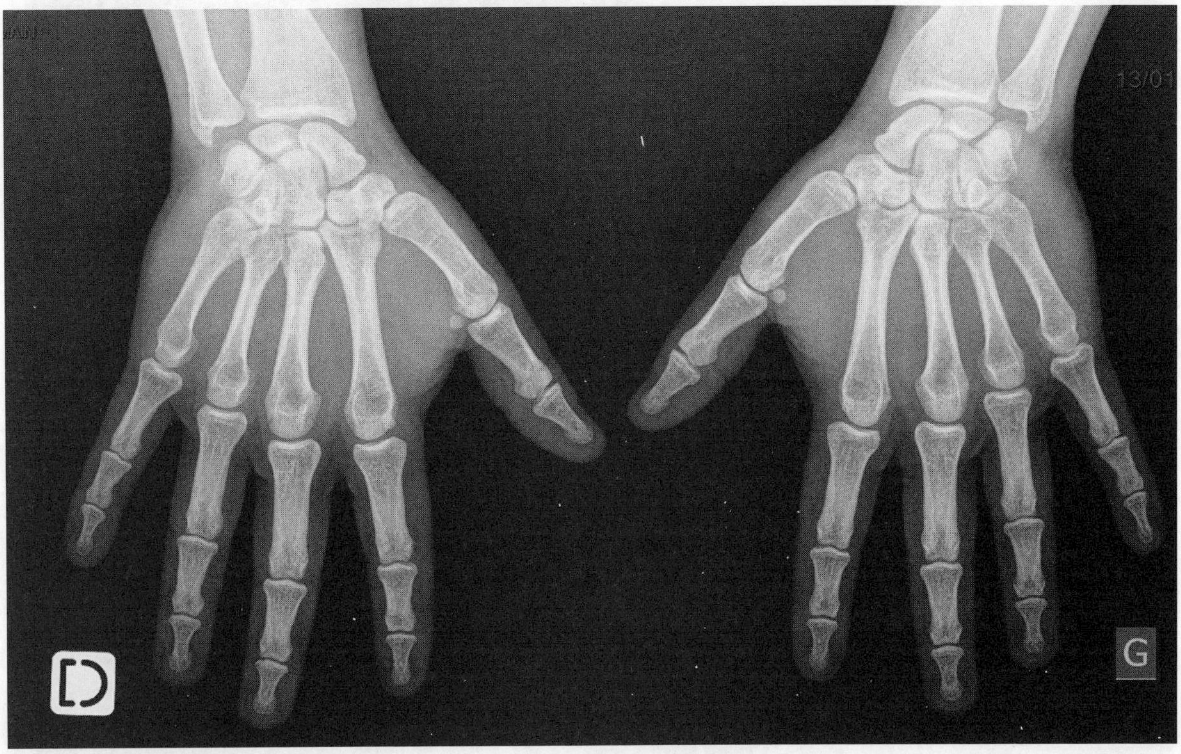

Dossier 5 – Question 11

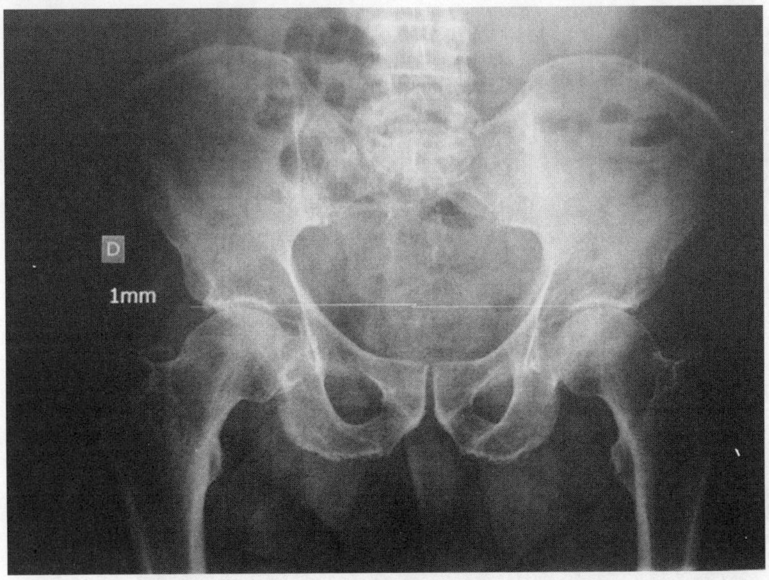

Dossier 5 – Question 4

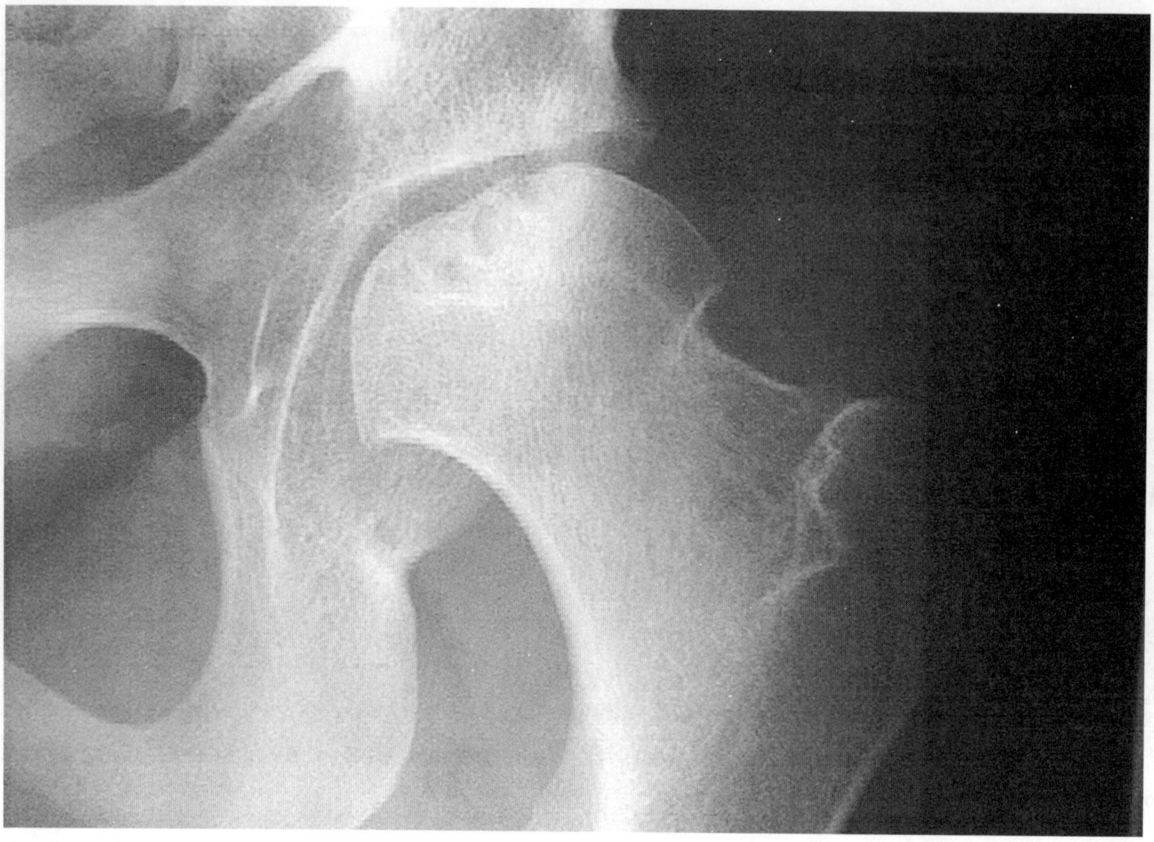
Dossier 5 – Question 5

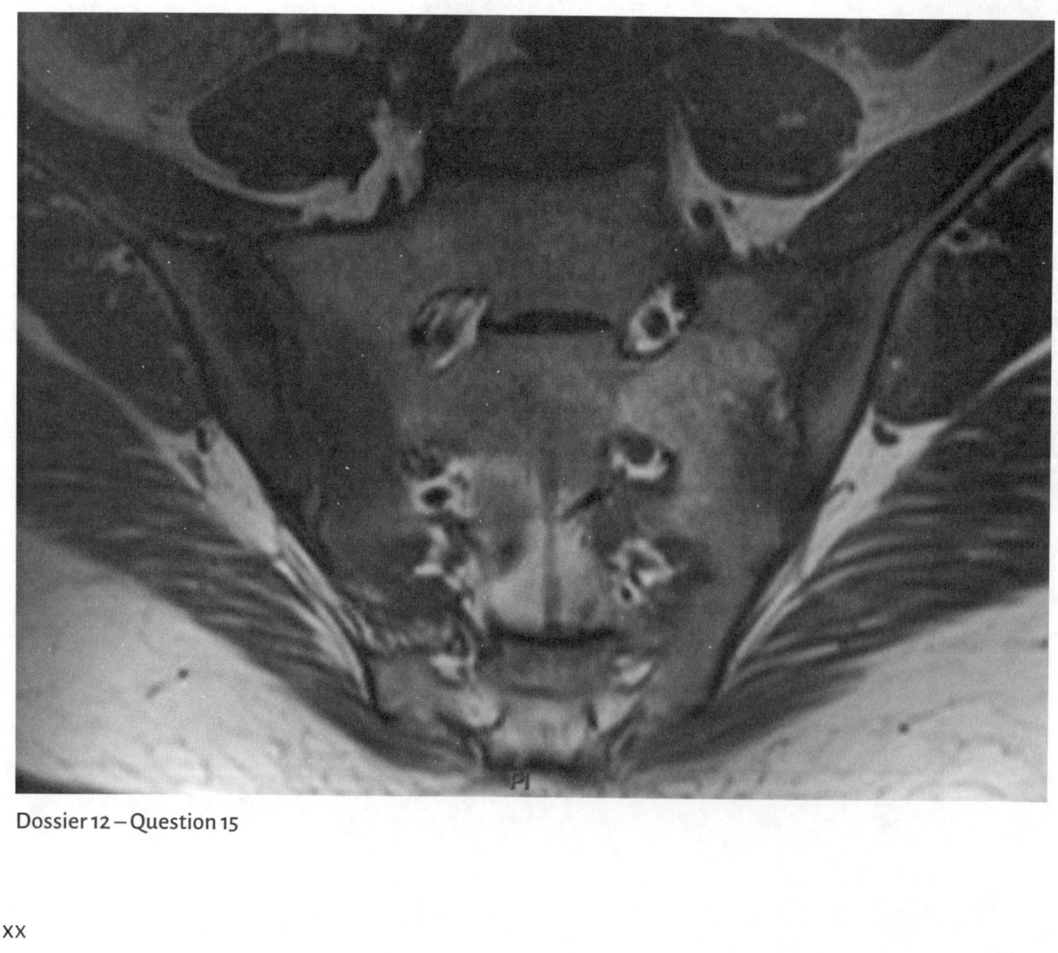
Dossier 12 – Question 15

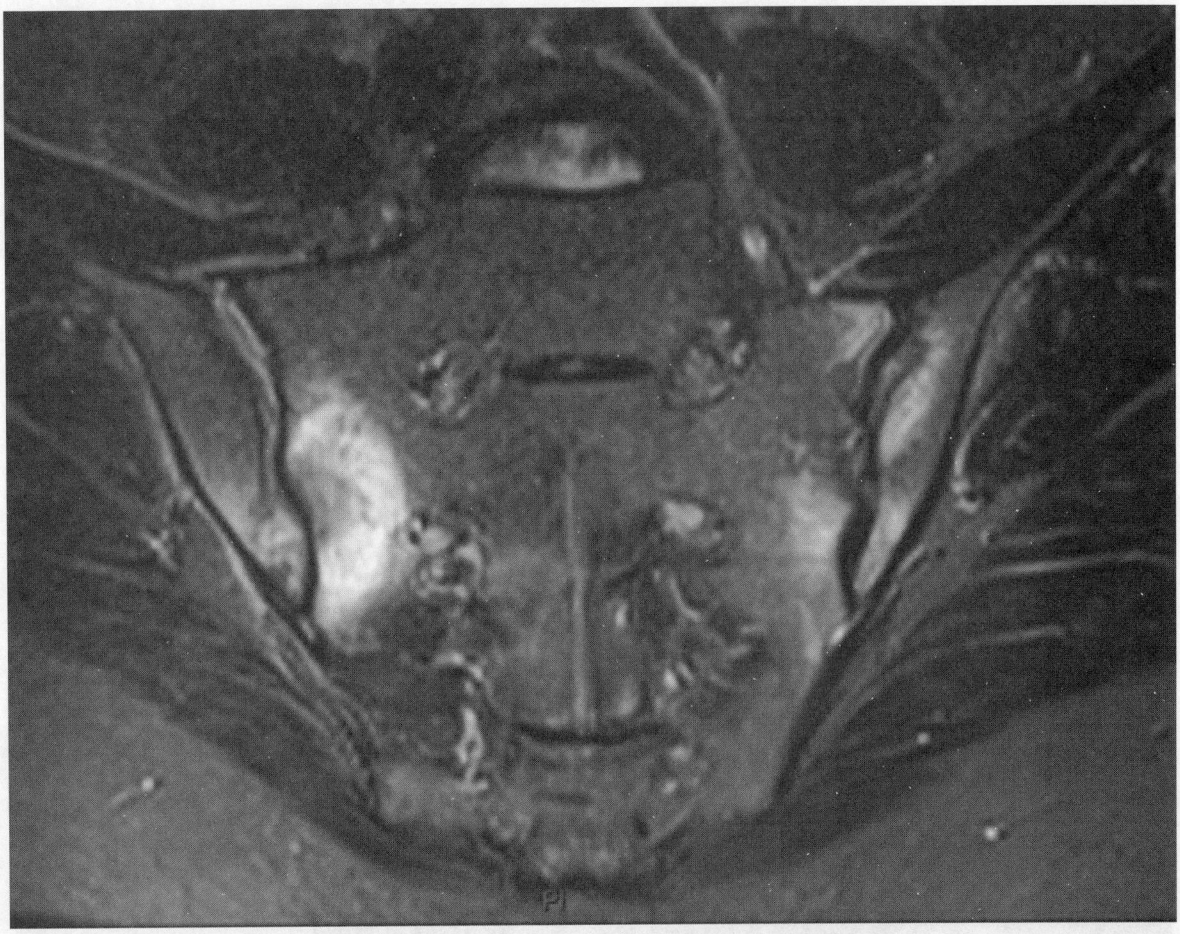

Dossier 12 – Question 15

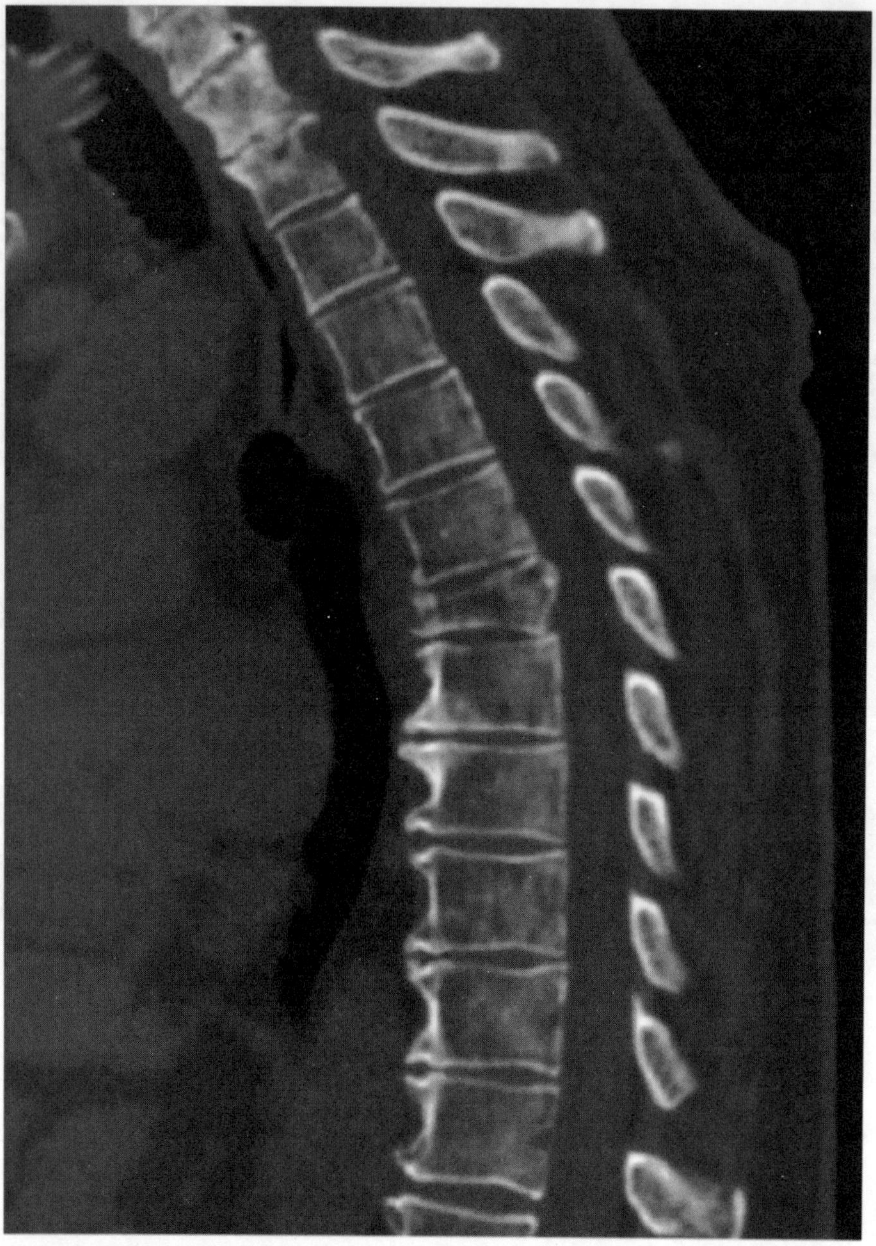

Dossier 34 – Énoncé

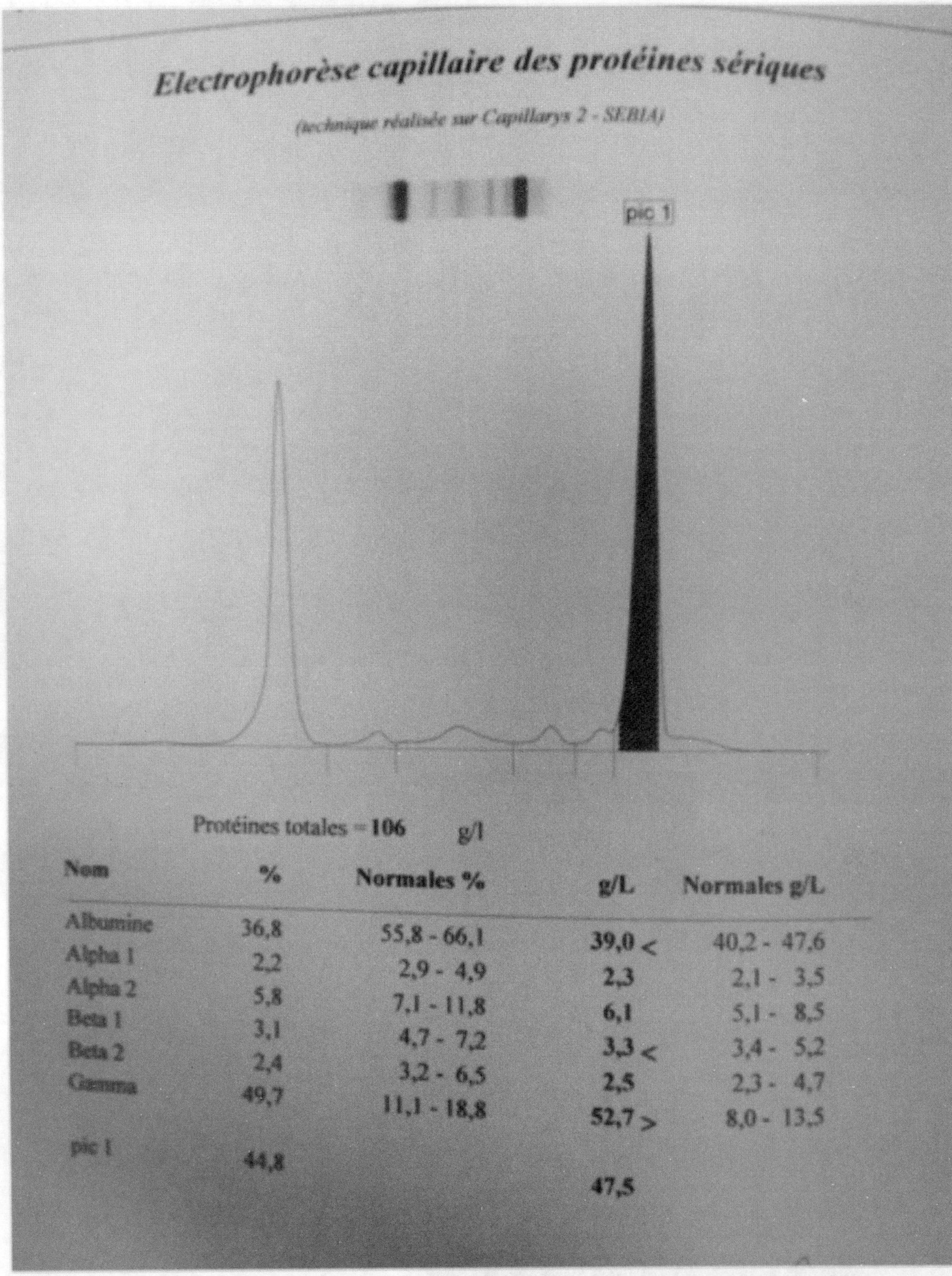

Electrophorèse capillaire des protéines sériques

(technique réalisée sur Capillarys 2 - SEBIA)

Protéines totales = **106** g/l

Nom	%	Normales %	g/L	Normales g/L
Albumine	36,8	55,8 - 66,1	39,0 <	40,2 - 47,6
Alpha 1	2,2	2,9 - 4,9	2,3	2,1 - 3,5
Alpha 2	5,8	7,1 - 11,8	6,1	5,1 - 8,5
Beta 1	3,1	4,7 - 7,2	3,3 <	3,4 - 5,2
Beta 2	2,4	3,2 - 6,5	2,5	2,3 - 4,7
Gamma	49,7	11,1 - 18,8	52,7 >	8,0 - 13,5
pic 1	44,8		47,5	

Dossier 34 – Question 7

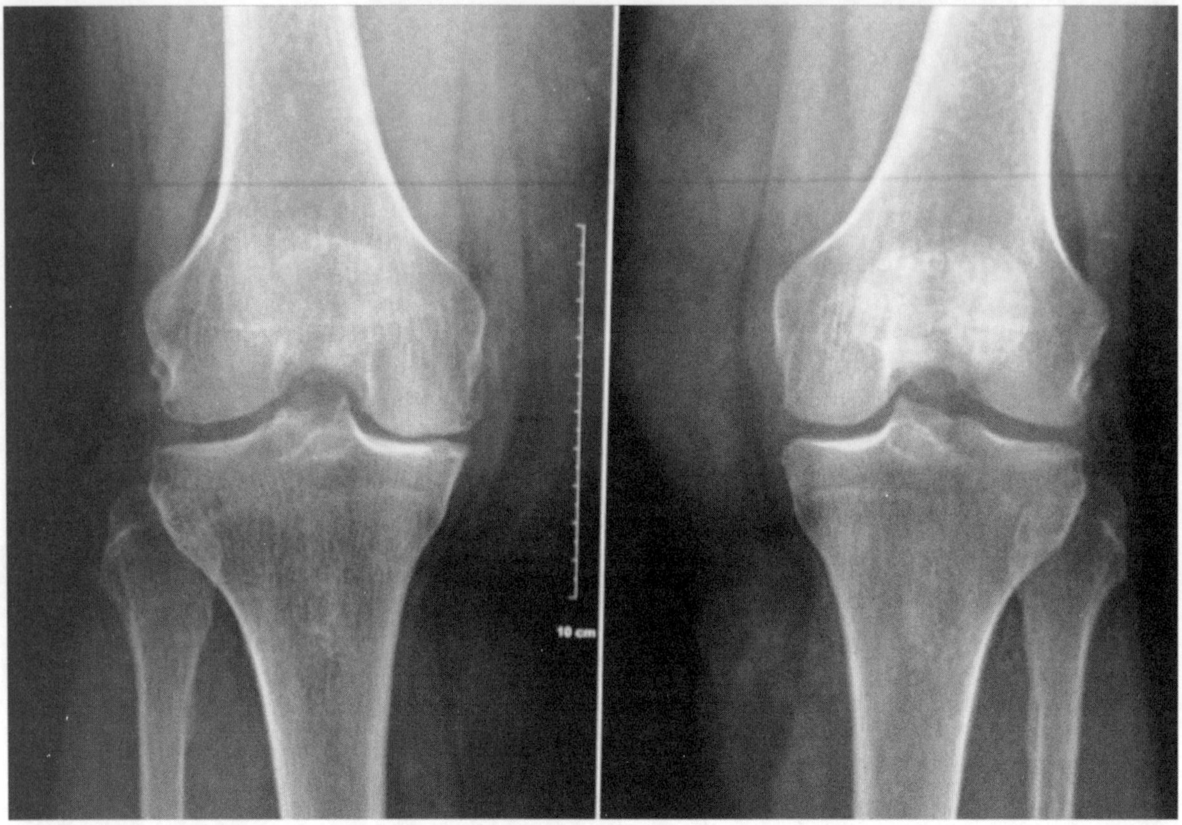

Dossier 2 – Question 6

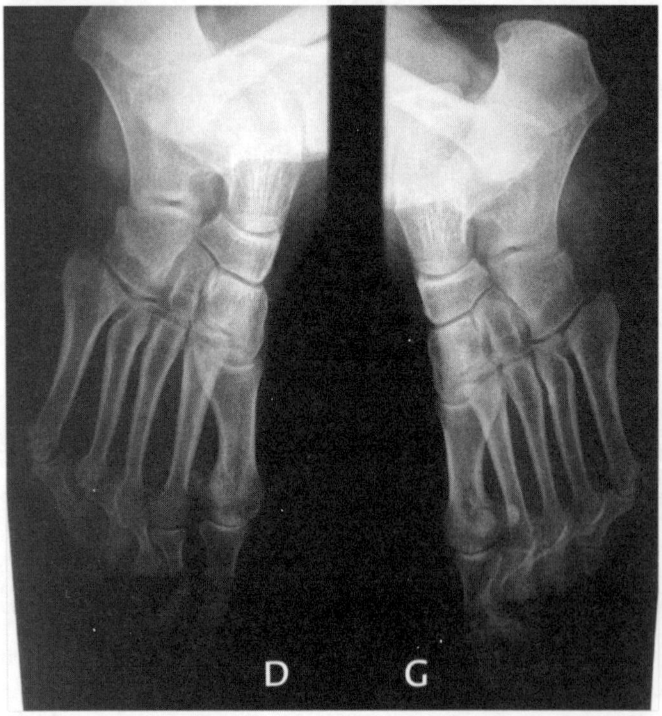

Dossier 16 – Question 5

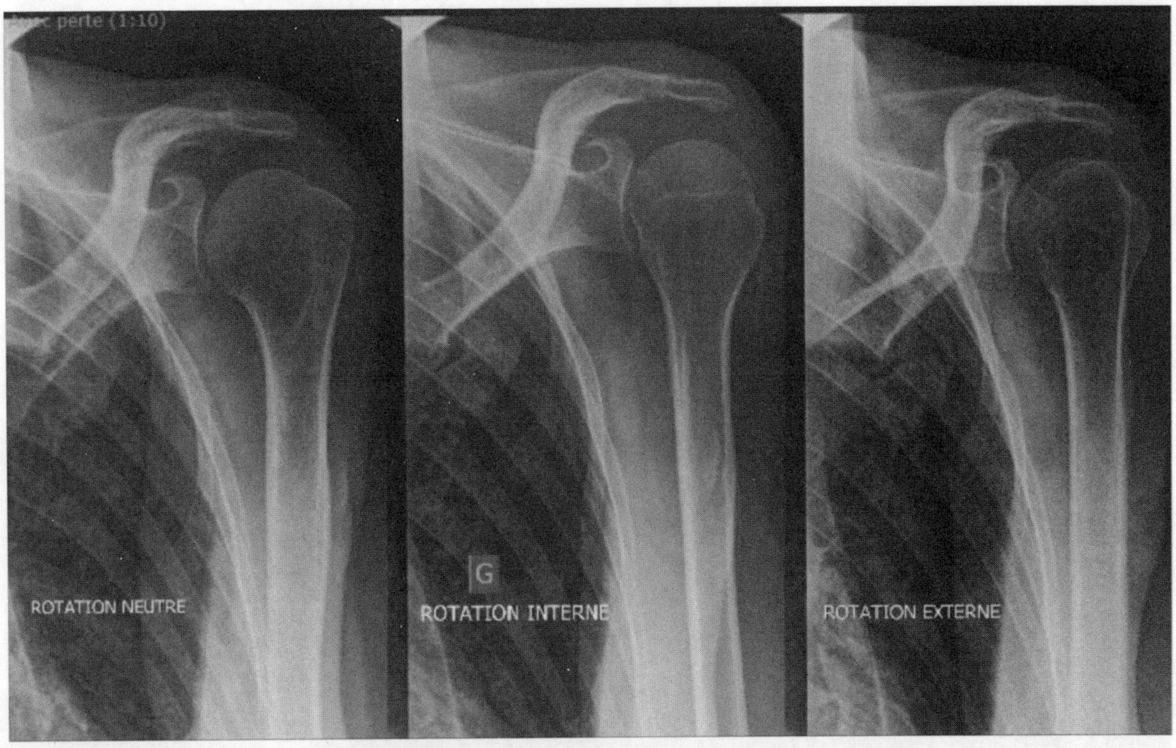

Dossier 14 – Question 4

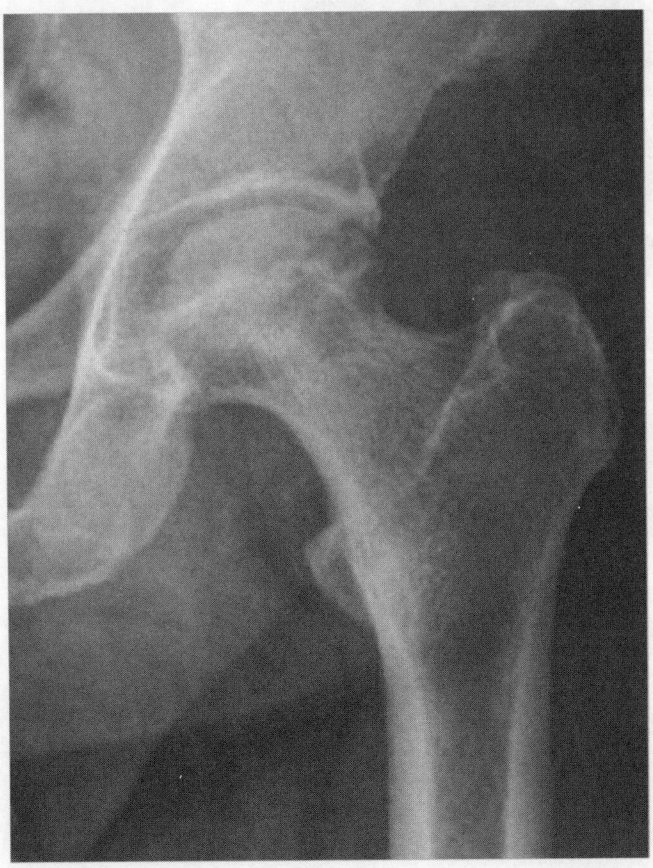

Dossier 14 – Question 14

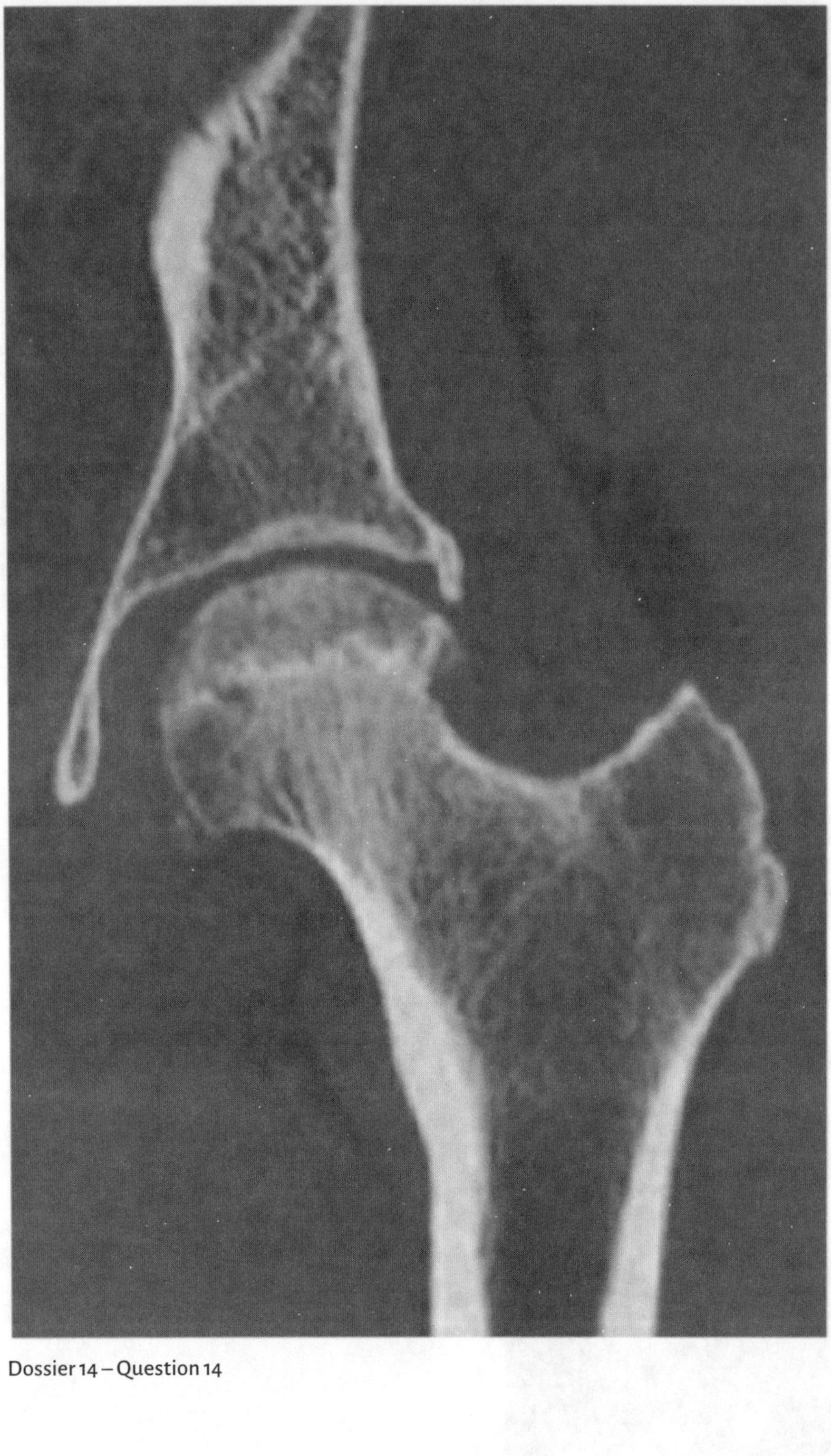

Dossier 14 – Question 14

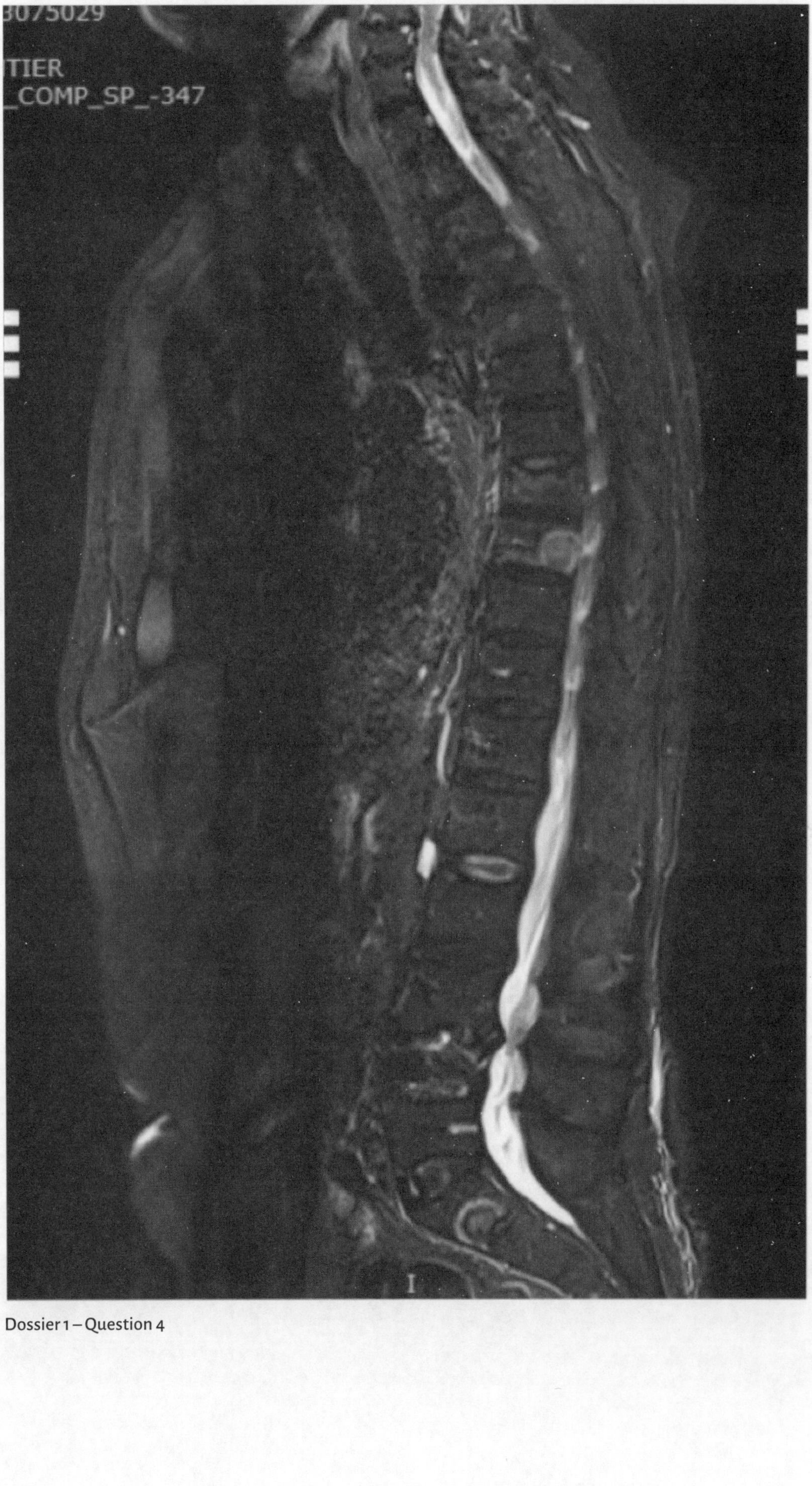

Dossier 1 – Question 4

Items traités

N° d'item	Titre de l'item	N° du dossier												
		1	2	3	4	5	6	7	8	9	10	11	12	13
4	La sécurité du patient. La gestion des risques. Les événements indésirables associés aux soins (EIAS)													
26	Prévention des risques fœtaux : infection, médicaments, toxiques, irradiation							X						
48	Pathologie génito-scrotale chez le garçon et chez l'homme													
90	Déficit moteur et/ou sensitif des membres	X												
91	Compression médullaire non traumatique et syndrome de la queue de cheval	X												X
92	Rachialgie	X								X		X	X	X
93	Radiculalgie et syndrome canalaire					X								X
107	Troubles de la marche et de l'équilibre	X												
115	La personne handicapée : bases de l'évaluation fonctionnelle et thérapeutique													
118	Principales techniques de rééducation et de réadaptation													
124	Ostéopathies fragilisantes						X		X					
125	Arthrose		X		X	X					X			
128	Troubles de la marche et de l'équilibre													
131	Bases neurophysiologiques, mécanismes physiopathologiques d'une douleur aiguë et d'une douleur chronique			X										
132	Thérapeutiques antalgiques, médicamenteuses et non médicamenteuses	X	X		X									X
153	Infections ostéo articulaires (IOA) de l'enfant et de l'adulte		X		X					X		X		
155	Tuberculose de l'adulte et de l'enfant													
173	Prescription et surveillance des anti-infectieux chez l'adulte et l'enfant									X				
181	Réaction inflammatoire : aspects biologiques et cliniques. Conduite à tenir													
188	Pathologies auto-immunes : aspects épidémiologiques, diagnostiques et principes de traitement			X				X						
189	Connaître les principaux types de vascularite systémique, les organes cibles, les outils diagnostiques et les moyens thérapeutiques													
190	Lupus érythémateux disséminé. Syndrome des anti-phospholipides							X						
191	Artérite à cellules géantes													
192	Polyarthrite rhumatoïde			X										
193	Spondylarthrite inflammatoire.												X	
194	Arthropathie microcristalline				X						X			
195	Syndrome douloureux régional complexe (ex algodystrophie)		X			X								
196	Douleur et épanchement articulaire. Arthrite d'évolution récente		X								X		X	
198	Biothérapies et thérapies ciblées			X										
199	Dyspnée aiguë et chronique													
200	Toux chez l'enfant et chez l'adulte (avec le traitement)													
206	Pneumopathie interstitielle diffuse													

N° du dossier																				
14	**15**	**16**	**17**	**18**	**19**	**20**	**21**	**22**	**23**	**24**	**25**	**26**	**27**	**28**	**29**	**30**	**31**	**32**	**33**	**34**
																X				
										X										
										X							X			
						X					X			X						
									X		X									
						X								X						
														X						
									X											
X						X								X				X		
																		X		
																			X	
X		X		X	X		X													
			X	X							X					X				
								X			X									
X		X			X		X			X							X			
		X					X								X		X			
	X									X							X		X	
X	X																			
		X																		
							X	X					X							
			X	X								X				X				
			X																	
X		X	X	X	X		X	X				X	X			X				
		X					X	X					X						X	
															X					
	X																			
															X					

N° d'item	Titre de l'item	N° du dossier												
		1	2	3	4	5	6	7	8	9	10	11	12	13
207	Sarcoïdose													
208	Hémogramme chez l'adulte et l'enfant : indications et interprétation	x									x			
209	Anémie chez l'adulte et l'enfant													
211	Purpuras chez l'adulte et l'enfant													
214	Éosinophilie													
215	Pathologie du fer chez l'adulte et l'enfant						x							
222	Hypertension artérielle pulmonaire de l'enfant et de l'adulte													
237	Acrosyndromes (phénomène de Raynaud, érythermalgie, acrocyanose, engelures, ischémie digitale)													
258	Néphropathie glomérulaire													
260	Néphropathie vasculaire													
266	Hypercalcémie	x							x					
287	Épidémiologie, facteurs de risque, prévention et dépistage des cancers	x												
304	Tumeurs des os primitives et secondaires	x										x		
317	Myélome multiple des os													
318	Principe du bon usage du médicament et des thérapeutiques non médicamenteuses		x											
319	La décision thérapeutique personnalisée											x		
321	Éducation thérapeutique, observance et automédication				x									
326	Prescription et surveillance des classes de médicaments les plus courantes chez l'adulte et chez l'enfant.			x		x				x	x	x		
343	Insuffisance rénale aiguë-Anurie													
357	Lésions péri-articulaires et ligamentaires du genou, de la cheville et de l'épaule													
359	Fractures fréquentes de l'adulte et du sujet âgé	x					x		x					

N° du dossier																				
14	15	16	17	18	19	20	21	22	23	24	25	26	27	28	29	30	31	32	33	34
					x															
																				x
																				x
										x										
																	x			
															x					
															x					
																			x	
										x										
					x									x		x				
																				x
x		x			x		x					x								
		x			x		x													
	x	x		x	x	x	x			x			x				x		x	
										x										
x	x											x								
						x								x						

Imprimé en Italie par «La Tipografica Varese Srl» Varese